ELEKTROKYMOGRAPHIE

VON

KARL HECKMANN

APL. PROFESSOR FÜR RÖNTGENOLOGIE AN DER UNIVERSITÄT MÜNCHEN

MIT 140 ABBILDUNGEN

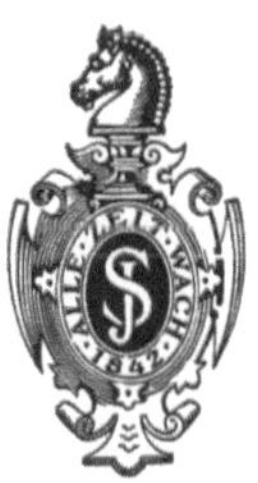

SPRINGER-VERLAG · BERLIN · GÖTTINGEN · HEIDELBERG · 1959

ISBN 978-3-642-49426-0   ISBN 978-3-642-49705-6 (eBook)
DOI 10.1007/978-3-642-49705-6

Vorwort

Neue Methoden können in zweifacher Hinsicht der wissenschaftlichen Erkenntnis dienen: sie führen oft zu Entdeckung neuer Phänomene und sie ermöglichen durch genauere Messung einer oder mehrerer Größen eine quantitative Analyse von Zusammenhängen, die in ihrem Wesen schon grob erfaßt sind.

Das sorgfältige Studium der von K. HECKMANN vorgelegten Monographie wird den Leser überzeugen, daß dieser heuristische Wert auch der Elektrokymographie zukommt, einem allerdings nun schon 20 Jahre alten Verfahren zur röntgenologischen Analyse der Bewegungsformen des Herzens und der großen Gefäße.

Der Verfasser hat schon im Jahre 1936 das Prinzip der Methode als erster publiziert, wohl angeregt durch seine Erfahrungen und seine fruchtbare kritische Auseinandersetzung mit der Kymographie von STUMPF; bei der Ausarbeitung eines physiologischen Korreferates seiner Habilitationsschrift, durfte ich schon damals erkennen, wie ernsthaft HECKMANNs Bestreben war, die Befunde der Röntgenkymographie mit den gesicherten Tatbeständen der Physiologie des Kreislaufs in Einklang zu bringen, ein Bestreben, das auch in jedem Kapitel der Monographie über die einzelnen Anwendungsgebeite und Leistungen des neuen Verfahrens erkennbar wird.

Mehr als 10 Jahre konnte K. HECKMANN infolge eines unverschuldeten Schicksals als politischer Emigrant sich der Weiterentwicklung seiner Erfindung nicht mehr widmen, die sofort nach dem zweiten Weltkrieg in verschiedenen Ländern eine weite Verbreitung und naturgemäß auch eine technische Verbesserung erfuhr, auch neue Namen erhielt.

Als er schließlich sein Kind wieder in väterliche Obhut nehmen konnte, wirkte sich diese Pflege in einer besonders gedeihlichen Entwicklung und Festigung seiner Konstitution aus.

Denn nicht nur in technischer Hinsicht hat K. HECKMANN — begünstigt durch die modernen Fortschritte in der elektrischen Registrierung von Leuchtdichteschwankungen— die in Deutschland gebräuchliche Apparatur weiter verbessert, z. B. durch die Konstruktion eines besonders zweckmäßigen Zielgerätes mit automatischer Koppelung von Suchschlitz und Photozelle, vielmehr hat er den Aussagewert der Elektrokymographie 1952 durch Einführung der Phasenanalyse beträchtlich gesteigert. Dieses Verfahren besteht in der Übertragung der Amplituden der Elektrokymogramm-Kurven auf die Herzfigur und vereinigt synoptisch sämtliche Kurven des elektrokymographischen Status (Kurven einzelner Randpunkte des Herzens) zu vergrößerter Darstellung des Gesamtbewegungsvorganges. Ohne eine solche Synopsis müßten manche Kurven unverständlich bleiben oder Deutungsfehlern unterliegen. Zur Erleichterung des sonst recht zeitraubenden Verfahrens hat der Verfasser ein optisches Gerät entwickelt. Diese Phasenanalyse vermeidet schon heute zeitliche Verzerrungen; an der Entwicklung einer Apparatur zur Ausschaltung der — vielleicht nicht sehr wichtigen — Amplitudenverzerrung arbeitet K. HECKMANN ebenfalls.

Wenn es, wie ich glaube, ein Hauptziel der wissenschaftlich-diagnostischen Kardiologie bleiben muß, am Menschen die Beurteilung der Dynamik des Herzens und ihrer Störungen mit ähnlich großer Sicherheit und Genauigkeit zu ermöglichen, wie sie dem Physiologen am isolierten oder freigelegten Herzen im Tierversuch erreichbar sind, dann ist es erforderlich, nicht nur die intrakardialen Drucke möglichst rückwirkungsfrei und unverzerrt in situ zu messen — der Herzkatheter erfüllt diese Aufgabe noch nicht einmal in idealer Weise! —, sondern auch die Volumenänderungen und Bewegungsformen des Herzens mit erträglicher Fehlerbreite meßbar zu machen.

Der Lösung dieser zuletzt genannten Aufgabe können röntgenologische Methoden in hervorragendem Maße dienen. Vor kurzem erst ist es WOLFGANG GEBHARDT gelungen, die Fehlerbreite der röntgenologischen Bestimmung des Herzvolumens durch die Auswertung von 7 simultanen Schichtaufnahmen auf weniger als 10% herunterzudrücken, also auf etwa die Hälfte des bisher besten Verfahrens nach ROHRER-KAHLSTORF. Die Elektrokymographie in Verbindung mit der Phasenanalyse ist ein weiterer Markstein dieser in die Zukunft der Kardiologie weisenden Entwicklung, weil sie uns genauer als jede andere Methode die durch Lageänderungen und Pulsationen der Vorhöfe und Ventrikel des Herzens und der großen Gefäße bedingten Bewegungsformen erkennen, nach Registrierung genauer analysieren und zu diagnostischen Schlüssen verwerten läßt, letzteres natürlich mit erhöhter Sicherheit durch Verbindung mit anderen kardiologischen Verfahren.

Die Vertiefung in die mit zielbewußter Gewissenhaftigkeit erhobenen Befunde der Elektrokymographie und in ihre kritisch nüchterne Darstellung durch den Mann, der die Methode ursprünglich geschaffen hat und mit letzter Präzision beherrscht, ist auch für den Fachphysiologen gewinnbringend, weil er so an nahezu allen diagnostischen Entscheidungen des in der Kardiologie tätigen Röntgenpraktikers teilnehmen darf.

Prof. Dr. K. WEZLER
Universität Frankfurt a. M.

Vorwort des Verfassers

Eine zusammenfassende Darstellung der Elektrokymographie existierte bisher weder im europäischen noch im angelsächsischen Schrifttum, abgesehen von meinem „Grundriß der Elektrokymographie", der naturgemäß nur eine erste Orientierung ermöglicht. Nach Abschluß dieser Monographie erschien in spanischer Sprache ein Buch über dieses Gebiet von G. DUSSAILLANT, welches mir bisher nicht zugänglich gewesen ist.

Die Elektrokymographie gibt uns die Möglichkeit, die Bewegung jedes Punktes der Herzoberfläche eindeutig festzulegen und damit oft die Füllungs- und Druckverhältnisse der Herzhöhlen und der großen Gefäße zu erkennen, wie sie sonst nur mittels des Herzkatheters und der Angiokardiographie erfaßt werden können. Gerade die Fortschritte, welche in der letzten Zeit in der Diagnose der kongenitalen Vitien erzielt werden konnten, machen sie meines Erachtens zu einer Methode, welche in der „Vorfelduntersuchung" durch andere Verfahren nicht erreicht wird. Es gibt keine andere Methode, welche ungefährlich ist und uns erlaubt, beispielsweise den Ort und die Richtung eines shunts zu erkennen. Ein weiterer Fortschritt der letzten Entwicklung scheint mir zu sein, daß die elektrokymographische Phasenanalyse es vielfach ermöglicht, die Lokomotionsbewegung des Herzens, früher die Krux der Röntgenkymographie, zur Diagnosestellung heranzuziehen.

Die zögernde Einführung dieses Verfahrens in der ersten Zeit seiner Entwicklung, die man bei uns im Gegensatz zum Ausland beobachten konnte, liegt wie ich glauben möchte, daran, daß man von einer in der Entwicklung befindlichen Untersuchungsmethode diagnostische Ergebnisse erwartete, die erst möglich sind, wenn diese Entwicklung abgeschlossen ist. Diese hat, wie das beispielsweise auch bei der Elektrokardiographie der Fall war, viele Stadien zu durchlaufen gehabt. Es sind folgende: 1. Die Beobachtung einer charakteristischen Kurve, 2. die Zurückführung derselben auf den Bewegungsvorgang, 3. die Erkenntnis des zugrunde liegenden hämodynamischen Vorganges, 4. die Festlegung der physiologischen oder pathologischen Bedeutung dieses Vorganges. Dafür möchte ich das Beispiel des „diastolischen Kollapses" der kranialen Ventrikelabschnitte anführen. Zunächst wurde im Beginn der Diastole in Ableitung c und d eine „paradoxe" Negativität beobachtet (1). Sie wurde unter Ausschließung einer Lokomotionsbewegung auf ein Einsinken der gefäßnahen Ventrikelabschnitte zurückgeführt (2). Dies wurde mit einem Kollaps dieser Ventrikelabschnitte erklärt, dadurch entstanden, daß die Einströmungsgeschwindigkeit mit der diastolischen Erschlaffung nicht Schritt hält (3). Schließlich war die Zuordnung dieses Phänomens zum noch Physiologischen oder bereits Pathologischen vozunehmen (4).

Erst wenn ein Symptom diese Stadien der Aufklärung durchlaufen hat, kann man es im allgemeinen für die Diagnose einsetzen. Das ist begreiflicherweise nicht immer beachtet worden. Nach meiner Überzeugung ist die Elektrokymographie aber jetzt so weit, daß für die überwiegende Zahl der Symptome eine Anwendung in der Diagnostik erfolgen kann.

Ein anderes Argument gegen die Einführung dieses Verfahrens, auf das man gelegentlich stößt, ist der Ansicht, die Flächenkymographie wäre zur Untersuchung der Herzbewegung ausreichend. Es sollte dabei genügen darauf hinzuweisen, daß die Mehrzahl der in dieser Monographie beschriebenen Befunde mit diesem Verfahren nicht erhoben werden können. Es handelt sich bei der Herzpulsation um so kleine und so rasche Bewegungen, daß sie zeitlich und räumlich stark entfaltet werden müssen. Sonst gehen sie

in der nicht zu beseitigenden Unschärfe des „Randes" auf dem Film unter. Die Einschlitzkymographie mit rasch laufendem Film, etwa in der Modifikation der „analytischen
Kymographie" Cignolinis vermag nur die zeitliche, nicht aber die ebenso wichtige räumliche Auseinanderziehung zu bewirken, die die Voraussetzung für die Anwendung die
Phasenanalyse ist, die sich als unentbehrlich erwiesen hat. Auch die indirekte Densographie kann nicht Einzelheiten, die der Film nicht aufgenommen hat, hervorzaubern,
ebensowenig wie man einem Katarakt-Kranken dadurch zu helfen vermag, daß man ihm
ein Fernglas vor das Auge bringt. Schließlich sei an den „Verzerrungseffekt" erinnert,
der dann entsteht, wenn der Kymo-Schlitz schräg zur gekrümmten Oberfläche des Herzens
verläuft. Einer der entscheidendsten Vorteile der Elektrokymographie ist aber die Möglichkeit einer exakten Synchronisierung der Herzaktion mittels Herzschall und EKG. Diese
kann bei den üblichen kymographischen Verfahren nicht erreicht werden. Wenn man
versucht, den steilen Kurvenanstieg an der Aorta und Pulmonalarterie dafür zu verwenden, erhält man keinen auch nur annähernd genauen Aufschluß über Beginn und Ende
der Systole. Es ist also kein Wunder, daß das alte und das neue kymographische Verfahren oft verschiedene Befunde liefern. Ich möchte nur ein Beispiel herausgreifen: Beim
Herzinfarkt wird mitunter im Flächenkymogramm eine vieldeutige „stumme Zone"
gefunden. Im gleichen Bereich deckt dann die Elektrokymographie die systolische Ausstülpungsbewegung der durch den Ventrikeldruck vorgetriebenen Herzwand auf. Die
Elektrokymographie verhält sich zu den früheren kymographischen Methoden wie die
mikroskopische Untersuchung zur makroskopischen Beobachtung. Damit ist gesagt, daß
man zu einer genauen Analyse der Herzbewegungen beide Verfahren einsetzen muß.

München, im September 1958   Karl Heckmann

Inhaltsverzeichnis

Einleitung

Die Bezeichnung Elektrokymographie hat sich jetzt allgemein eingebürgert gegenüber früheren Synonyma: Aktinokardiographie (HECKMANN), Fluorokardiographie (LUISADA), Cinédensigraphie (MARCHAL). Abkürzung: Eky oder Ekyg.

Das Verfahren wurde zuerst 1936 von mir angewendet. Meine damalige Apparatur arbeitete noch mit einer einfachen Photozelle. Diese wurde in einem Behälter vor dem Leuchtschirm angebracht, so daß sie nur von diesem Licht empfing. Er wurde mit einer lichtdichten Platte abgedeckt, die einen Ausschnitt enthielt, welcher „das zu untersuchende Organ oder Teile desselben" frei ließ. Die Pulsationen desselben erzeugten Lichtschwankungen, welche die Photozelle steuerten. Das Herz als Ganzes wurde eingestellt in der Hoffnung, Volumkurven zu erhalten, auf die die Positionsänderungen ohne Einfluß blieben. Die Oberflächenpulsationen wurden mit einem rechteckigen Ausschnitt untersucht, der senkrecht auf den Rand eingestellt wurde. Die so erhaltenen Kurven müssen identisch sein mit denen der jetzigen Apparate, denn es ist natürlich für die Kurvenform gleichgültig, ob diese vom Leuchtschirm abgenommen wird oder ob man, wie jetzt gebräuchlich, die Photozelle vor dem Leuchtschirm einstellt und vor dieser nochmals einen kleinen Leuchtschirm anbringt. Es wurden auch noch andere verschieden geformte Ausschnitte verwendet, z. B. ein kreisrunder für den Aortenbogen u. dgl. Es ist klar, daß die jetzt geübte Methode wesentlich handlicher ist und rascheres Arbeiten erlaubt, die damalige Methode hatte aber zweifellos eine vielseitigere Anwendungsmöglichkeit. Erst unmittelbar nach dem zweiten Weltkrieg erfolgte in verschiedenen Ländern eine weitere Verbreitung und Verbesserung der Apparatur (in USA E. W. CHAMBERLAIN, G. E. HENNY, B. R. BOONE, A. LUISADA, F. G. FLEISCHNER, M. B. RAPPAPORT, F. G. GILLIK, R. H. MORGAN, H. E. HEYER, NORDENSTRÖM u. Mitarb., R. H. EICH u. Mitarb. u. v. a., in Frankreich M. MARCHAL, C. LIAN, G. MINOT, H. SEGERS, M. MAGISTRETTI und FINK, E. DONZELOT und Mitarb., in Italien G. G. PALMIERI, in Südamerika G. G. DUSSAILLANT, in den skandinavischen Ländern B. ENGSTRÖM, S. R. KJELLBERG, U. RHUDE, L. PERSSON, T. ANDERSSON, PER ÖDMANN, in Deutschland außer dem Autor dieses Buches, R. HAUBRICH, E. GADERMANN, E. DEUTSCH u. Mitarb. R. WENGER (Österreich), W. ANGEBRAND, A. MOLL, K. BLUMBERGER, A. KARPATI und EBERLE, TH. KENNER und ALTH, A. MOLL und TUMELEY u. a.

Die Verbesserungen der Apparatur bestanden in der Einführung in der Zwischenzeit gemachter Fortschritte der Technik: bessere Filtertechnik zur Ausschaltung der Störschwingungen des Röntgenapparates, des Sekundärelektronen-Vervielfachers (Multiplier) an Stelle der gewöhnlichen Photozelle durch amerikanische Autoren, sowie einer Visiervorrichtung, welche eine exakte Justierung der Photozelle auf den Herzrand ermöglichte.

Es wurden mit der in vielen Ländern entwickelten Apparatur, welche im wesentlichen übereinstimmt, ein kaum noch übersehbares Material erarbeitet. Dazu muß aber gesagt werden, daß sehr viele der mitgeteilten Kurven nur von einem Punkt der Herzkontur bzw. einer Herzhöhle abgeleitet wurden. Das führt, wie noch ausgeführt werden wird, zwangsläufig zu Fehldeutungen. Es müssen vielmehr zahlreiche Punkte des Herzrandes abgegriffen und synoptisch zusammengefaßt werden. Dies geschieht am einfachsten mittels der 1952 eingeführten *Phasenanalyse*.

Hier möchte ich auch das Verfahren von CHAMBERLAIN (1925), sowie von JAKOBI, JANKER, SCHMITZ und SCHÄFER (1935) erwähnen, welches diese Autoren als *Ionographie* bezeichneten. Es beruht darauf, daß ein loch- oder schlitzförmig eingeblendeter Röntgenstrahl durch das Herz hindurch auf eine Ionisationskammer fällt. Ein durch die Kammer fließender Strom ruft an einem Widerstand Spannungsschwankungen hervor, welche einem Verstärker und einem Oszillographen zugeleitet werden. Es werden dabei *Dichteänderungen* registriert, wir können also von einer direkten Densographie sprechen. Mit einem ähnlichen Verfahren arbeitete O. KALOCSAY, nur verwendete er an Stelle der Ionisationskammer eine Photozelle mit Leuchtschirm. Randbewegungen des Herzens ließen sich mit diesen Methoden nicht aufzeichnen.

A. Der Elektrokymograph
I. Die Einrichtung des Elektrokymographen

Das Prinzip der Elektrokymographie beruht darauf, daß die *Bewegung eines schattendichten Organes* gegenüber einer weniger schattendichten Umgebung *im Röntgenstrahlenkegel Intensitätsänderungen bewirkt*, welche *in Stromschwankungen umgesetzt* werden. Diese werden in Kurvenform aufgezeichnet. Diese Intensitätsänderungen werden mittels einer *Perzeptionskammer* aufgenommen und in Stromimpulse umgewandelt. Es können Randpunkte dieser Organe eingestellt werden oder auch das Organ als Ganzes zur Registrierung verwendet werden, wie oben bereits ausgeführt wurde. Letztere Methode wird gegenwärtig meines Wissens nicht angewendet. Man kann dabei in verschiedener Weise verfahren. Eine direkte Umwandlung kann in einer Ionisationskammer (KARPATI und EBERLE) vorgenommen werden. Ferner kann man die auf dem gewöhnlichen Leuchtschirm auftretenden Helligkeitsänderungen auf eine Photozelle (Multiplier) einwirken lassen. Schließlich kann man die Kammer zwischen Leuchtschirm und Objekt anbringen. Die Kammer muß dann einen weiteren

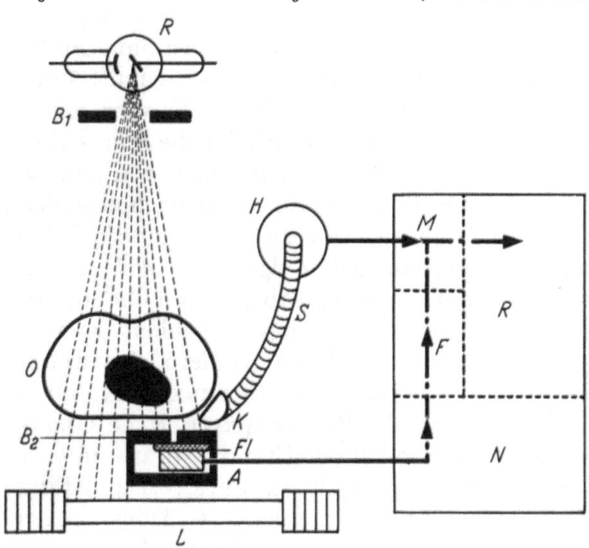

Abb. 1. Schema der Apparatur. *R* Röntgenröhre, *B₁* Blende an der Röntgenröhre, *O* Organismus, *A* Aufnahmegerät, Fluoreszenzschirm, *B₂* Blende mit Schlitz vor der Photozelle, *L* Leuchtschirm, *N* Netzgerät, *F* Filter, *M* Mischgerät (zur Beimischung des Herztones zur Photokurve), *R* Registriergerät, *K* Kapsel zur Aufnahme des Herzschalls, *S* Zuleitungsschlauch, *H* Mikrophon

Leuchtschirm und die Photozelle enthalten. Alle diese Möglichkeiten wurden bereits praktisch erprobt. Das letztere Verfahren wird jetzt überwiegend benützt, wobei die Frage zu stellen ist, ob man nicht auch die anderen Verfahren weiter entwickeln sollte. Unsere Apparatur wurde z. T. mit Hilfe der Deutsch. Forschungsgemeinschaft entwickelt, wofür ich ihr auch hier meinen Dank sagen möchte.

Die Abb. 1 zeigt schematisch die Einrichtung des Apparates. Auf dem Leuchtschirm L eines gewöhnlichen Untersuchungsgerätes erscheint das Bild des untersuchten Organes. Die *Aufnahmekammer* A wird zwischen Patient und Leuchtschirm eingeschoben, sie ist auf der Patientenseite durch eine Bleiplatte B₂ mit einem Schlitz abgedeckt. Dieser hat die Maße 8 × 20 mm. Hinter dem Schlitz befindet sich ein Fluoreszenzschirm Fl von besonders hoher Leuchtkraft (Spezialfolie der Firma *Cawo*). Er ist nur wenig größer als die Öffnung des Schlitzes. Dieser wird senkrecht auf den Rand des Herzens oder eines anderen pulsierenden Organes eingestellt. (In der Abbildung ist ein zum Herzrand paralleler Schlitz aus zeichnerischen Gründen angegeben, natürlich muß aber der Schlitz senkrecht auf den Rand eingestellt werden.) Durch die Pulsation werden also Helligkeitsänderungen auf dem Schirm Fl bewirkt, welche durch den Multiplier P (1 P 21) aufgenommen und dem Netzgerät N zugeleitet werden. Die Verstärkung durch den Multiplier ist so groß, daß sie nicht voll ausgenützt zu werden braucht. Sie wird nur durch das „Rauschen" (Dunkelstrom) der Zelle begrenzt. Zur gleichzeitigen Aufnahme des *Herzschalles* dient das Tauchspulen-Mikrophon H, das durch einen Schlauch mit der Kapsel K verbunden ist, die durch einen elastischen Gurt am Untersuchten befestigt wird. Diese ist strahlendurchlässig und stört daher nicht die Einstellung der Photozelle. Gleichzeitig kann noch das Elektrokardiogramm in Abl. II aufgenommen werden. Die Festlegung der Herzphasen ist damit absolut gewährleistet. Bei Untersuchung am stehenden Kranken ist Überlagerung des EKGs durch Muskelzittern nicht immer ganz zu vermeiden, was jedoch unschädlich ist, da es nur auf die Feststellung der Herzphasen ankommt und diese immer möglich ist.

II. Physikalische Eigenschaften des Gerätes

Im Netzgerät wird die zum Betrieb des Multipliers notwendige Spannung von etwa 1000 V transformatorisch erzeugt, gleichgerichtet, gesiebt und durch eine Serienschaltung von Glimmspannungsstabilisatoren konstant gehalten. Die stabilisierte Gleichspannung kann in Stufen geregelt werden, um die Empfindlichkeit den Aufnahmebedingungen anzupassen. Im Multiplier werden durch das Licht des Fluoreszenzschirmes Photoelektronen auf der Photokathode ausgelöst, welche durch die Dynodenstufen verstärkt werden, so daß sich an der Anode des Multipliers eine Gesamtverstärkung bis zu 500 000 ergibt. Der durch den Multiplier fließende Strom erzeugt am Außenwiderstand ($Ra = 2$ MΩ) eine Spannung, die gleichspannungsfrei durch einen Kondensator ($CK = 2\mu$F) über einen Intensitätsregler

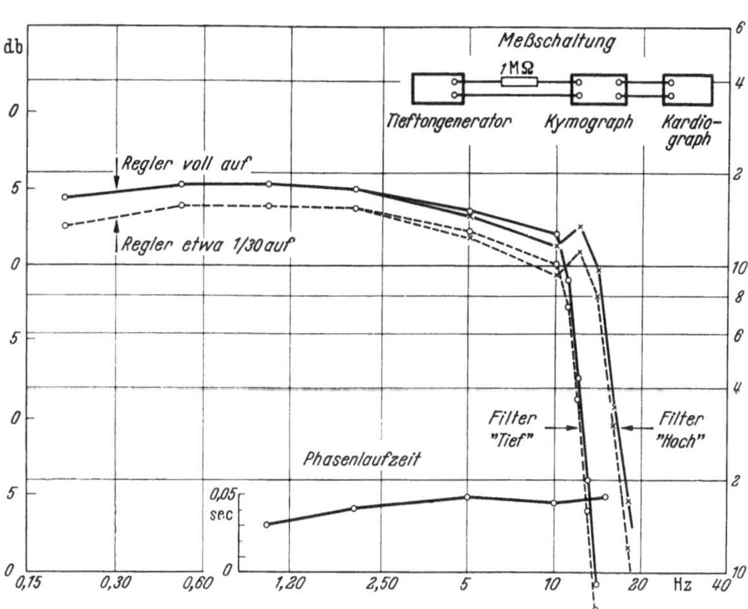

Abb. 2. Filtereigenschaften unseres Elektrokymographen

auf ein Filter (als Tiefpaß Pi-Filter geschalteter 4-Pol) gegeben wird. Dieses ist in seiner oberen Frequenz (10 und 15 Hz) umschaltbar. Der Ausgang des Pi-Filters ist niederohmig.

Die Phasenlaufzeit dieses Filters ist negativ (es tritt eine Verspätung ein). Im Bereich von 1—15 Hz beträgt das *Zurückbleiben* 0,03 sec. Laut Prüfbericht der Physikalischtechnischen Bundesanstalt überträgt der Elektrokymograph Frequenzen im Bereich von 0,5—2,5 Hz mit einer Genauigkeit von $\pm\,0{,}1$ db (Dezibel) und Frequenzen unter 0,5 bzw. über 2,5 Hz bis 15 Hz mit einer Genauigkeit von $\pm\,1$ db. Ersteres entspricht $\pm\,1\%$, letzteres $\pm\,12\%$ der Eingangsspannung. Die Filtereigenschaften gehen aus der Abb. 2 hervor.

Im EKG-Gerät tritt übrigens durch eine Eigenschaft der üblichen Elektrokardiographen, die Verstärker mit Widerstandkoppelung verwenden, eine positive Phasenverschiebung, ein Vorauseilen der Kurve ein. Nach einer von M. LANDOWNE angegebenen Formel beträgt das im EKG bewirkte Vorauseilen der Kurve $\dfrac{A}{f\,1{,}85}$, wobei A eine dem Instrument eigentümliche Konstante und f die Frequenz darstellt. Die Verschiebung der langsameren Frequenz des Ekys kann gegenüber der des EKGs so groß werden, daß die erwähnte Verspätung durch das Eky-Filter ausgeglichen wird. Die Abb. 3 gibt die in Westdeutschland gebräuchliche Apparatur wieder, die von der Firma A. Knott-München hergestellt wird. Sie zeigt rechts, das oben beschriebene Netzgerät das neben dem Sitz

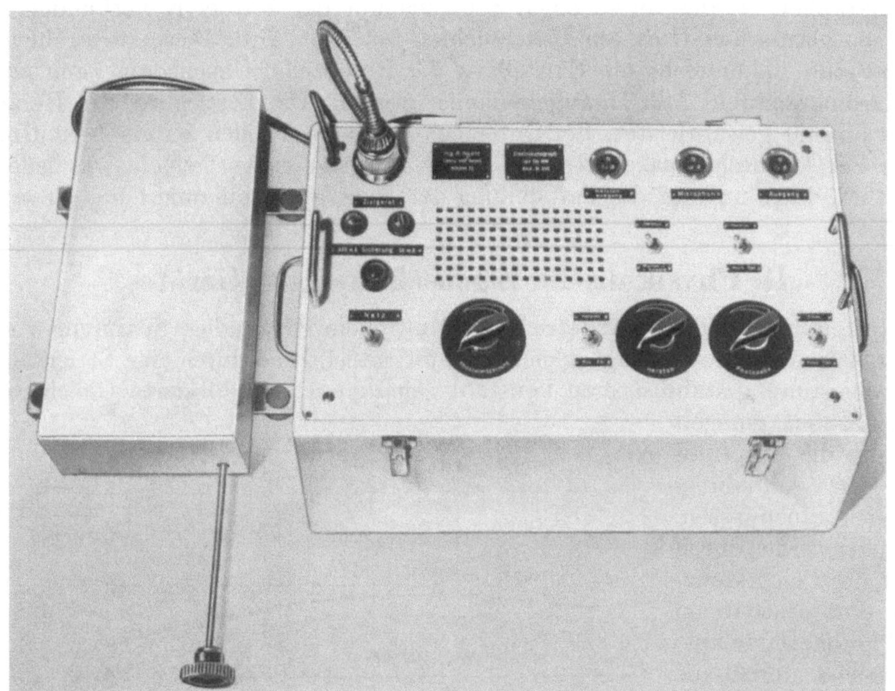

Abb. 3. Abbildung des bei uns gebräuchlichen Elektrokymographen (links der Behälter des Multipliers mit der Zielvorrichtung)

des Untersuchers zusammen mit dem Elektrokardiographen aufgestellt wird. Links im Bild das *Zielgerät*, welches den Multiplier enthält. Es wird an der Patientenseite des Leuchtschirmes durch Saugnäpfe befestigt oder mit Kettchen aufgehängt. Das Zielgerät ist von mir angegeben worden. Es dient zur exakten Einstellung des Bleischlitzes mit der dahinter befindlichen Photozelle auf den Herzrand. Der Schlitz muß senkrecht auf den Herzrand so eingestellt werden, daß eine Hälfte derselben durch das Herz bzw. das zu registrierende Organ bedeckt wird. Bei Geräten, welche diese Vorrichtung nicht besitzen, besteht die Gefahr einer ungenauen Einstellung, sei es daß der Schlitz nicht senkrecht steht, sei es daß das pulsierende Organ über einen Rand desselben hinaus schwingt. Auf S. 54 wird ausgeführt werden, warum dadurch Verzerrungen der aufgezeichneten Kurve entstehen müssen. Abb. 4 zeigt das zur Aufnahme des Elektrokymogramms erforderliche Aggregat. *A* ist das Zielgerät, darunter das Registriergerät (EKG, ein Hellige-Dreikurvenschreiber) unten das Netzgerät (Eky), links das Herztonmikrophon mit Zuleitungsschlauch und Aufnahme-Kapsel (*K*). Das ganze Aggregat ist auf einem fahrbaren Tisch untergebracht.

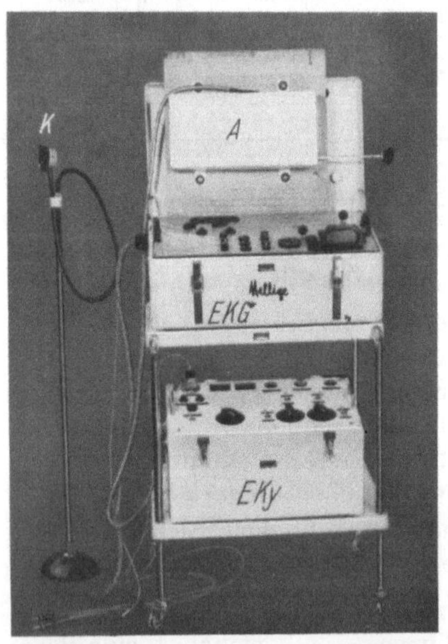

Abb. 4. Aggregat für die Aufnahme des Elektrokymogramms. *A* Zielvorrichtung, EKG-Dreikurvenschreiber, Eky-Netzgerät, links das Herztonmikrophon mit der Tonabnahmekapsel *K*

III. Die Technik der Kurvenschreibung

Abb. 5a zeigt das Röntgenbild meines *Zielgerätes* zusammen mit dem Thorax. Links erkennt man den durch einen Bleirahmen begrenzten Suchschlitz. Dieser kann leicht durch Drehen des Knopfes am Zielgerät und Verschieben des Leuchtschirmes am gewünschten Punkt eingestellt werden. Dann wird durch Hineinschieben des Knopfes in das Zielgerät bis zum Anschlag die Kammer mit dem Multiplier an Stelle des Suchschlitzes verschoben. Sie ist mit diesem so gekoppelt, daß jetzt der Schlitz vor der Photozelle genau die frühere Lage des Suchschlitzes einnimmt.

Abb. 5b zeigt die Photozelle im Augenblick der Registrierung. Die Kurvenschreibung erfolgt bei Atemstillstand am stehenden oder liegenden Kranken. Das Netzgerät kann der durchleuchtende Arzt oder eine Hilfsperson bedienen. Man hat lediglich nach Einschieben der Photozelle den Regler des Gerätes so weit aufzudrehen, bis die gewünschte Schlagweite am Lichtpunkt des EKG-Apparates erkennbar ist.

IV.
Gebräuchliche Ableitungen

Abb. 6 gibt die von uns angewendeten *Abgriffspunkte* an. Sie stimmen in der Hauptsache mit denen ausländischer Autoren überein. Am linken Herzrand wird das deutsche, am rechten Herzrand das griechische Alphabet zur Bezeichnung der Ableitungen gebraucht. Dazu werden kleine Buchstaben verwendet. Die großen Buchstaben, die davor gesetzt werden können, legen die Strahlenrichtung fest, und zwar bedeutet *A* Ableitung in sagittaler Richtung, *B* in rechter vorderer Schrägstellung, *C* in linker vorderer Schrägstellung. Bei den schrägen Durchmessern bezeichnen

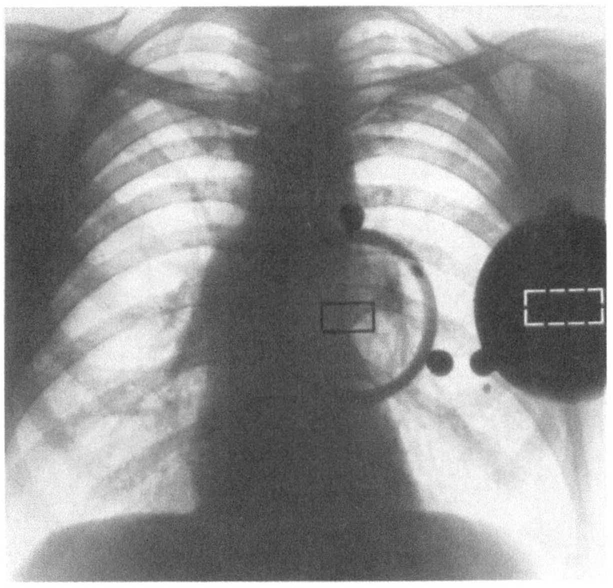

5a

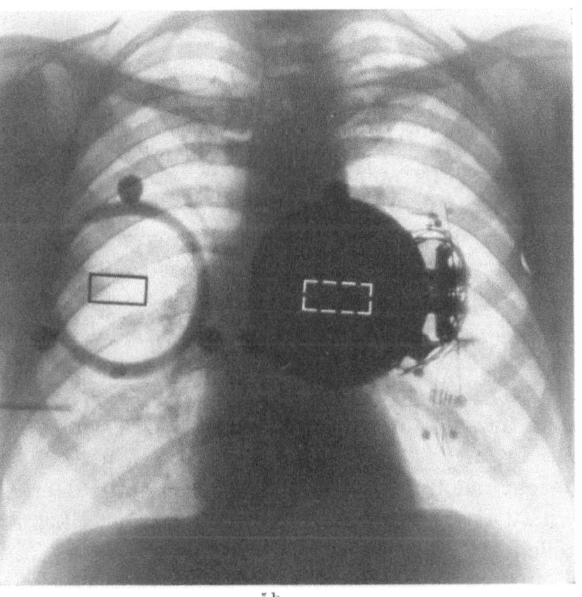

5b

Abb. 5a u. b. Röntgenbild des Zielgerätes. a Einstellung des Suchschlitzes. b Einstellung der Photozelle. [Entnommen aus HAUBRICH, Der heutige Stand der Elektrokymographie. Ergebn. inn. Med. Kinderheilk. 6, 648—649 (1955)]

die kleinen Buchstaben dieselben Organabschnitte wie im sagittalen Durchmesser, so bedeutet *C e* Ableitung des linken Vorhofes in linker vorderer Schrägstellung, B f Stamm der Arteria pulmonalis in rechter vorderer Schrägstellung, Cg Einstellung auf den Aortenbogen im zweiten schrägen Durchmesser, Cg' Einstellung auf die Aorta descendens usw.

Alle Ableitungsarten sind auf diese Weise genau festgelegt, so daß sich weitere Beschreibungen erübrigen. Auf alle Fälle ist eine *übereinstimmende Benennung der Ableitungsstellen dringend wünschenswert*, um die oft auftretenden Unklarheiten und Verwirrungen auszuschalten. Man wird aber bei weitem nicht in jedem Fall alle diese Ableitungen schreiben müssen, andererseits wird es in besonderen Fällen (z. B. Aneurysmen) nötig sein, atypische Abgriffe hinzuzunehmen. Man muß also individualisieren. Im allgemeinen braucht man aber folgende Ableitungen: Von der linken Kammer sagittal mindestens drei, vom linken Vorhof eine (sagittal vom Herzohr oder im zweiten schrägen Durchmesser), eine vom Stamm der Arteria pulmonalis (f), eine vom Aortenbogen (g), ein bis zwei vom rechten Vorhof (α und β) sagittal oder im ersten schrägen Durchmesser. Wir benötigen

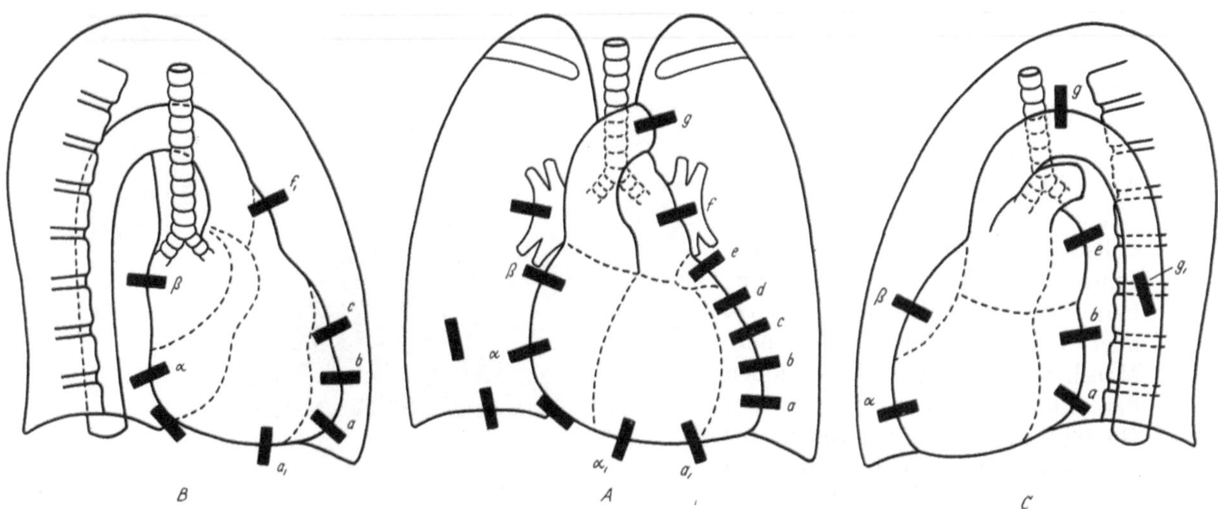

Abb. 6. Gebräuchliche Abgriffspunkte. *A* bei dorso-ventralem Strahlengang, *B* in rechter vorderer Schrägstellung, *C* in linker vorderer Schrägstellung

also für den Durchschnittsfall sieben bis acht Ableitungen. Die Aufnahme eines solchen elektrokymographischen Status benötigt bei einiger Übung nicht mehr Zeit als die eines Elektrokardiogramms mit den jetzt üblichen Ableitungen.

An der *Zwerchfellfläche* des Herzens kann man die Ableitungen a, und α, schreiben. Die Herzkontur ist hier in der Regel nicht sichtbar (außer in a, bei großer Magenblase). Der Multiplier nimmt dann Dichteänderungen auf, es handelt sich also um *direkte Densogramme*. Diese kann man auch von anderen Stellen des Herzschattens ableiten (F. G. GILLIK u. a.). Interessante Kurven erhält man dabei, wenn man im ersten schrägen Durchmesser senkrecht auf die Ventilebene (Atrioventrikulargrenze) einstellt (R. ALTMANN). Man sieht dann die bekannte in der Systole herzspitzenwärts gerichtete Bewegung des Atrioventrikulartrichters (LAURELL, BÖHME u. a.), die von mir als „innere Pulsation" bezeichnet und der äußeren Pulsation der Herzoberfläche gegenübergestellt wird.

Zu erwähnen wäre noch, daß einzelne Untersucher mit mehreren (zwei bis vier) Photozellen arbeiten (RING u. Mitarb., FLEISCHNER u. a.). Einen daraus sich ergebenden Vorteil können wir allerdings nur bei manchen Arrhythmien finden, da auch beim Arbeiten mit *einer* Photozelle die Kurven auf Grund der Synchronisierung durch EKG usw. synoptisch zusammengefaßt werden können. Demgegenüber steht der Nachteil, daß man auf die Zielvorrichtung verzichten muß und Schwierigkeiten mit der Einstellung bekommt.

V. Synchronisierung der Pulsationskurve mit der Herzaktion

Um die zeitlichen Beziehungen der Eky-Kurve mit der Herzaktion herzustellen, wird gleichzeitig noch mindestens eine weitere Kurve des Herzens abgeleitet. Dafür kommen in Betracht EKG, Herzschall, Karotispuls, Herzspitzenstoß, Venenpuls, ferner mit dem

Herzkatheter aufgenommene Kurven. Die Schreibung des Elektrokardiogramms und des Phonokardiogramms erscheint uns dabei im allgemeinen ausreichend. Die drei abgeleiteten Kurven (Photokurve, Herzschall und Elektrokardiogramm) werden einem Registriergerät (EKG-Apparat) zugeleitet und aufgezeichnet. HAUBRICH empfiehlt stets alle drei Kurven zu schreiben. LUISADA und FLEISCHNER bevorzugen das Mitschreiben des Herzschalls, HENNY, BOONE und CHAMBERLAIN verzeichnen statt dessen den Carotispuls. Steht nur ein Einfachschreiber zur Verfügung, so kann man den Herzschall durch eine Potentiometerschaltung der Photokurve *beimischen*, wie ich das früher empfohlen habe. Dies ist natürlich ein Notbehelf, der aber meist ausreicht.

Über die einzelnen Synchronisierungskurven wäre zu sagen, daß die Schreibung des *Carotispulses* als nicht völlig ausreichend angesehen werden muß, da die Ausbreitungszeit der Pulswelle vom Anfangsteil der Aorta zur Carotis abgezogen werden muß. Sie ist jedoch nicht konstant. BOONE, ELLINGER und GILLIK geben sie mit 0,01 bis 0,03 sec an. Die großen Schwankungen beruhen auf der variablen Pulswellen-Geschwindigkeit und der verschieden langen Strecke, welche die Pulswelle zurücklegen muß. Der entscheidende Nachteil liegt jedoch darin, daß bei der Carotispulsschreibung der Beginn der Anspannungszeit nicht festgelegt werden kann. Wir wenden daher dieses Verfahren außer bei bestimmten Fragestellungen nicht mehr an.

Dagegen gibt die *Herzschallschreibung* die Möglichkeit einer genauen Synchronisierung der Herzaktion und der Pulsationskurve. Die Luftleitung in dem maximal 2 m langen Schlauch zwischen Kapsel und Mikrophon kann vernachlässigt werden, da sie bei einer Schallausbreitung von 0,0033 sec pro Meter 0,007 sec beträgt. Schwierigkeiten können dagegen auftreten, wenn die Herztöne mit Geräuschen so verschmelzen, daß ihr Beginn nicht mehr abgegrenzt werden kann.

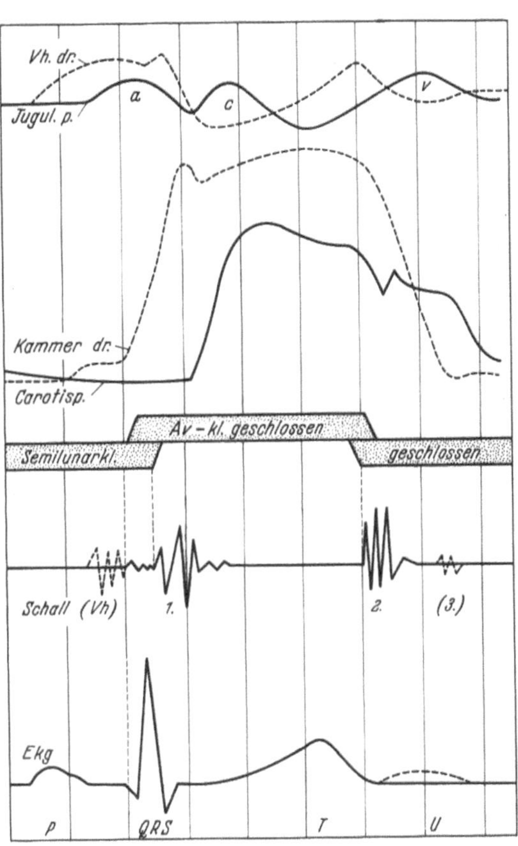

Abb. 7. Synchronisierung von Herzschall, EKG, Druckkurve der rechten Kammer und des rechten Vorhofes, Carotispuls und Venenpuls (nach HOLZMANN, Klinische Elektrokardiographie)

Es bleibt dann als zuverlässigste Synchronisierungskurve das EKG, welches ebenfalls ohne Verzögerung die Herzaktion wiedergibt und die einzelnen Phasen genau festzulegen gestattet. Lediglich eine Abflachung der T-Zacke kann dazu führen, daß das Ende der Systole undeutlich wird.

Abb. 7 gibt die Beziehungen der Kurven wieder. Sie können durch die Untersuchungen WEBERs, LEWIs, WIGGERSs, LUISADAs, HOLLDACKs u. a. als gesichert angesehen werden. Der *Beginn der Systole* ist darnach markiert durch die Q-Zacke des EKG. Die Hauptschwingung des ersten Herztones erfolgt 0,05—0,06 sec später. (Von einzelnen Autoren wird noch die Präsystole, beginnend mit dem niederfrequenten Vorsegment, unterschieden.) Es hat sich mir als zweckmäßig erwiesen, nicht die Q-Zacke, sondern den Gipfel der R-*Zacke* als Beginn der Systole anzunehmen, da wir damit die oben erwähnte Verspätung der Eky-Kurven (0,03 sec) *ausgleichen*. Das *Ende der Systole* ist markiert durch das Ende der T-Zacke im EKG und den Beginn des 2. Herztones. HOLZMANN macht aber darauf aufmerksam, daß das Ende der T-Welle und der Beginn des 2. Herztones in manchen Fällen nicht zusammenfallen, vorsichtiger sei es daher, nur von dem Ende der Austreibungszeit bzw. der kreislaufwirksamen Systole zu sprechen. Eine *Bestimmung der Anspannungszeit beider Kammern* ist ohne weiteres möglich, wenn man die Zeit vom Beginn der Systole, wie sie EKG oder Herzton ergibt, bis zum steilen Kurvenanstieg an der Aorta oder Arteria pulmonalis in der Eky-Kurve bestimmt und die Pulswellenlaufzeit bis zum Arcus abzieht. (Siehe auch dazu S. 85).

VI. Amplituden der Kurven. Eichung

Es muß noch erwähnt werden, daß die Höhe der Amplitude der Pulsationskurve *keine Rückschlüsse auf die tatsächliche Schlagweite* des Herzrandes erlaubt (MORGAN), daß also eine quantitative Auswertung der Kurven nicht möglich ist. Dies beruht darauf, daß die Kurvenhöhe abhängt vom Helligkeitsverhältnis des Herzschattens zum umgebenden Lungenfeld. Je größer dieser Kontrast um so größer die Amplitude.

Wenn es auf eine *amplitudengetreue Aufzeichnung,* d. h. auf ein allen Kurven gemeinsames Vergrößerungsverhältnis der Pulsationsbreite des Herzrandes zur Kurvenhöhe ankommt, wird von mir folgendes Verfahren angewendet: An den Abgriffpunkten des Herzrandes wird in einem vorher aufgenommenen *Flächenkymogramm* die Breite des „Bewegungsraumes" gemessen. Dieser Wert wird mit dem gewünschten Vergrößerungsfaktor — beispielweise mit 3 — multipliziert und die Werte notiert. Man dreht dann den Regler des Eky-Apparates gerade so weit auf bis die gewünschte Kurvenhöhe am Lichtzeiger des Gerätes erreicht wird (man kann dazu einen Maßstab daneben legen). Beispielsweise hat man am Abgriffpunkt A b 0,5 mm aus dem Flächenkymogramm entnommen. Man regelt dann auf eine Kurvenhöhe $0,5 \times 3 = 1,5$ cm bei der Schreibung dieser Kurve. Dieses Verfahren ist einfach und praktisch ausreichend.

Es werde aber schon bald eine *Eichung* (Kalibration) der Eky-Kurven empfohlen (MORGAN und STURM). Dieses Verfahren wurde später von LISSNER übernommen. Es beruht darauf, daß mittels einer Feder der Kammer, welche die Photozelle trägt, eine ruckartige Bewegung in Richtung auf den Herzrand erteilt wird. Die Verschiebung beträgt gerade 1 cm und bewirkt eine scheinbare Lateralverschiebung des Herzrandes. Es wird also ein Ausschlag in der Kurve bewirkt, welcher einer Bewegung des Herzrandes um 1 cm entspricht. Später wurde auch mit kleineren Verschiebungen (z. B. 2 mm) gearbeitet. Die Apparatur wurde neuerdings verbessert von R. H. EICH u. Mitarb., sie stellten fest, daß die Streustrahlung die Eichkurve beeinflußt, und reduzierten sie durch ein vorgeschaltetes Raster. Da die Aufnahmefläche des Multipliers an einzelnen Stellen verschiedene Empfindlichkeit aufweist, brachten sie zwischen diesem und dem Fluorescenzschirm ein Opalglas an, um eine gleichmäßige Verteilung des Lichtes auf die ganze Fläche des Multipliers zu erreichen. Die praktische Bedeutung dieses Verfahrens erscheint uns vorläufig gering, da sämtliche Kurven geeicht werden müssen und sich überall verschiedene Werte ergeben. Die unterschiedliche Vergrößerung der Kurven gegenüber der Pulsationsgröße bleibt bestehen. Um vergleichbare Kurven zu erhalten, müßte man also alle Kurven umrechnen, was praktisch wohl undurchführbar ist. Wir halten daher das oben geschilderte Verfahren, die Amplitude nach dem Flächenkymogramm einzuregeln, für zweckmäßiger. Was dagegen anzustreben wäre, ist eine Apparatur, welche es erlaubt, ein bestimmtes *gleichbleibendes Vergrößerungsverhältnis* zwischen Amplitude der Herzpulsation und der Kurvenhöhe herzustellen. Versuche in dieser Richtung sind im Gang. Dann wäre eine Eichung der Kurven natürlich unbedingt erforderlich. Übrigens wurde von dem Physiker F. W. NOBLE eine Eichung angegeben, welche die Dichteänderungen des Herzschattens berücksichtigt. Dabei wird ein Medium von bestimmter Dicke vor die Photozelle geschoben. Die Methode erfordert einen logarithmisch arbeitenden Verstärker. Sie dürfte praktisch kaum angewendet werden.

B. Die Phasenanalyse

Das Verfahren wurde 1952 von mir eingeführt. Es vereinigt synoptisch sämtliche Kurven des elektrokymographischen Status zur *vergrößerten Darstellung des Gesamtbewegungsvorganges*. Ohne diese bleiben zahlreiche Kurven unverständlich bzw. werden sie falsch gedeutet.

I. Prinzip der Methode

Das Wesen derselben besteht in der *Übertragung der Amplituden der Eky-Kurven auf die Herzfigur* (Orthodiagramm, Leuchtschirmpause) (Abb. 8). Man geht dabei so vor, daß man an allen Kurven zum gleichen Zeitpunkt mit der Analyse beginnt, etwa zur

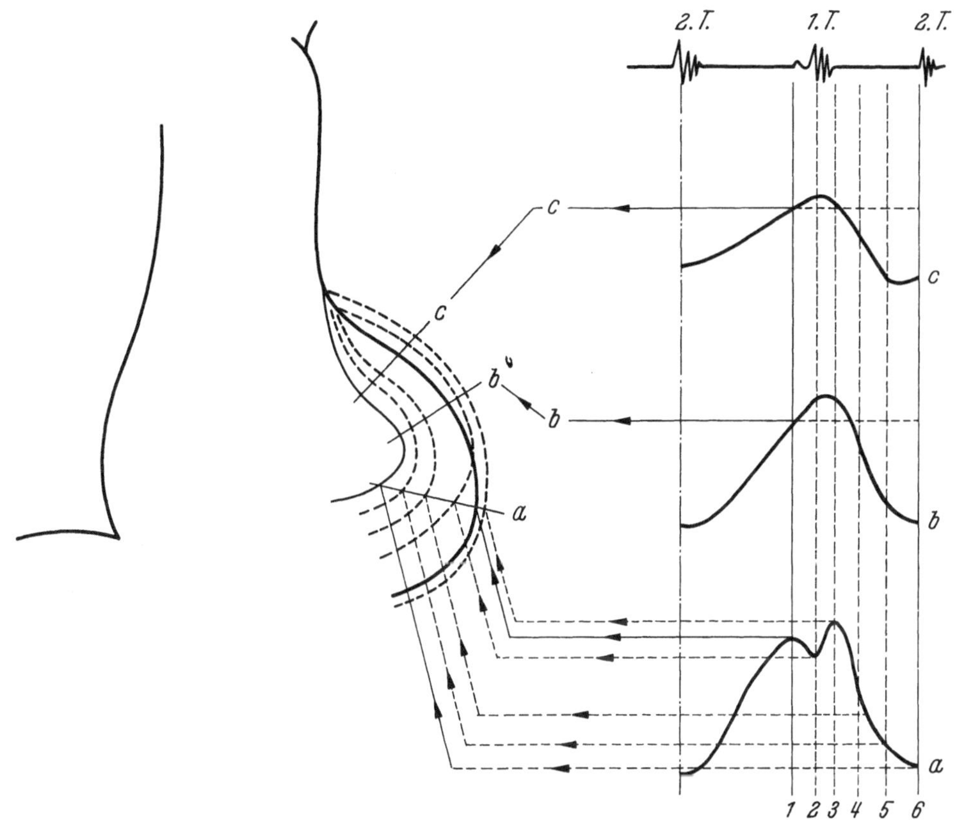

Abb. 8. Schema der Phasenanalyse (Systole): Übertragung der Amplituden auf die Herzoberfläche in 3 Ableitungen. Verbindung der erhaltenen Punkte zu den Isophasen

Analyse der Systole mit dem Beginn des ersten Herztones. Die Kurvenhöhe in diesem Zeitpunkt nehmen wir als Nullwert, der mit der Herzfigur übereinstimmt. Den folgenden Zeitpunkt nehmen wir etwa 0,05 sec später an und tragen auf die Herzfigur die Amplitude der Kurven in diesem Moment auf. Die Auftragung erfolgt auf senkrecht zur Herzfigur gezeichneten Linien (*a*, *b* und *c* in der Abb. 8), die den Abgriffpunkten der Eky-Kurven entsprechen. Die erhaltenen Punkte werden miteinander verbunden (gestrichelte Linie *2*), wir bezeichnen sie als *Isophase*, da sie die gleiche Phase der Herzaktion darstellt. Die nächste Isophase soll wiederum 0,05 sec später abgenommen werden, wir erhalten so die Isophase 3. In dem Beispiel der Skizze sind 6 Isophasen aufgezeichnet, die letzte entspricht dem Beginn des 2. Herztones, also dem Ende der Systole. Es wird durch dieses Verfahren nicht nur eine zeitliche, sondern auch eine räumliche *Auseinanderziehung* (Vergrößerung) *des Bewegungsvorganges* erreicht. Wir können so unmittelbar übersehen, wie jede Herzbewegung sich in den Kurven auswirkt. Der Bewegungsvorgang ist natürlich nicht quantitativ, sondern qualitativ dargestellt, er ist also „übertrieben", gerade dadurch wird er besser erkennbar. Wollte man eine größenrichtige Darstellung erreichen, so müßten 1. die Kurven „amplitudengetreu", d. h. mit gleichbleibender Vergrößerung der Schlagweite des Herzrandes geschrieben werden und 2. die Herzfigur um den gleichen Vergrößerungsfaktor wie die Kurven vergrößert werden.

II. Der Phasenanalysator

Die Übertragung der Amplituden der Kurven kann man mittels eines Zirkels vornehmen. Sehr erleichtert wird dies aber durch Verwendung eines *optischen Gerätes*, welches von mir (Hersteller-Firma Optotechnik, Herrsching, N.B.) angegeben wurde. Abb. 9 zeigt dieses Gerät. Der Deckel ist aufgeklappt, so daß zu beiden Seiten die *Rollen* sichtbar werden,

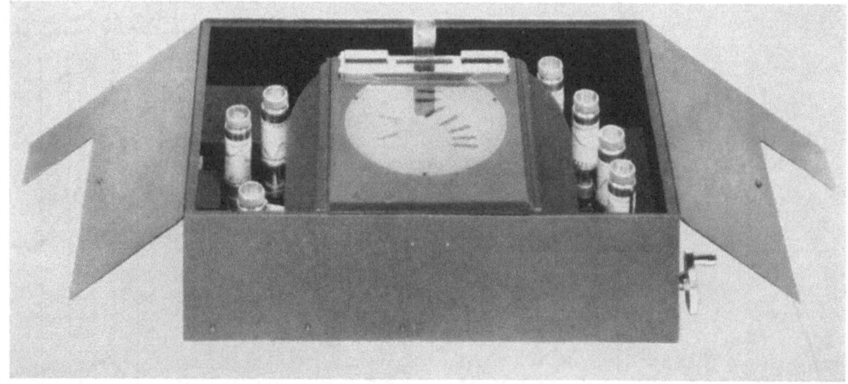

Abb. 9. Phasenanalysator (geöffnet). Auf die Mattscheibe in der Mitte wird die Herzskizze gelegt. Die Eky-Kurven werden auf die Rollen zu beiden Seiten der Mattscheibe gesteckt. Auf dieser sind die Schlitze sichtbar, in die die Kurven projiziert werden. Drehung der Kurbel rechts außen bewirkt eine Drehung sämtlicher Rollen. Dabei verschieben sich die Kurvenschnittpunkte in den Schlitzen

auf die die Kurven der einzelnen Ableitungen aufgesteckt werden. In der Mitte sieht man eine runde Mattscheibe, auf der die verkleinerte *Herzskizze*, welche auf durchsichtiges Papier gezeichnet wurde, befestigt ist. Man sieht ferner auf der Mattscheibe durchscheinend neun entsprechend der Herzfigur angeordnete Spalten, durch welche das Bild der auf den Rollen befindlichen Kurven durch ein Spiegelsystem auf die Mattscheibe geworfen sind. Die Kurven müssen nun auf den Nullpunkt *justiert* werden. Soll die Systole analysiert werden, so dreht man die Rollen bis die R-Zacke des EKG im Spalt erscheint; dann werden die Rollen auf oder ab geschoben bis der im Spalt sichtbare Schnittpunkt der Eky-Kurven sich mit der Randlinie der Herzfigur deckt. Wenn man dann die an der Außenseite des Gerätes rechts sichtbare Kurbel dreht, so drehen sich sämtliche Rollen mit den Kurven; es verschieben sich dann die *Kurvenschnittpunkte*, die in den Spalten sichtbar werden, gleichzeitig senkrecht zum Herzrand. Wenn der gewünschte Zeitpunkt erreicht ist, werden alle diese Punkte auf die Skizze eingetragen und miteinander verbunden; man erhält so die zweite Isophase. Die übrigen Isophasen werden in der gleichen Weise durch Weiterdrehen der Kurbel ermittelt. Das Verfahren ist leicht von einer Hilfskraft zu erlernen.

III. Darstellung des Bewegungsvorganges mit der Phasenanalyse

Die Abb. 10 stellt einen *elektrokymographischen Status* dar, wie er im Durchschnittsfall aufgenommen wird. Die Abb. 11a zeigt die Übertragung der Kurven eines anderen Falles in der Systole (am rechten und linken Rand des Bildes) auf die Herzfigur mittels der Phasenanalyse. Die Zeitpunkte der Isophasen sind auf den EKG-Kurven unten angegeben. Man sieht dabei, daß die ersten Isophasen in der Systole links weiter lateral liegen und erst später eine Einwärtsbewegung eintritt. Ferner fällt auf, daß am rechten Rand in der Diastole (Abb. 11b) eine Einwärtsbewegung erfolgt. Das ist auch dann der Fall, wenn in Abl. α reine Ventrikelkurven geschrieben werden, also die Vorhofsaktion nicht die Ursache sein kann.

Wir haben es also in beiden Fällen mit „paradoxen" Bewegungen zu tun, die der „*Hauptbewegung*" entgegengerichtet sind. Sie kommen durch die Lokomotionsbewegung

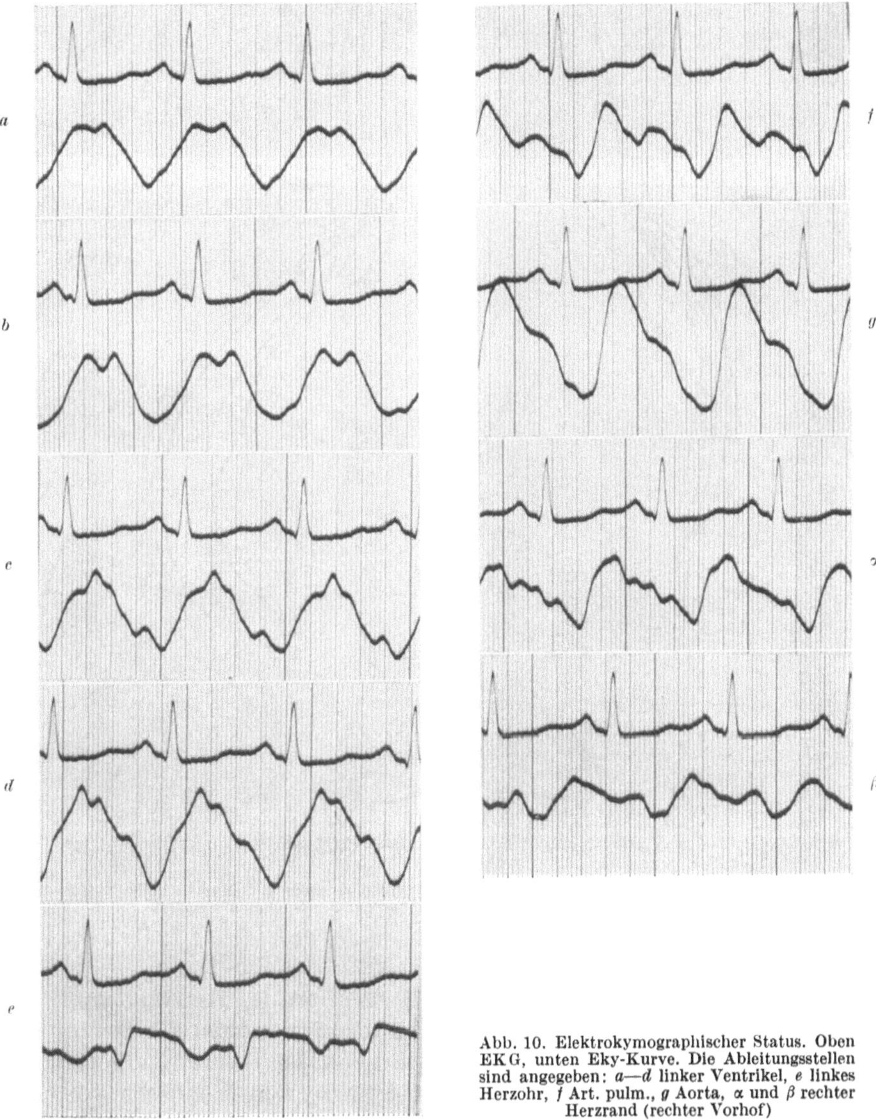

Abb. 10. Elektrokymographischer Status. Oben EKG, unten Eky-Kurve. Die Ableitungsstellen sind angegeben: *a—d* linker Ventrikel, *e* linkes Herzohr, *f* Art. pulm., *g* Aorta, α und β rechter Herzrand (rechter Vorhof)

des Herzens zustande (latentes Herzpendeln und Rotation der Herzachse), auf die später eingegangen wird. In der zweiten Hälfte der Systole erfolgt die Volumabnahme der Kammern und die Volumzunahme der großen Gefäße, in der zweiten Hälfte der Diastole eine entgegengesetzte Bewegung.

IV. Horizontale Phasenanalyse

Um die ganze räumliche Bewegung des Herzens festzulegen, wurde von mir die *horizontale Phasenanalyse* angegeben. Dabei werden unter Drehung des Patienten in gleicher Höhe oberhalb des Zwerchfells in *verschiedenen Durchmessern* Eky-Kurven geschrieben.

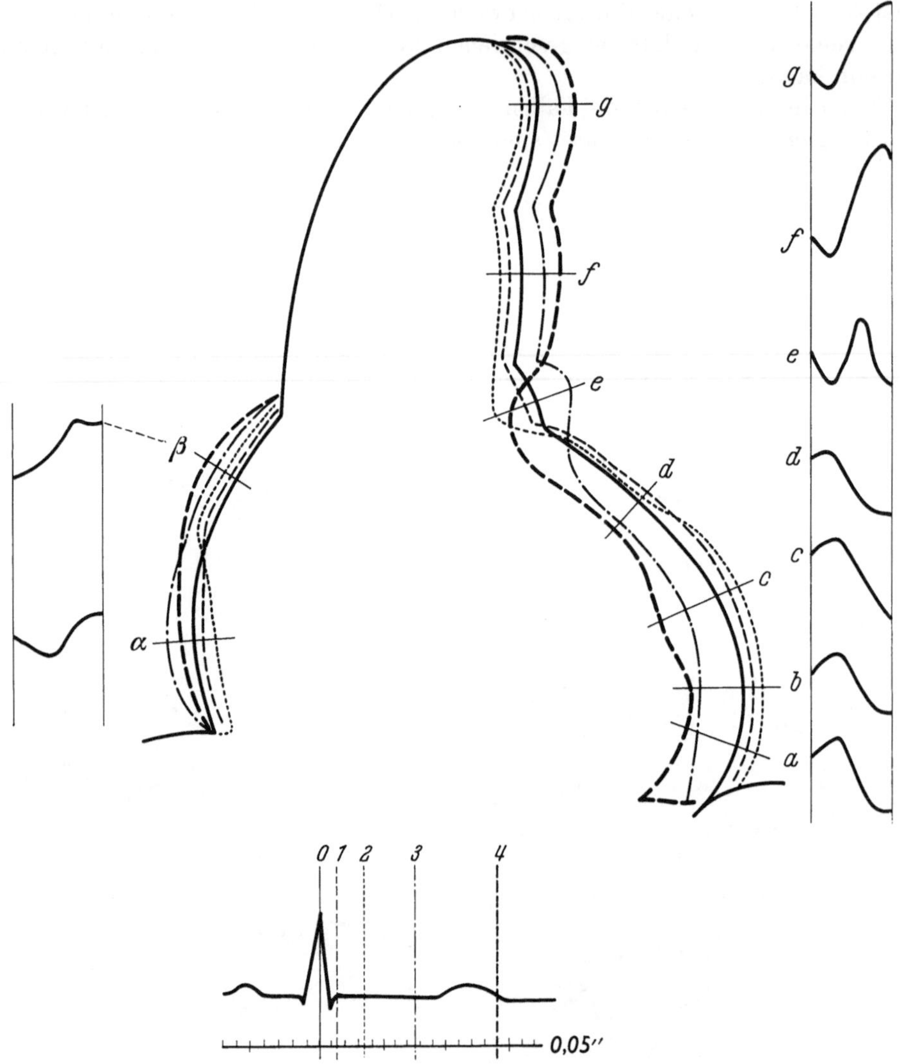

Abb. 11a. Phasenanalyse in der Systole. Zu beiden Seiten sind die entsprechenden Eky-Kurven in der Systole angegeben.
Unten sind in Beziehung zum EKG die Zeitpunkte der Isophasen markiert

Die Abb. 12a gibt die Strahlenrichtungen als Tangenten des Herzrandes an. Abb. 12b
sind die entsprechenden Eky-Kurven. An den Berührungspunkten des Herzquerschnittes
werden senkrecht zu diesen Tangenten die Amplituden der Kurven aufgetragen und die
erhaltenen Punkte wie sonst bei der Phasenanalyse zu den Isophasen verbunden. Sie
geben die vergrößerte Bewegung des Herzens *im Querschnitt* wieder. Man kann das Hori-
zontalniveau unmittelbar oberhalb der rechten Zwerchfellhälfte oder etwa drei Querfinger höher legen oder auch zwei übereinander liegende Horizontalschnitte zur Analyse
wählen. Die ausgezogene Linie gibt den Herzrand am Beginn der Systole wieder, die gestrichelte am Ende der Anspannungszeit und die Linie mit Querstrichen am Ende der
Systole. Man sieht wie das Herz zunächst eine *Dorsalrotation* ausführt und im weiteren
Verlauf der Systole die Herzachse gleichzeitig mit der Volumverkleinerung wieder nach
ventral rotiert.

Mit der horizontalen Phasenanalyse ist die räumliche Darstellung der Bewegung des
Herzens abgeschlossen. Wir können nun in jedem beliebigen Zeitpunkt die Bewegungen
aller Punkte der Herzoberfläche festlegen.

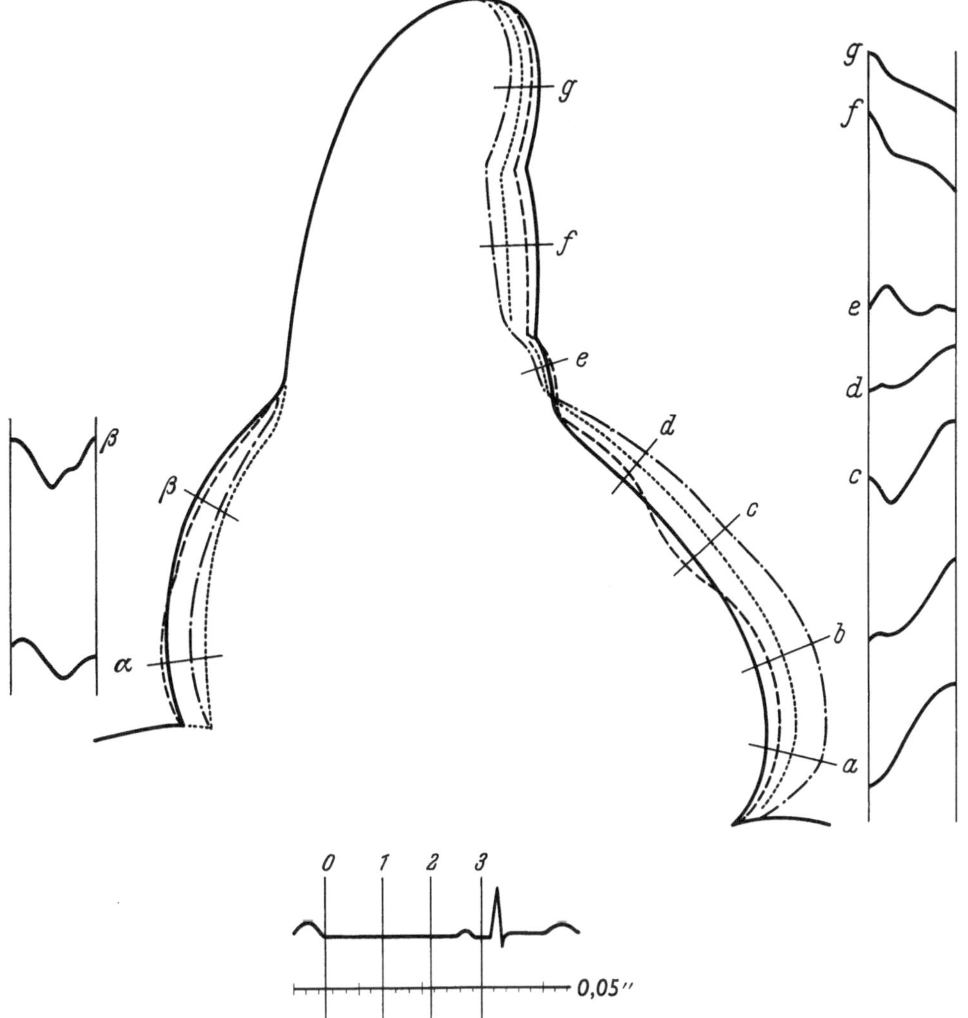

Abb. 11b. Phasenanalyse in der Diastole (wie Abb. 11a)

C. Die Pulsation der Ventrikel

Ich möchte wiederholen, daß man nur dann über die Tätigkeit der Kammern Aussagen machen kann, wenn mehrere (mindestens drei) Kurven im Bereich eines Ventrikels geschrieben wurden und diese synoptisch mittels der Phasenanalyse zusammengefaßt werden. Alle in der Literatur gemachten Angaben, die auf der Auswertung *einer* Kurve beruhen, sind vieldeutig. Dies liegt daran, daß das Herz bei seiner Tätigkeit einen sehr komplexen Bewegungsvorgang ausführt.

I. Der Einfluß der Lokomotionsbewegung des Herzens

Die Randbewegung wird verursacht: 1. durch den Pulsationsvorgang, 2. die Umformung beider Kammern, 3. die Lageänderung des ganzen Herzens (Verschiebung des Massenmittelpunktes des Herzens); letztere setzt sich zusammen a) aus der transversalen Verschiebung, b) aus der Vertikalverschiebung, c) aus einer Verschiebung in sagittaler Richtung; 4. erfolgt eine Rotation der Längsachse des Herzens um eine Vertikalachse, sowie 5. eine Rotation des Herzens um diese Längsachse. Alle diese Bewegungsvorgänge

sind uns aus der Physiologie seit langem bekannt, sie
wurden aber in der Anfangszeit der Flächen- und
Elektrokymographie ignoriert und auch jetzt noch oft
unvollständig berücksichtigt. Dabei sind es gerade die
Lokomotionsbewegungen, welche unter pathologischen
Verhältnissen charakteristische Veränderungen aufweisen. Das Stadium derselben steht erst am Anfang.
In vielen Fällen ist es schon jetzt möglich, die Ursache
der Lokomotionsbewegung zu erkennen und diese zur
Diagnosestellung heranzuziehen. Wir unterscheiden
latentes und *manifestes Herzpendeln*. Bei ersterem ist die
Verschiebung des Massenmittelpunktes nicht so groß,
daß in der Randbewegung die Pulsation völlig ausgelöscht wird und paradoxe Bewegung zustande kommt,
wenn Pulsation und Lokomotion entgegengesetzt gerichtet sind; bei letzterem überschreitet die Bewegung des
Massenmittelpunktes die Schlagweite der Pulsation.

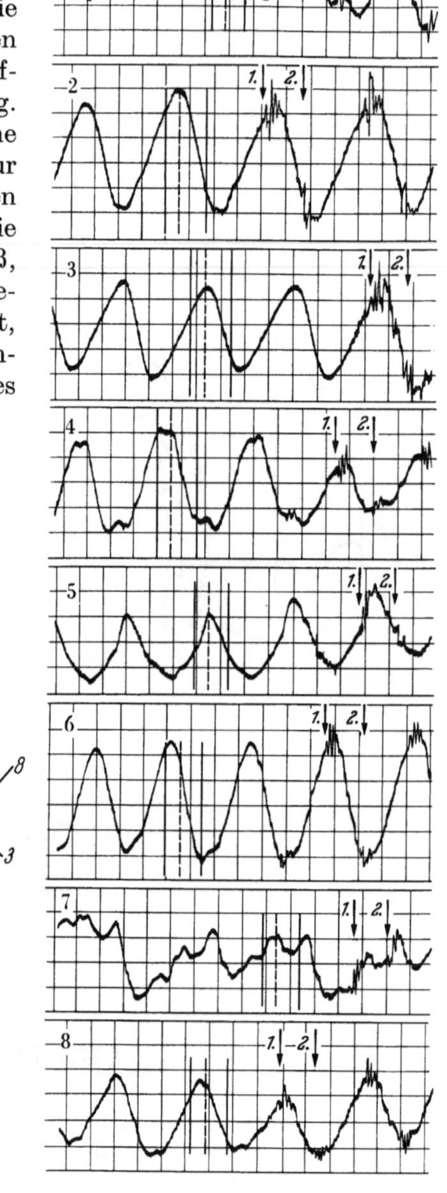

12 a   12 b

Abb. 12a u. b. *a* Horizontale Phasenanalyse, *b* zugehörige Kurven. Die Kurven wurden in der Weise geschrieben, daß zu Beginn die
reine Photokurve (Photozellenkurve) aufgezeichnet wurde, in der zweiten Hälfte wurde die Herzschallkurve beigemischt. Die
senkrechten Linien bezeichnen den Beginn und das Ende der Systole [entnommen aus einer früheren Arbeit des Verf. Fortschr.
Röntgenstr. **76**, H. 6 (1952)]

Zu den bereits in der Ära der Flächenkymographie bekannten Lokomotionsbewegungen
gehört das im Sagittalbild mitunter schon auf dem Leuchtschirm erkennbare Herzpendeln. F. M. GROEDEL hatte bereits auf Grund röntgenkinematographischer Untersuchungen das normalerweise vorkommende *Rechtspendeln* beschrieben. Wir müssen es
dahingestellt sein lassen, ob es sich dabei wirklich um ein Rechtspendeln gehandelt hat,
da damals eine genaue Synchronisierung nicht möglich war. Es ist durchaus möglich,
daß die Rechtspendelung im Beginn der Diastole erfolgte, dem würde eine Linkspendelung

in der Protosystole entsprechen. Wir müßten dann diesen Bewegungsvorgang, da wir die Systole zugrunde legen, als Linkspendeln ansehen. In vielen Fällen zeigt die Phasenanalyse ein *latentes Linkspendeln* des Herzens in der Systole. Abb. 13 macht die Entstehung „paradoxer" Kurvenformen caudal in der Proto-Systole, kranial in der Proto-Diastole, durch die Pendelbewegung verständlich.

Ferner wurde die Vertikalverschiebung des Massenmittelpunktes *(Vertikalpendeln)* auf Grund von Phasenanalysen beim hängenden Herzen beschrieben. Eine weitere Loko-

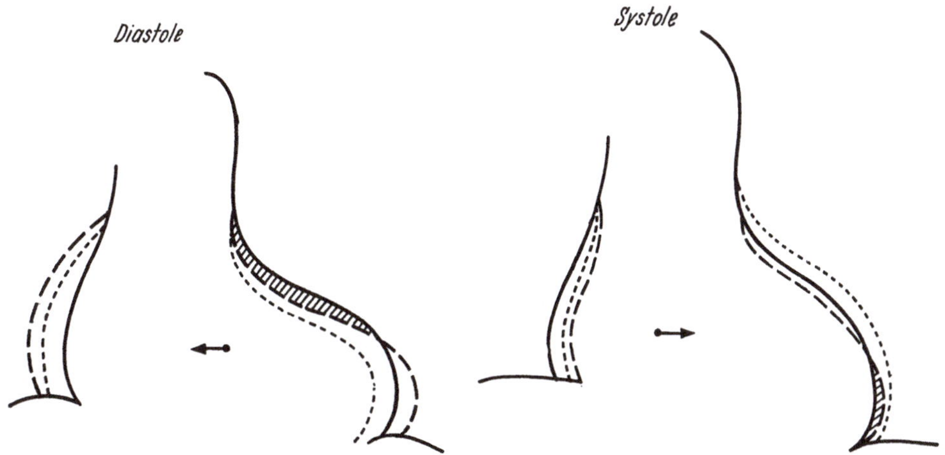

Abb. 13. Häufigste Form des latenten Herzpendels: In der frühen Systole verschiebt sich der Massenmittelpunkt nach links, in der frühen Diastole nach rechts. Punktierte Kurve = Lage des Herzrandes, wenn die Lageänderung ohne Pulsation vorhanden wäre, gestrichelte Kurve = tatsächliche Lage des Herzrandes nach Hinzukommen der Pulsation

motionsbewegung wurde bei der Besprechung der horizontalen Phasenanalyse erwähnt (S. 12); es handelt sich um eine *Dorsalrotation* der Herzachse in der Protosystole, welche auch beim Herzgesunden vorkommt (Abb. 12).

Von den aus der Physiologie bekannten Herzbewegungen bleibt also nur die Rotation um die Längsachse des Herzens, welche wir mit den uns jetzt zur Verfügung stehenden Mitteln nicht erfassen können.

II. Kurvenformen in der Systole

Die Kurve der Ventrikelbewegung ist von zahlreichen Autoren beschrieben worden: ich erwähne HENNY und BOONE, LUISADA, FLEISCHNER, CHAMBERLAIN, CILLICK, HAUBRICH, ENGSTRÖM, KJELLBERG, PERSSON und RUHDE, SCHNEIDER, RAPPAPORT, DUSSAILLANT, DEUTSCH u. Mitarb., MARCHAL, SEGERS, LIAN, MINOT, ANDERSSON, GADERMANN, KARPATI, RING, OPPENHEIMER, PHILIPS, ELLINGER, BLUMBERGER, ALTMANN, TH. KENNER und G. ALTH sowie vom Verfasser. Ich möchte vorausschicken, daß ich auf die Beschreibung unendlich vieler Typen und Variationen, sowie auf Bezeichnung einer großen Anzahl „Zacken" und „Senkungen" mit Buchstaben verzichten zu können glaube, da diese uns dem Verständnis des Bewegungsvorganges nicht näher bringen. Tatsächlich werden die Kurven nur verständlich mit Hilfe der Phasenanalyse. Sie lassen sich dann auf wenige, größtenteils gut verständliche Bewegungsvorgänge zurückführen.

In der Mehrzahl der Kurven erfolgt in der Systole eine Kurvensenkung, welche der Medialbewegung des Herzrandes entspricht, in der Diastole tritt eine Lateralbewegung auf, die einen Kurvenanstieg bewirkt (Abb. 14). Mit dem Beginn der Systole, d. h. der QRS-Zacke im EKG (die Hauptschwingung des 1. Tones erfolgt 0,05—0,06 sec = Umformungszeit nach der Q-Zacke) und dem steilen Druckanstieg in den Kammern (Abb. 15) erfährt der Kurvenanstieg der vorausgehenden Diastole einen Knick, daran schließt sich in vielen Fällen ein horizontaler Kurvenverlauf, dessen Dauer variabel ist, etwa 0,04—0,16, im

Durchschnitt 0,12 sec beträgt *(Latenzzeit)*[1]. Dieser Kurvenabschnitt überdauert also in vielen Fällen die Anspannungszeit. Daraus geht bereits hervor, daß er weder der Pulsationskurve nach der Umformungsbewegung adäquat ist. Er muß demnach auf eine Lageänderung zurückgeführt werden. Hiervon können zahlreiche Abweichungen beobachtet werden. In vielen Fällen wird der Kurvenanstieg der Diastole fortgesetzt, es kann sogar die Steilheit der Kurve noch zunehmen. In anderen Fällen erfolgt ein mehr oder minder steiler Kurvenabstieg, der mit einem Knick in den Steilabfall der zweiten Hälfte der Systole übergeht. In einer großen Anzahl der Kurven beobachtet man in diesem ersten Kurvenabschnitt die *protosystolische* (ps) *Senkung*, die Kurve hat also in der ersten Hälfte der Systole zwei flache Gipfel. Über die Ursache dieser Senkung besteht keine Übereinstimmung. CIGNOLINI, der sie mit seiner Methode der „analytischen Kymographie" ebenfalls beobachtete, nahm an, daß sie durch die Öffnung der Semilunarklappen entstünde. Andere haben die Vermutung ausgesprochen, daß sie durch die Kontraktion der Papillarmuskeln verursacht werde. Damit ist aber der zweite Kurvengipfel nicht verständlich.

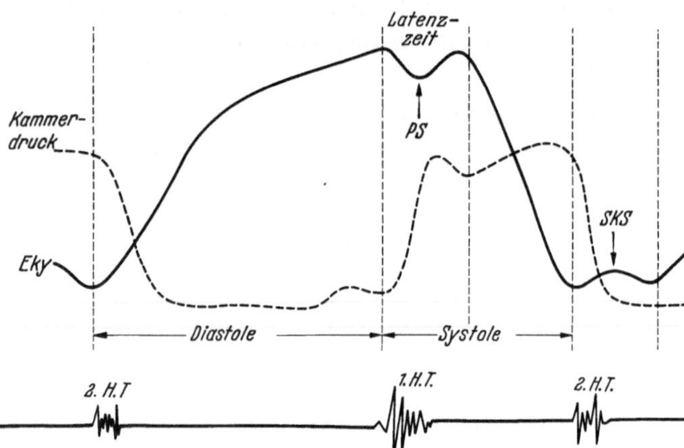

Abb. 14. Kurve der Kammer (caudal) zusammen mit der Druckkurve der Ventrikel und dem Herzschall aufgezeichnet

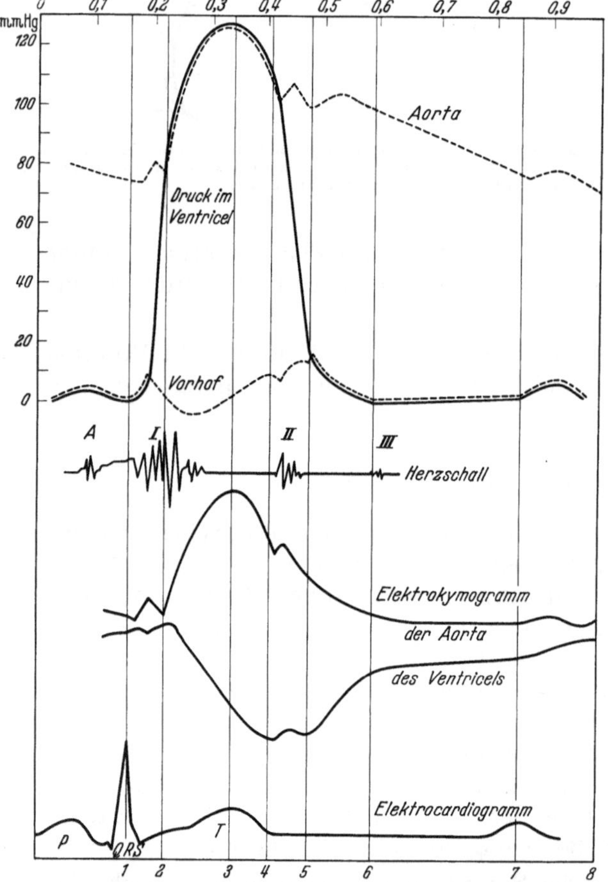

Abb. 15. Druckkurven: im Ventrikel (ausgezogene Linie), Aorta (obere gestrichelte Linie), Vorhof (untere gestrichelte Linie) und Eky-Kurve der Aorta und der des Ventrikels (unten ausgezogene Linien) sowie des EKG nach WIGGERS (modifiziert). *1—2* isometrische Kontraktion, *2—3* rasche Austreibung, *3—4* langsame Austreibung, *4—5* Relaxation (Protodiastole), *5—6* erste Phase der Ventrikelfüllung, *6—7* zweite Phase der Füllung und Vorhofskontraktion

1. Die Umformung der Kammern in der Protosystole

Ich möchte annehmen, daß die *Umformung der Ventrikel* und die *Lageänderung* des Herzens die Erklärung des Kurvenverlaufs in der Protosystole abgeben. Ich habe bereits 1952 auf diese beiden Faktoren sowohl die Entstehung der ps-Senkung sowie die in den kranialen Abschnitten des linken Ventrikels erfolgende Lateralbewegung zu Beginn der Systole infolge Annäherung an eine Kugelform zurückgeführt [Fortschr. Röntgenstr. 76, 4,

---

[1] Sie hat nichts zu tun mit der elektroisometrischen oder elektropressorischen Latenz, die der Umformungszeit entspricht.

S. 515 (1952)], GADERMANN, sowie KENNER und ALTH haben sich ebenfalls eingehend mit der systolischen Umformung des Herzens und der Entstehung der ps-Senkung befaßt. Letztere haben in graphischer Darstellung gezeigt, wie dieser Kurvenverlauf durch die Interferrenz der Umformungs-, Volum- und Lokomotionsbewegung zustande kommt.

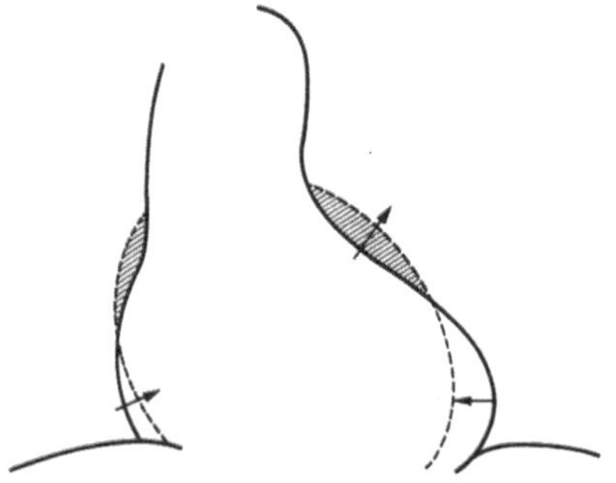

Abb. 16a. Umformung in der Protosystole. Übergang einer Ovoidform in eine mehr kugelige Form. Kranial zentrifugale, caudal zentripetale Bewegung

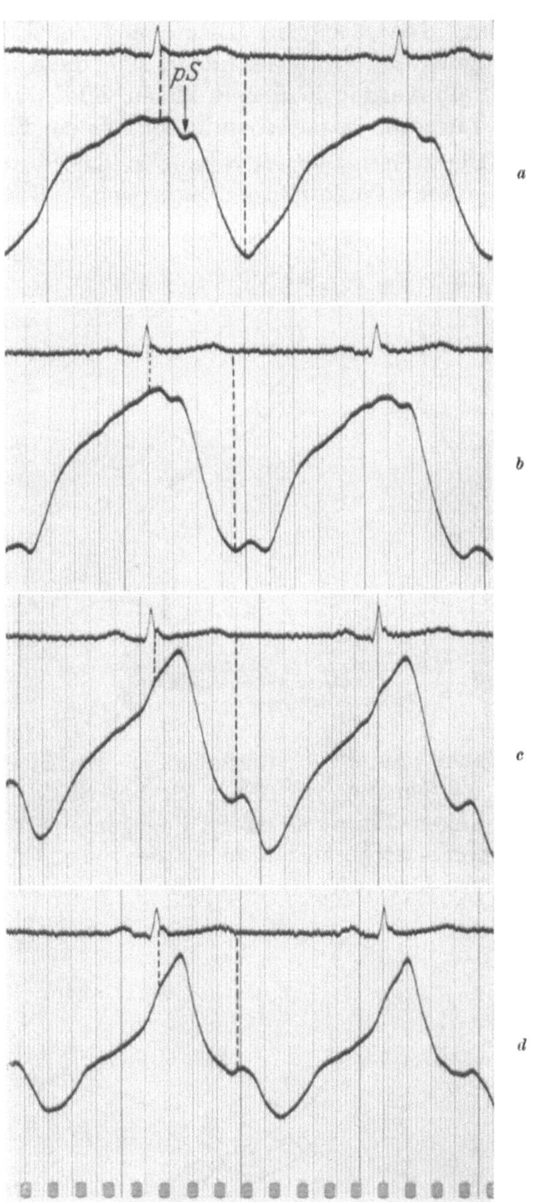

Abb. 16b. Umformung der linken Kammer in der Protosystole. Caudal (in Abl. *A a* und *A b* zentripetale Bewegung des Randes, in *A c* und *A d* (kranial) zentrifugale Bewegung

Bekanntlich erfolgt in der Anspannungszeit ein Übergang der Ovoidform am Ende der Diastole in eine mehr kugelige Form am Ende der Anspannungszeit (W. R. HESS) (Abb. 16a). Die Kurven im Bereich der Herzspitze müssen demnach am Beginn der Systole eine zentripetale Tendenz, die nahe der Basis eine zentrifugale Tendenz aufweisen. In den kranialen Abschnitten der linken Kammer verläuft der protosystolische Kurventeil weiter ansteigend (er setzt den diastolischen Verlauf fort). In den caudalen Abschnitten (nahe der Herzspitze) findet man aber gerade die protosystolische Senkung. Das heißt der Herzrand bewegt sich zunächst zentripetal. Das bedeutet eine Umformung in Richtung auf die Kugelform. Dann allerdings setzt caudal wieder eine Lateralbewegung ein (der zweite Gipfel nach der ps-Senkung). Sie hält oft bis in die Austreibungsperiode an, ist also nur mit einer Lateralbewegung oder Rotationsbewegung zu erklären. Die abweichenden Anschauungen anderer Autoren sind nur dadurch möglich, daß ihnen eine genaue zeitliche Einordnung infolge fehlender Synchronisierungskurven nicht zur Verfügung standen. Tatsächlich ergibt die Phasenanalyse jetzt eine latente Linksverschiebung des Herzens (Abb. 13). Die horizontale Phasenanalyse (Abb. 12a) läßt übrigens gleichzeitig eine Dorsalrotation der Herzachse (Querstellung) erkennen; dies führt zu einer Zunahme der Schattenbreite des Herzens in den caudalen (nicht in den kranialen) Abschnitten, dadurch entsteht ein Kurvenanstieg, d. h. der zweite Gipfel, der der protosystolischen Senkung folgt. Bleibt die Linksverschiebung oder die Dorsalrotation (Querstellung) des

Herzens aus oder erfolgt eine Kranialverschiebung, so fehlt dieser zweite Gipfel (und die protosystolische Senkung) und wir bekommen dann im Abgriff a und b einen absinkenden Kurvenzug, der in den Steilabfall des zweiten Teiles der Systole übergeht. Dann setzt also die Medialbewegung an der Herzspitze früher ein als an der Basis (GADERMANN), während das umgekehrte bei der meist geschriebenen Kurvenform der Fall ist (HECK-MANN). Die scheinbare Diskrepanz der Ergebnisse beider Autoren löst sich demnach zwanglos auf. Übrigens finden sich diese abweichenden Angaben über den Beginn der Medialbewegung in den caudalen und kranialen Kammerabschnitten immer wieder in der Literatur (sogar schon in der Ära der Flächenkymographie).

Der weitere Kurvenverlauf in der Systole erfolgt geradlinig nach abwärts bis zum Ende der Systole (Beginn des zweiten Herztones). Durchschnittliche Dauer dieses Abschnittes 0,20 sec. Er bereitet der Deutung keine Schwierigkeiten.

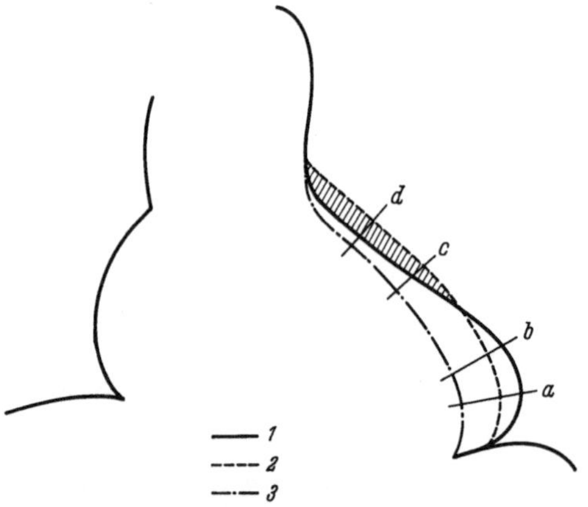

Die folgenden Grundtypen der Herzpulsation wurden von mir bereits 1952 aufgestellt. In den folgenden Jahren hat sich an einer sehr großen Zahl von Beobachtungen gezeigt, daß sich sämtliche Kurven in diese Grundtypen einordnen. Sie können daher wohl als gesichert angesehen werden.

Die Abb. 16b gibt Kurven der linken Kammer bei sagittaler Untersuchung wieder, Abl. a—d, wenn die *Umformungsbewegung* fast *rein* vorhanden ist und eine Lokomotionsbewegung fehlt. In der Anspannungszeit, wenn also die Volumänderung der Kammer gleich Null ist, erfolgt an der Herzspitze eine sofort mit dem Beginn der Systole (kurz nach der R-Zacke des EKG) einsetzende Medialbewegung des Herzrandes (Abl. a und d). Die ps-Senkung ist nur noch als Stufe erkennbar. In den basisnahen Abschnitten des linken Ventrikels erfolgt dagegen eine Auswärtsbewegung, welche teilweise steiler ist als der diastolische Kurvenanstieg. Die Abb. 17 zeigt einen Ausschnitt aus der Phasenanalyse zu den Kurven der Abb 16b. Es sind nur drei Isophasen der linken Kammer angegeben: 1. Beginn der Systole (Scheitelpunkt der R-Zacke), 2. 0,10 sec nach der R-Zacke, d. h. nachdem die Anspannungszeit sicher beendet ist, 3. Ende der Systole. Die Umformung in Richtung auf die Kugelform ist eindeutig erkennbar. Sie dauert übrigens wesentlich länger (0,10 sec) als der sog. Umformungszeit entspricht.

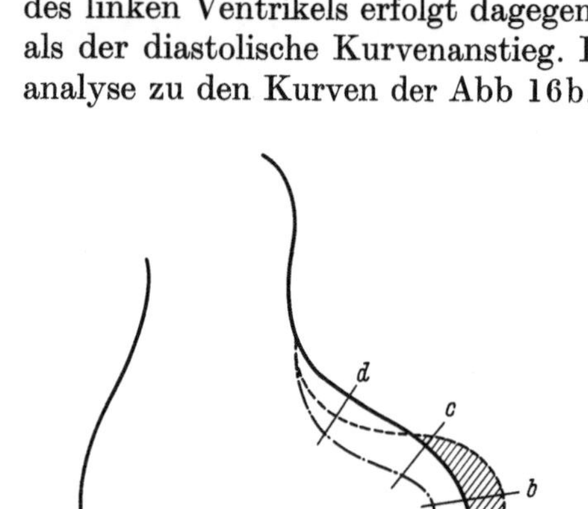

Abb. 17. Phasenanalyse zu 16b Isophasen: *1* Beginn der Systole ————, *3* Ende der Anspannungszeit ——·——, *2* Ende der Systole —·—·—

2. Typ A der Ventrikelkontraktion

Diese Bewegungsform kommt bei Herzgesunden am häufigsten vor. Sie wird beobachtet *bei mittlerer Neigung* der Herzachse, d. h. also bei durchschnittlichem Zwerchfellstand oder geringem Zwerchfellhochstand.

Abb. 18. Typ A. Paradoxe Bewegung an der Herzspitze infolge latenten Linkspendelns bzw. Dorsalrotation

Hier wird die Herzrandbewegung nicht nur durch die oben geschilderte systolische Umformung verursacht, sondern es kommt eine protosystolische (latente) Linksverschiebung hinzu (siehe die Skizze der Abb. 13), ferner scheint eine sich im gleichen Sinne auswirkende Querstellung der Herzachse aufzutreten, wie sie die horizontale Phasenanalyse erkennen läßt (Abb. 12).

Abb. 18 gibt diese Bewegungsform wieder. In Abb. 19 sind die entsprechenden Eky-Kurven abgebildet. In Abl. a und b erfolgt in der frühen Systole noch ein weiterer Kurvenanstieg oder ein horizontaler Kurvenverlauf (0,15 sec). In den kranialen Abschnitten des linken Herzrandes (Abl. c) setzt dagegen die Medialbewegung früher ein. Die Linksverschiebung (und Querstellung) des Herzens zu Beginn der Systole löscht also caudal länger als kranial die durch die Ventrikelkontraktion angestrebte Medialbewegung aus. Im weiteren Verlauf der Systole erfolgt jedoch am ganzen Herzrand im Kammerbereich die zentripetale Verschiebung. Übrigens entspricht dieser Lageverschiebung nach links eine Rechtsverschiebung des Massenmittelpunktes in der Diastole (Abb. 13), die am linken Herzrand ebenfalls zu paradoxen Bewegungen führen kann.

Abb. 20 zeigt die Phasenanalyse und Kurven eines Herzens mit ähnlichem Bewegungstyp.

3. Typ B der Ventrikelkontraktion

Dieser Pulsationstyp findet sich bei Zwerchfelltiefstand und *steilgestelltem, „hängendem" Herzen* (Tropfenherz).

Den „Typ B" geben die Kurven der Abb. 21 wieder. Sie stellen gewissermaßen eine Steigerung der oben geschilderten Umformungsbewegung dar. An der *Herzspitze* erfolgt sofort mit dem Beginn der Systole eine *Medialbewegung*, die ps-Senkung ist nicht mehr deutlich erkennbar, die *kranialen Abschnitte* der linken Kammer führen eine steile (rasche) *Lateralbewegung* aus. Der Kurvengipfel rückt immer weiter gegen das Ende der Systole vor, je weiter kranial abgeleitet wird.

Die Phasenanalyse eines solchen Falles zeigt die Abb. 22. Die Kurven des lateralen Randes der linken Kammer sind rechts abgebildet, daneben die daraus sich ergebende Bewegung des Herzrandes; die entsprechenden Isophasen sind auf die Herzkontur aufgetragen. Man sieht wie das Herz sich gewissermaßen *vom Zwerchfell abhebt* und die Herzachse nach kranial rotiert. Diese Bewegung wurde von mir daher als *Kranialpendeln* des Herzens bezeichnet, da der Massenmittelpunkt sich nach kranial verschiebt. Die Abb. 23 zeigt schematisch nochmals diesen Bewegungsvorgang. In anderen Fällen hebt sich nicht das ganze Herz vom Zwerchfell ab, sondern es kommt nur zur Kranialrotation der Herz-

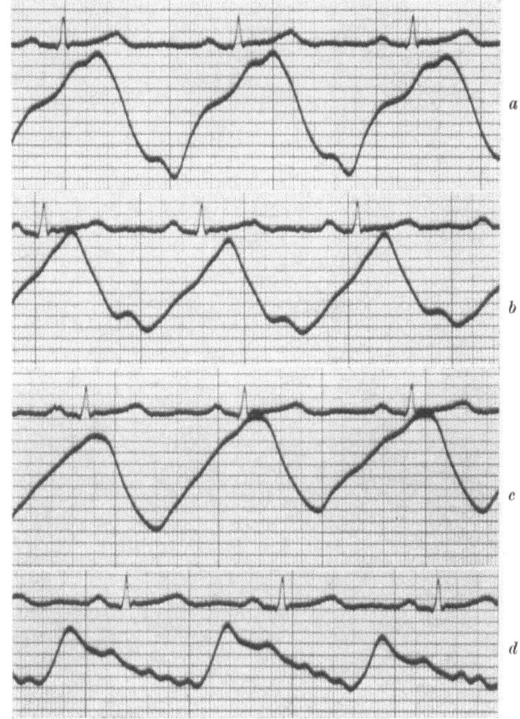

Abb. 19. Eky-Kurven zu Abb. 18. Kranial erfolgt die Zentripetalbewegung früher wie caudal

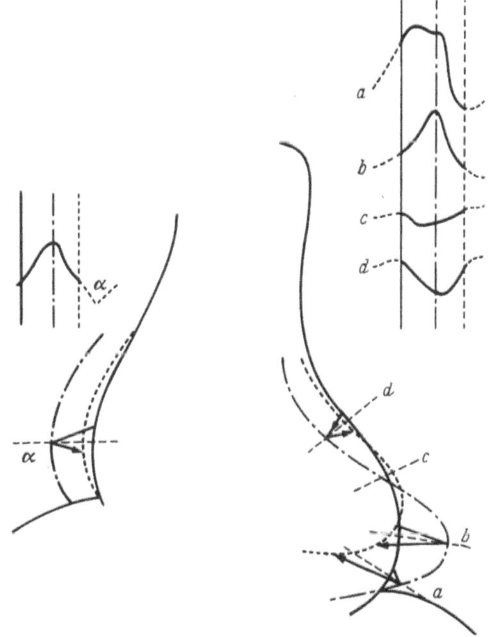

Abb. 20. Typ A. Eky-Kurven und Phasenanalyse. Infolge Querstellung des Herzens in der Protosystole nimmt caudal die Schattenbreite zu. Caudal bewegt sich der Herzrand etwa bis zur Mitte der Systole nach lateral [entnommen aus einer früheren Veröff. des Verf. Fortschr. Röntgenstr. **76**, H. 6 (1952)]

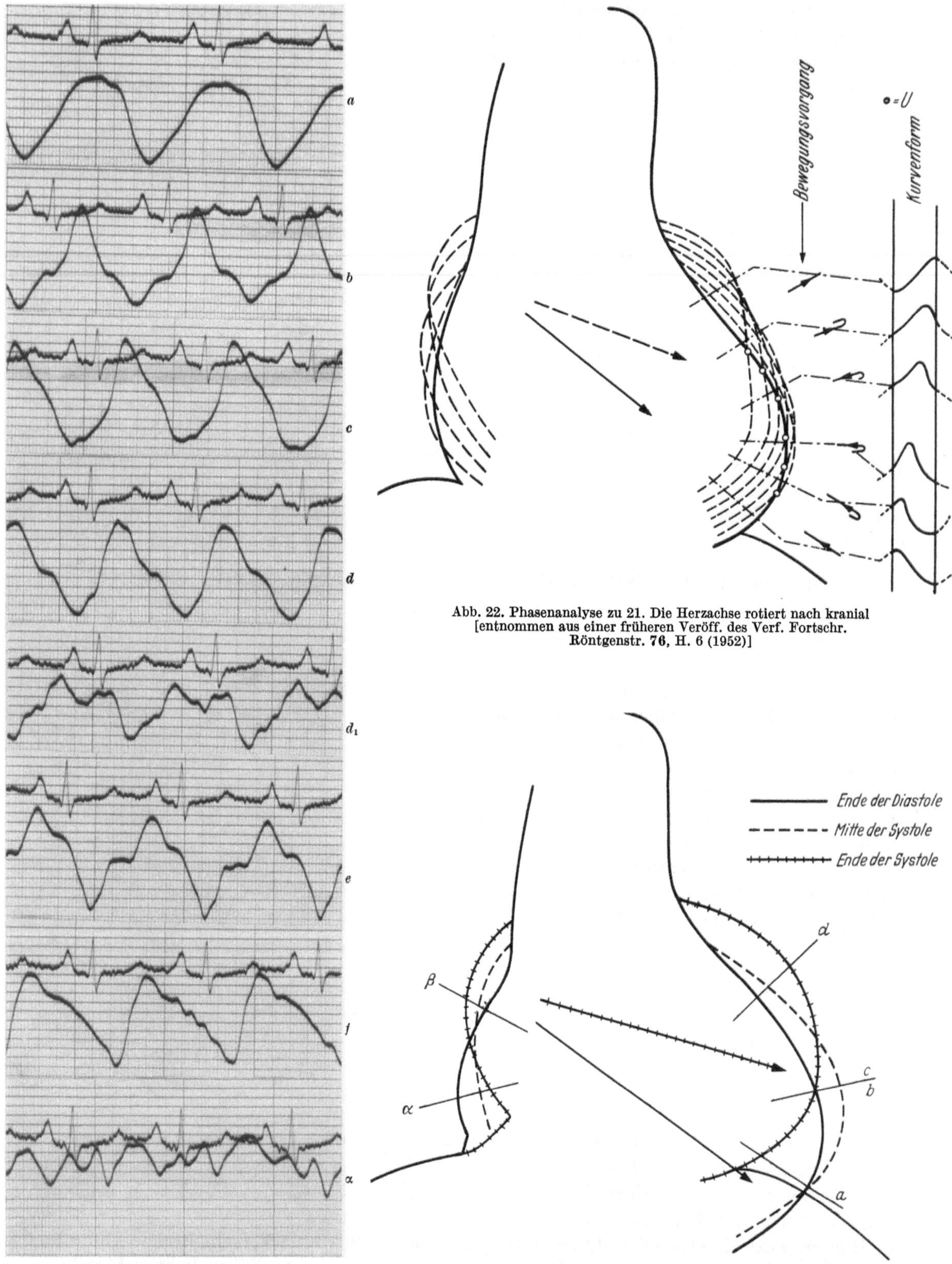

Abb. 22. Phasenanalyse zu 21. Die Herzachse rotiert nach kranial [entnommen aus einer früheren Veröff. des Verf. Fortschr. Röntgenstr. **76**, H. 6 (1952)]

Abb. 21. Typ B. Nach kranial zunehmende Zentrifugalbewegung

Abb. 23. Schematische Darstellung der Kranialrotation

achse, so daß sich nur die caudalen Herzabschnitte gewissermaßen aufrichten (Abb. 24). Bereits WILLIAM HARVEY sprach davon, daß das Herz in der Systole "sese erigere". Der ,,paradoxe" Kurvenverlauf wird so durch die Phasenanalyse verständlich und muß ohne diese unverständlich bleiben.

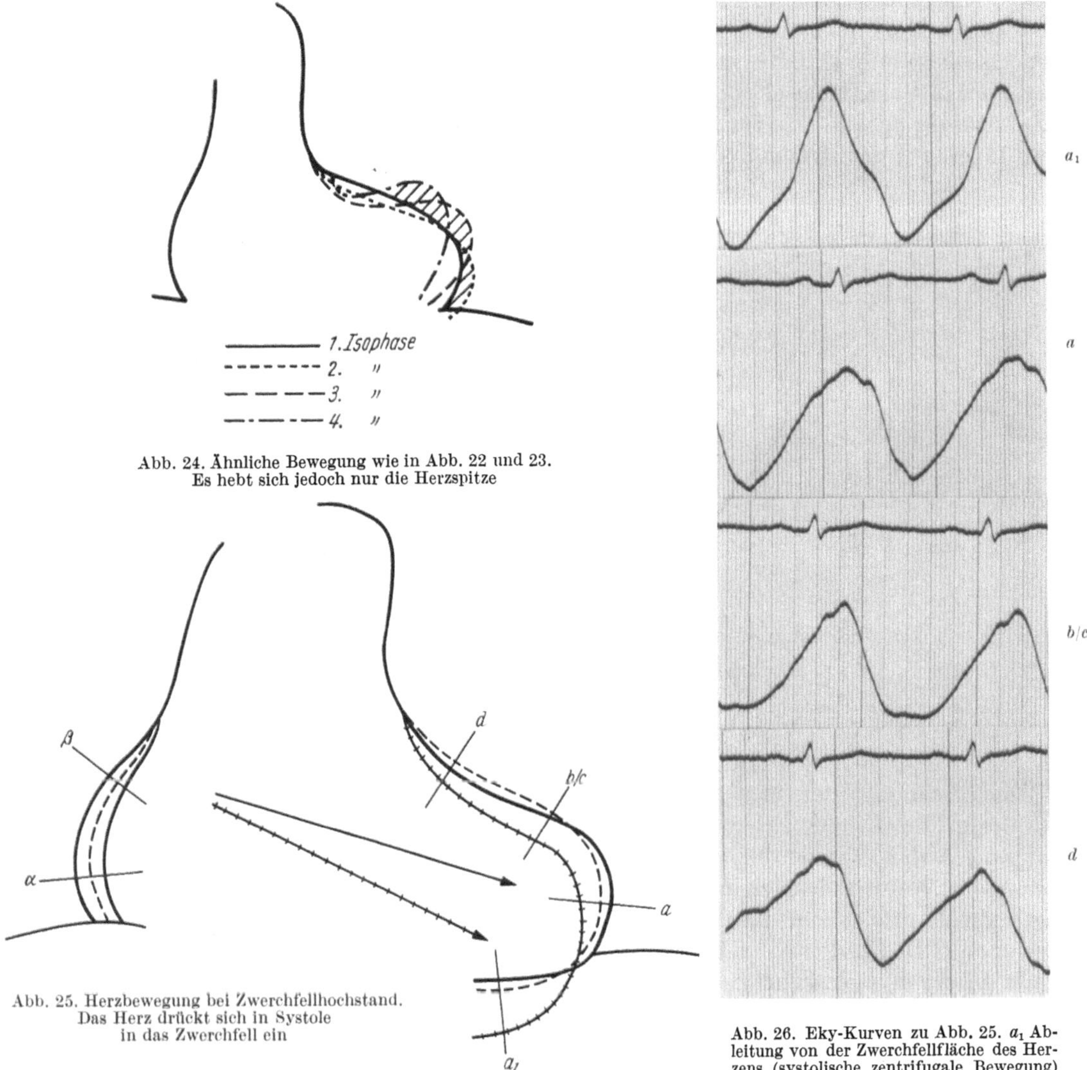

Abb. 24. Ähnliche Bewegung wie in Abb. 22 und 23. Es hebt sich jedoch nur die Herzspitze

Abb. 25. Herzbewegung bei Zwerchfellhochstand. Das Herz drückt sich in Systole in das Zwerchfell ein

Abb. 26. Eky-Kurven zu Abb. 25. a_1 Ableitung von der Zwerchfellfläche des Herzens (systolische zentrifugale Bewegung)

4. Pulsationsform bei Zwerchfellhochstand

Auch das Gegenteil dieser Herzbewegung kommt vor, und zwar beim Zwerchfellhochstand und in das Diaphragma eingedrückten Herzen. Abb. 25 zeigt einen Bewegungsvorgang, wie man ihn in solchen Fällen mitunter beobachten kann. Das *Herz senkt sich in der Systole tiefer in das Zwerchfell ein.* Man bekommt dabei entlang dem ganzen linken Ventrikelrand eine frühzeitig einsetzende Einwärtsbewegung. Ein Densogramm der *Unterfläche* des Herzens zeigt dagegen eine systolische Schattenzunahme. Man stellt dabei den Multiplier oberhalb des Zwerchfells auf die Unterfläche des Herzens ein oder man registriert den Herzrand innerhalb der evtl. künstlich aufgeblähten Magenblase (Abb. 26).

5. Die Entstehung der verschiedenen Pulsationstypen

Alle diese Herzbewegungen sind meines Erachtens von einem gemeinsamen Gesichtspunkt aus verständlich. Die *Kammern erschlaffen* in der Diastole und geben *Zug-* und

Druckkräften der Umgebung, besonders des Zwerchfells *nach*. Bei Zwerfelltiefstand sinken sie nach unten, bei Zwerchfellhochstand werden sie nach oben gedrängt. In der *Systole erfolgt eine Verhärtung* derselben, sie nehmen die ihnen durch ihre Muskelarchitektonik und die sich ebenfalls streckenden großen Gefäße zukommende Form und Lage *entgegen den Umgebungseinflüssen* wieder ein. Dabei hebt sich das hängende Herz, das hochgedrängte Herz bohrt sich gewissermaßen in das Zwerchfell ein, auch das systolische Rechts- und latente Linkspendeln dürfte in dieser Weise zustande kommen. Es spricht gerade das Vorhandensein dieser Herzbewegungen dafür, daß wir es mit einem kräftigen und *leistungsfähigen Herzmuskel* zu tun haben, bei Myokardschwäche hören diese Bewegungen auf bzw. treten andere pathologische Lokomotionsbewegungen des Herzens auf.

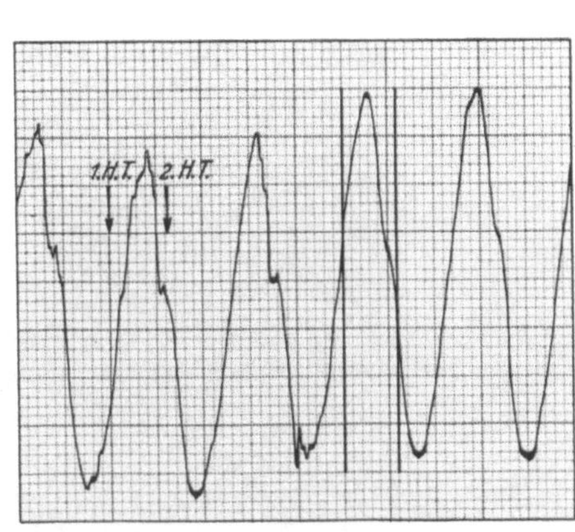
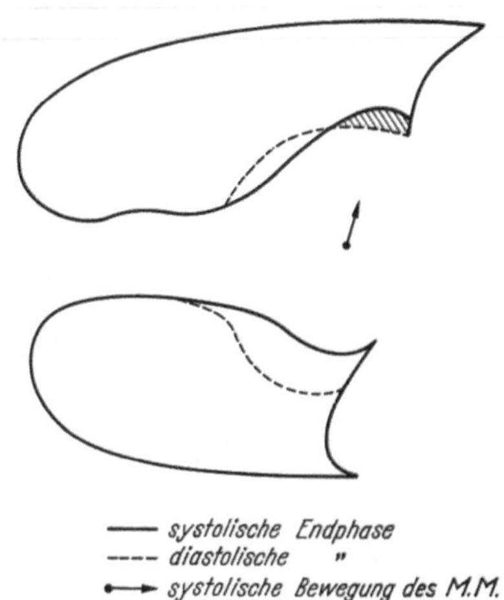

Abb. 27. Eky-Kurve in Abl. A b, aufgenommen in rechter Seitenlage. Es tritt eine pendelförmige Bewegung auf (in der Systole zentrifugal, in der Diastole zentripetal gerichtet)

Abb. 28. Skizze zur Kurve der Abb. 27. Infolge des diastolischen Absinkens des Herzens nach rechts erfolgt in der schraffierten Zone eine paradoxe Bewegung

Zur Stützung der hier dargelegten Anschauungen können wir folgenden Versuch anführen. Der Untersuchte wurde in *rechte Seitenlage* gebracht und bei sagittalem Strahlengang die Abl. b (von der Mitte des linken Ventrikels) geschrieben. Es trat dabei die Kurve der Abb. 27 auf, welche einen „paradoxen" Pulsationsvorgang zeigt. In der ersten Hälfte der Systole erfolgt eine Lateralbewegung, in der ersten Hälfte der Diastole eine Medialbewegung. Das bedeutet, daß das Herz in der Diastole stärker *nach unten* (nach rechts) *sinkt*, in der Systole kehrt es infolge Zunahme der Festigkeit seiner Muskelmasse und der sich versteifenden großen Gefäße an den ihm zukommenden Platz zurück (Abb. 28). Wir haben also ein systolisches Linkspendeln des Herzens gewissermaßen experimentell erzeugt.

6. Bewegungsvorgänge im schrägen und im transversalen Durchmesser

Schließlich wären noch die Bewegungsvorgänge in anderen Durchmessern zu beschreiben. Abb. 29 zeigt eine Phasenanalyse im *transversalen* bzw. *2. schrägen Durchmesser* und die zugehörigen Eky-Kurven. Wir sehen, daß auch hier eine kugelige Umformung des Herzens als Ganzes erfolgt, das Herz hebt sich systolisch vom Zwerchfell ab, während es in der Diastole breit auf das Diaphragma zurücksinkt, dadurch kommt es in der ersten Hälfte der Systole an der Dorsalseite zu einer Auswärtsbewegung bzw. zu einer *pendelförmigen Bewegung*, die bereits ZDANSKY mittels der Einschlitzkymographie beobachtet hatte. Am Ende der Systole ist kranial der Herzrand weiter vom Zentrum entfernt, während er caudal sich dem Mittelpunkt genähert hat. Das entspricht der erwähnten Umformung. Der linke Vorhof scheint sich dabei passiv zu verhalten. Häufig ist dies die größte Randbewegung des Herzens überhaupt *(punctum maxime pulsans)*. Auch an Flächenkymogrammen (Abb. 30) ist diese eigentümliche Pulsation der Hinterwand des

Herzens gut erkennbar. An der *Vorderwand* des Herzens, der an das Sternum angrenzenden Fläche kann man eine gleichartige Bewegung beobachten.

Die Bewegungsvorgänge *im ersten schrägen Durchmesser* wurden genauer von GADERMANN geschildert. Er findet in den caudalen Partien eine sofort mit der Systole ein-

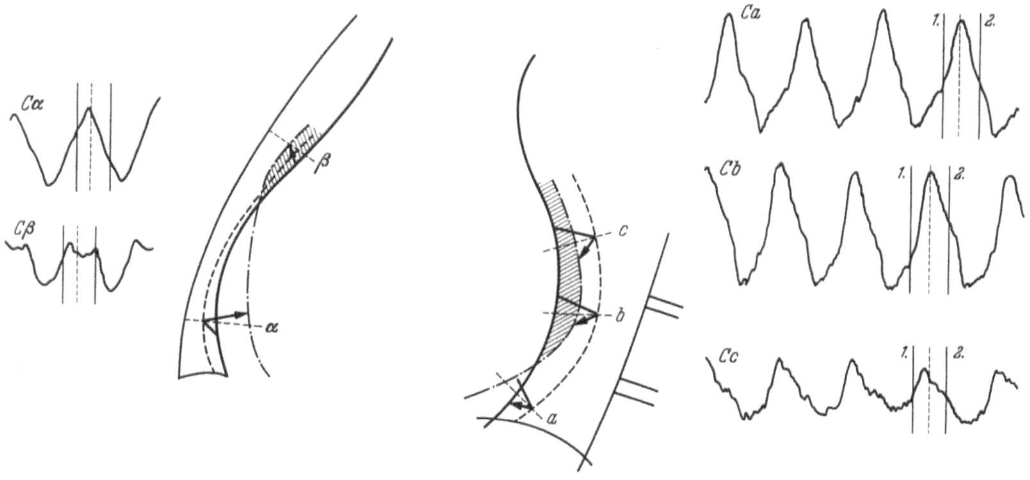

Abb. 29. Phasenanalyse im transversalen Durchmesser, rechts die zugehörigen Kurven der Hinterwand des Herzens, links Kurven des rechten Herzrandes

setzende Medialbewegung, welche nach kranial in eine lateral gerichtete Randbewegung übergeht. Das bedeutet, daß auch hier die Umformung in Richtung auf die Kugelform zu erkennen ist.

7. Pulsation der rechten Kammer

Die Pulsation der *rechten Kammer* unterscheidet sich nicht wesentlich von der der linken. Ihre Registrierung erfolgt im zweiten schrägen Durchmesser am rechten Rand. Von LUISADA und FLEISCHNER wird angegeben, daß sich die rechte Kammer vor der linken zu kontrahieren beginnt. Der Zeitunterschied betrage 0,025—0,030 sec. Ich bin der Ansicht, daß eine solche Feststellung große Vorsicht in der Beurteilung erfordert. Wie wir gesehen haben, führt das Herz in der Protosystole eine Linksverschiebung und gleichsinnige Rotation der Herzachse aus. Dadurch wird zweifellos der *Beginn der Kontraktionsbewegung links anfangs ausgelöscht.* Wir haben also keine Möglichkeit, eine genaue Markierung dieses Zeitpunktes für beide Kammern vorzunehmen.

8. Der Einfluß des Arbeitsversuches

Abb. 31 zeigt den Einfluß der Arbeitsbelastung des Herzens. Es wurden 25 Kniebeugen von einem herzgesunden jungen Mann

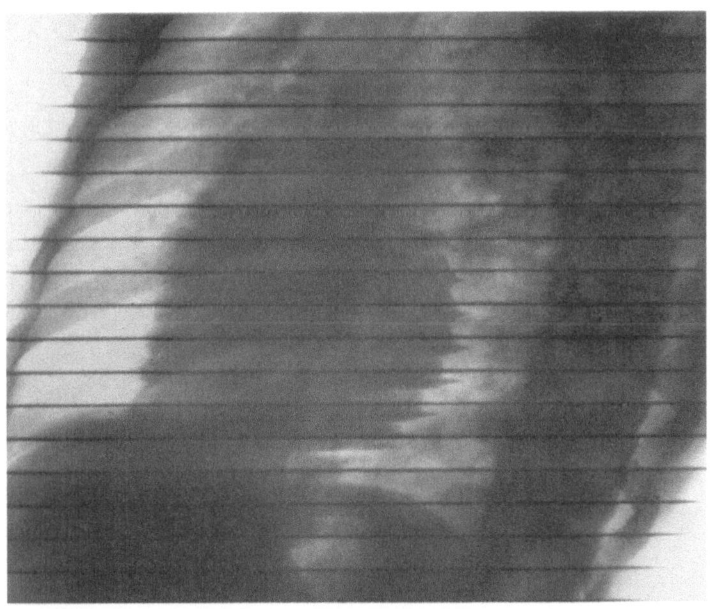

Abb. 30. Flächenkymogramm transversal. Maximale Pulsation an der Hinterwand des Herzens: systolische Schlagzacken

ausgeführt. Beide Kurven entsprechen der Abl. a (links vor, rechts nach der Belastung). Die Dauer bis zum Eintritt der steilen Medialbewegung (Latenzzeit) hat nach der Belastung zugenommen. Es tritt ferner eine ps-Zacke auf. Beides besagt, daß die protosystolische Umformung und Linksverschiebung nach der Arbeitsbelastung zugenommen hat. Die praktische Bedeutung des Arbeitsversuches dürfte gering sein, besonders da bei Herzkranken die Aufzeichnung der Eky-Kurven wegen der Dyspnoe auf Schwierigkeiten stößt.

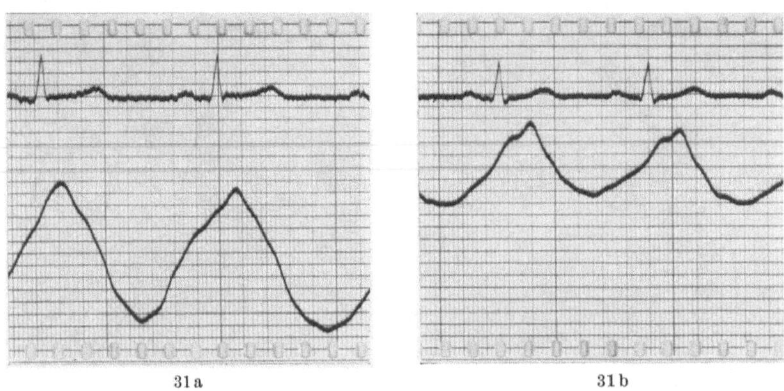

31 a   31 b

Abb. 31 a u. b. Änderung der Kurvenform nach Arbeitsbelastung. a vor, b nach 25 Kniebeugen

III. Kurvenformen in der Diastole

1. Entstehung der protodiastolischen (pd)-Zacke

In der isometrischen Phase, *Relaxationsperiode*, findet sich häufig am Fußpunkt der Kurve eine Erhebung, die protodiastolische Zacke oder SKS-Zacke (Seminularklappenschluß-Zacke). Durchschnittliche Dauer derselben 0,15 sec. Sie dauert also wesentlich länger als die isometrische Relaxation (0,08 sec nach WIGGERS u. a.). Wir sehen sie häufiger in den kranialen als in den caudalen Abschnitten. Da in dieser Periode alle Klappen geschlossen sind, so kann sie einer Volumänderung der Kammern mit Sicherheit ihre Entstehung nicht verdanken. Würde diese Zacke in allen Kurven des linken Herzrandes zu beobachten sein, so käme eine Lageverschiebung nach links in Betracht. Wir könnten dann wohl vermuten, daß es sich um einen Rückstoß von den großen Gefäßen her handelt, durch das im Beginn der Diastole auf die Semilunar-Klappen aufprallende Blut. Das ist jedoch kaum jemals der Fall. Wir müssen daher annehmen, daß das Herz in den Fällen mit ausgeprägter pd-Zacke im Beginn der Diastole

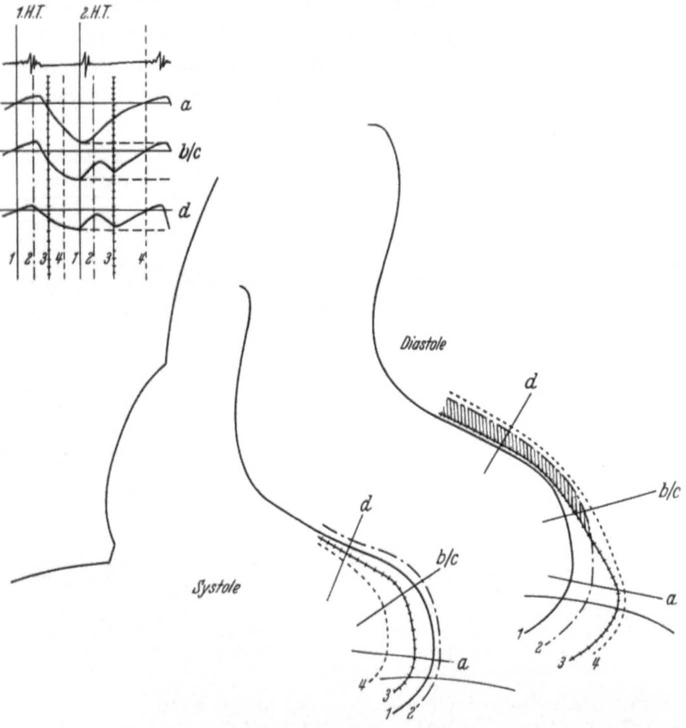

Abb. 32. Latentes diastolisches Rechtspendeln (Entstehung der protodiastolischen Zacke). Kranial überwiegt kurzzeitig die Lokomotionsbewegung die Volumänderung

eine latente *Rechtsverschiebung* erfährt. Dies um so mehr, als ja — wie wir S. 15 gesehen haben — in der Systole eine Linksverschiebung erfolgt ist. Dieses diastolische Rechtspendeln ist also das Gegenstück dazu.

Ein Beispiel dafür ist der Bewegungsvorgang der Abb. 32. Wir sehen, daß in Abl. a die Diastole als ziemlich gleichmäßiger Kurvenanstieg erfolgt. Weiter kranial (Abl. c und d, evtl. auch schon in Abl. b) kommt es zu einer protodiastolischen Zacke, d. h. es erfolgt auch hier zunächst ein Kurvenanstieg, der aber sofort durch eine kurze Senkung unterbrochen wird. Wir können also sagen, daß die protodiastolische Zacke dadurch entsteht, daß zwar am ganzen linken Herzrand die *diastolische Volumzunahme* sofort eintritt, daß sie aber in *den kranialen Abschnitten* der linken Kammer *durch die Rechtsverschiebung* des ganzen Herzens für einen kurzen Augenblick *ausgelöscht* und in eine paradoxe Bewegung umgewandelt wird. Caudal überwiegt in jeder Phase die diastolische Volumzunahme die Lokomotionsbewegung, diese Zacke entsteht daher hier nicht.

2. Weiterer Verlauf der Diastole

Beim gesunden Herzen erfolgt, wie die Abb. 33 erkennen läßt, in den caudalen Kammerabschnitten ein anfangs rascher, später langsamer Kurvenanstieg. Umgekehrt sehen wir kranial einen anfangs langsamen, später raschen Kurvenanstieg. Wir ersehen daraus das *unterschiedliche Verhalten* der *Ein-* und *Ausflußbahn*. Nur an der ersteren können wir vom "rapid inflow" STARLINGs sprechen, letztere füllt sich dagegen erst gegen Ende der Diastole rascher auf. Die Diastole endet mit dem Beginn des zweiten Herztones. Angaben über die Zeitdauer erübrigen sich, angesichts ihrer großen Variabilität.

Durch die geschilderten Bewegungsvorgänge resultieren in der Gegend des *Conus pulmonalis* nahe der Pulmonalklappe („Infundibulum") eigenartige Kurven (Abb. 34), die meines Erachtens nicht isoliert geschildert werden können, weil sie nur im Zusammenhang mit dem Gesamtbewegungsvorgang verständlich sind. Es erfolgt eine sofort mit der Hauptschwingung des ersten Herztones eintretende *steile Abwärtsbewegung*, die bereits in der frühen Systole zum Stillstand kommt. Daran schließt sich eine bis in die Protodiastole anhaltende, schwach ansteigende oder wellig-horizontale Strecke, auf die nach der Atrioventrikularklappenöffnung ein scharfer *diastolischer Abstieg* folgt. Dies entspricht dem noch zu schildernden Einsinken der kranialen Abschnitte der Ventrikel region. Mit der Verschiebung der Perzeptionskammer in Richtung auf die Art. pulmonalis wird die dem systolischen Abfall vorausgehende Kurvenerhebung immer kleiner und spitzer und geht nach dem Passieren der Pulmonal-

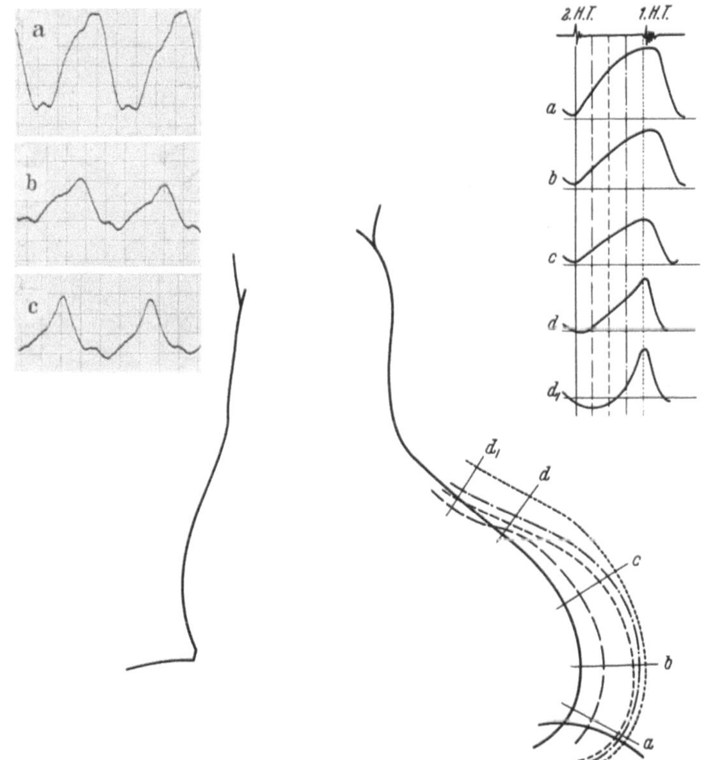

Abb. 33. Eky-Kurven und Phasenanalyse der linken Kammer in der Diastole. Raschere Auffüllung der Einflußbahn

klappe in die anacrote Welle des Pulmonalispulses über. Übrigens sind diese Kurven in ihrem Aussehen recht variabel.

3. Der protodiastolische Kollaps der kranialen Abschnitte der linken Kammer

Das eben geschilderte *Alternieren* der beiden Kammerabschnitte tritt in zahlreichen Fällen noch wesentlich stärker in Erscheinung. Die Eky-Kurven (Abb. 35a) zeigen kranial

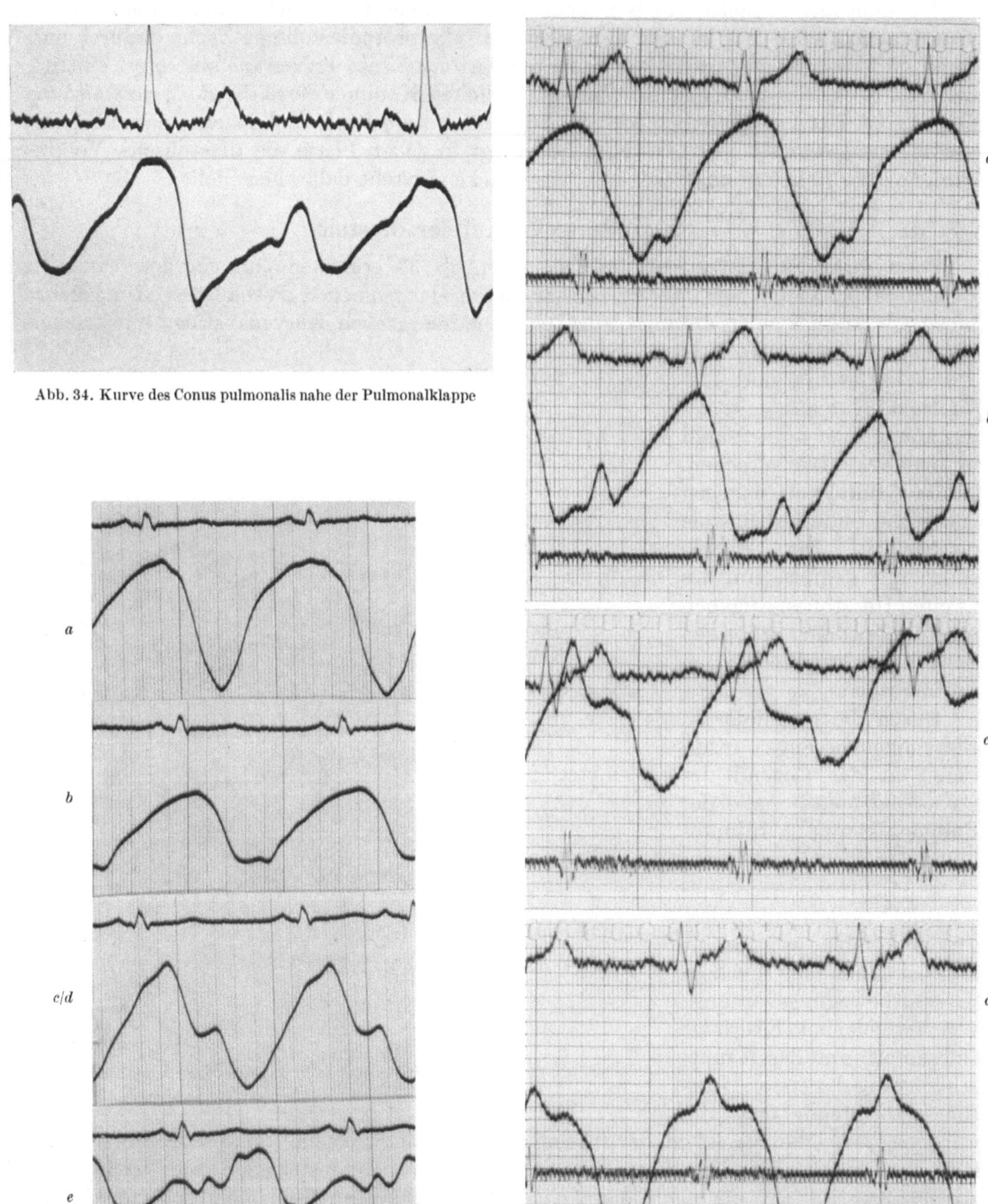

Abb. 34. Kurve des Conus pulmonalis nahe der Pulmonalklappe

35a   35b

Abb. 35a u. b. Eky-Kurven bei diastolischem Kollaps der kranialen Abschnitte des linken Ventrikelrandes: protodiastolische Negativität. a bei einem Herzgesunden, b bei einem Fall von Vorhofseptumdefekt

(Abl. c und d) einen diphasischen Verlauf der Diastole, diese beginnt mit einer tiefen und langdauernden *Negativität*, dann erst erfolgt der diastolische Anstieg, der in den caudalen Abschnitten sofort einsetzt und kontinuierlich verläuft. Auch in den schrägen Durchmessern (bei leichter Drehung) ist dieses Phänomen noch erkennbar. Die Phasenanalyse der Diastole ergibt das charakteristische Bild der Abb. 36. Man sieht, daß die kranialen Abschnitte des linken Herzrandes im Ventrikelbereich in der schraffierten Zone in der ersten Hälfte der Diastole *einsinken* und sich erst in der zweiten Hälfte auffüllen. Anders verhält sich die Einflußbahn, wo es sofort zu einer Auffüllung kommt. Für die Entstehung dieses eigentümlichen Phänomens kann man die Lageänderung (diastolisches

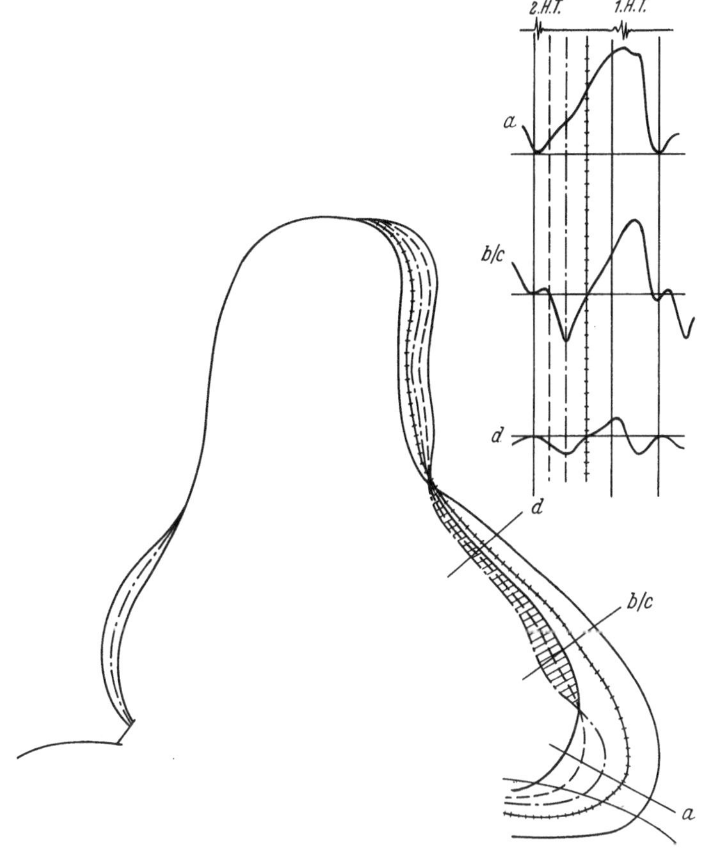

Abb. 36. Phasenanalyse zu Abb. 35a. In der schraffierten Zone erfolgt ein diastolisches Einsinken

Rechtspendeln) nicht verantwortlich machen, da dieses am rechten Herzrand nicht erkennbar ist und die Negativität der kranialen Abschnitte zu groß ist, ferner fehlt eine gegensinnige Pendelbewegung in der Systole in den meisten Fällen. Der Vorgang ist mit dem Kollabieren der oberen Magenabschnitte beim hypotonischen Magen zu vergleichen und darauf zurückzuführen, daß die Ventrikelwand plötzlich erschlafft und das Blut aus dem Vorhof nur allmählich einströmt. Das muß zu einem Einsinken der kranialen Abschnitte der linken Kammer (Ausflußbahn) führen, während die herzspitzenwärts gelegene Einflußbahn sich rascher auffüllt. Ein- und Ausflußbahn unterscheiden sich also auch funktionell. Abb. 35b zeigt die pathologische Steigerung dieses Phänomens bei einem Fall von atrialem Septumdefekt. Die Kollapsbewegung ist größer als die übrigen Bewegungen der linken Kammer.

4. Untersuchung in Rückenlage

In Rückenlage ändert sich die Kurvenform der Ventrikel grundlegend: Abb. 37 links im Stehen, rechts in Rückenlage. Es treten sowohl caudal wie kranial gleichförmige

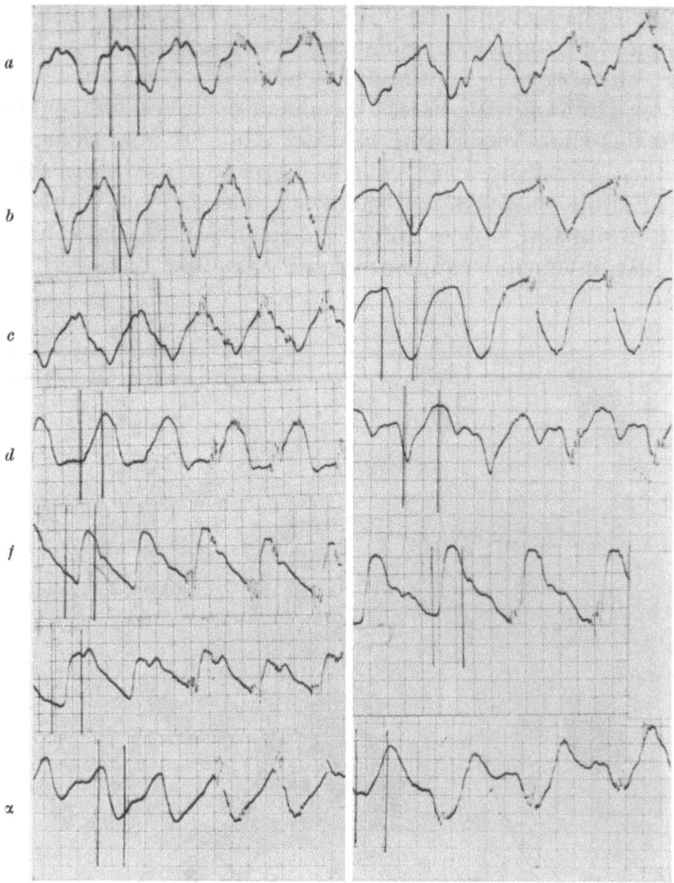

Abb. 37. Eky-Kurven beim Umlegen: links im Stehen, rechts in Rückenlage. Diastolisches Plateau im Liegen

abgerundete „*Kuppelformen*" auf, dadurch daß jetzt im Beginn der Diastole ein steiler, später ein allmählich zum Stillstand kommender Kurvenanstieg erfolgt.

Die Erklärung dieses Verhaltens können wir nur z. T. in der von DIETLEN beschriebenen stärkeren Füllung im Liegen sehen. Dazu ist der Unterschied zu groß. Ich möchte

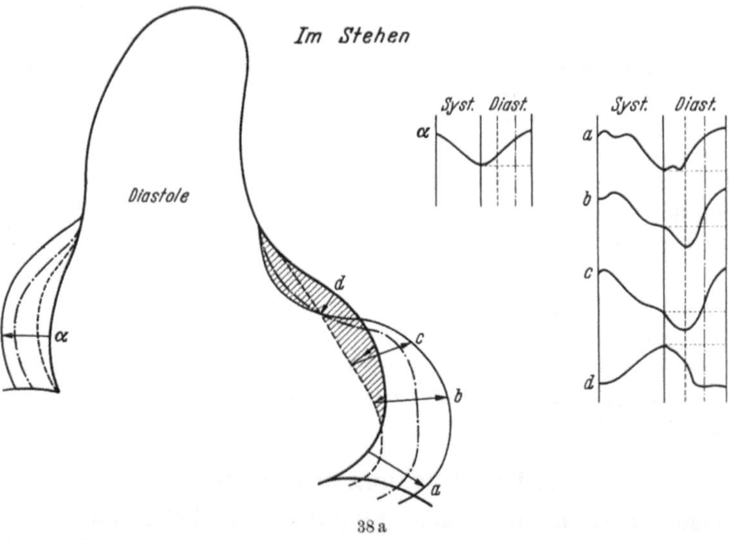

Abb. 38a u. b. Phasenanalyse im Stehen (*a*) und in Rückenlage (*b*). In *a* diastolisches Rechtspendeln, in *b* diastolisches Linkspendeln

die Hauptursache darin sehen, daß das Herz im Beginn der diastolischen Erschlaffung nach *dorsal rotiert* und sich quer stellt. Damit rückt der laterale Rand des linken Ventrikels rasch nach außen. Am Beginn der Systole fällt die anfängliche Querstellung des Herzens weg, weil ja schon in der Diastole das Maximum derselben erreicht ist. Die Medialbewegung setzt daher sofort mit dem Ende der Anspannungszeit ein. Die Phasenanalyse eines Herzgesunden in der Diastole (Abb. 38a und b) erlaubt uns diese Veränderung der Herzbewegung in Rückenlage nachzuweisen. Wir sehen, daß im Stehen in der Protodiastole eine *Rechtsverschiebung* in toto auftritt (schraffiert ist die Zone „paradoxer" Bewegungen). Die Bewegung des rechten Vorhofes spielt dabei keine Rolle (s. S. 30). In Rückenlage erfolgt umgekehrt eine *Verschiebung* des Herzens *nach links*. Das entspricht völlig den früher

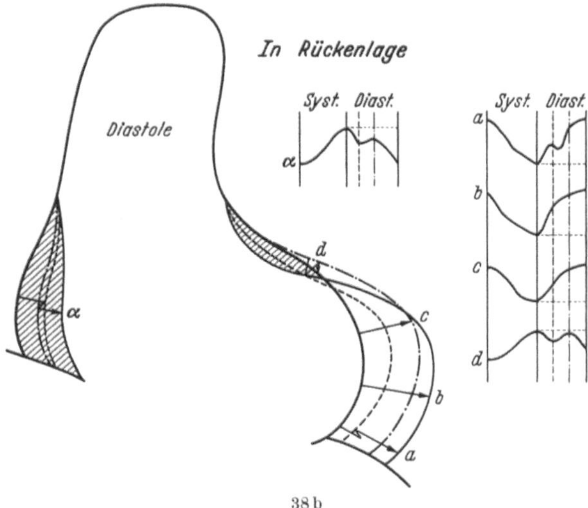

dargelegten Anschauungen über die Ursachen des Herzpendelns. In Rückenlage rotiert das Herz der Schwerkraft folgend diastolisch nach dorsal, in der Systole kehrt es in seine Lage zurück. Der Massenmittelpunkt führt eine diastolische Bewegung nach links aus.

D. Die Pulsation der Vorhöfe

Diese Kurven wurden beschrieben von HENNY und BOONE, LUISADA und FLEISCHNER, HAUBRICH, ENGSTRÖM, WENGER, ANDERSSON, BOOTH, ROMANO und TORRE, KJELLBERG und RUHDE, DUSSAILLANT, GADERMANN, GROTH, MOLL und TUMMELEY, SEGERS, DAVISON und EPPS, MACKINNON und FRIEDMANN, SOLOFF u. Mitarb., DACK und PALEY, TAHAN und OOSTHUIZEN, PHILIPPS SOULIÉ u. Mitarb., vom Verf. u. a. Auf keinem Gebiet der Elektrokymographie stößt man jedoch, wie insbesondere HAUBRICH betont, auf so viele Widersprüche. Wenn man sich den Mechanismus der Vorhofsbewegung klar macht, kann man auch kaum etwas anderes erwarten.

I. Ableitungspunkte

Als *Abgriffstellen* für den linken Vorhof verwenden wir: 1. die Gegend des linken Herzohres bei sagittalem Strahlengang (Abl. Ae), 2. Einstellung auf den Herzrand im Vorhofgebiet in gleicher Höhe bei Drehung um 10° in die linke vordere Schrägstellung (Ce), 3. die Hinterwand des linken Vorhofes bei transversalem Strahlengang, 4. die rechte vordere Schrägstellung (Bβ). Für den rechten Vorhof: 1. rechter Herzrand bei sagittalem Strahlengang oberhalb des Zwerchfelles (Abl. A α), 2. rechte Herzkontur etwa $1^1/_2$ Querfinger höher als α (Abl. A β), 3. die Einstellungen auf den Rand bei Drehung um 10° in die rechte vordere Schrägstellung (B α).

II. Dynamik der Vorhöfe

Für die Vorhofbewegung sind völlig andere Faktoren maßgebend wie für die Ventrikeltätigkeit. Diese wird im wesentlichen durch die Triebmuskulatur der Kammern bestimmt,
die muskelschwache Vorhofwandung verhält sich dagegen *passiv*. Sie zeigt wie ein Mano-
meter die Druckänderungen an, welche sich im Vorhof, aber auch im Thoraxraum ab-
spielen. Sie geht daher der Druckkurve der Vorhöfe nicht parallel. Ihre Bewegung wird
verursacht: 1. durch den Zustrom aus den Venen, 2. den Abstrom in die Ventrikel, 3. die
Kontraktion und Erschlaffung der Vorhofswandungen, 4. die Druck- und Zugwirkung
der Ventrikel, 5. den Schluß der Atrioventrikularklappen, 6. Druckänderungen im Thorax,
7. die Lokomotionsbewegungen des Herzens.

Wir beobachten erhebliche Unterschiede der Bewegung beider Vorhöfe sowie zwischen
den Vorhöfen und dem linken Herzohr. Das ist sehr gut verständlich und entspricht dem
Mechanismus der Vorhofstätigkeit. Man kann sie mit einer Membranpumpe vergleichen.

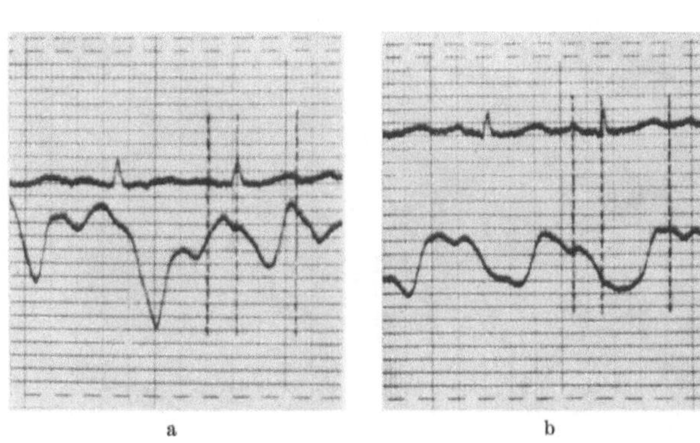

Abb. 39 a u. b. Kurve vom linken Herzohr vor (*a*) und nach Aufblasen eines
Gummiballs im Oesophagus in Höhe des Vorhofes (*b*).
Umkehr des Kurventyps

In der Diastole vergrößern die Ventrikel ihr Volumen und drücken die
Vorhöfe gegen das Widerlager der
umgebenden Organe (Lungen, Medi-
astinum), die Vorhöfe verkleinern
sich durch das Einströmen des
Blutes in die Kammern, ein Teil des
Blutes weicht jedoch in die Herz-
ohren aus, diese wirken gewissermaßen als Puffer und vergrößern
sich daher; es erfolgt also oft eine
gegensätzliche Bewegung z. B. am
linken Herzohr und an der Hinterwand des linken Vorhofes. In der
Systole erfolgt eine intensive Ansau-
gung des Blutes nicht nur durch die bekannte *Stempelbewegung* der *Atrioventrikularebene*
in Richtung auf die Herzspitze (LAURELL, BÖHME), sondern wahrscheinlich auch durch
eine Ansaugung der Vorhofswände, indem die systolisch sich verkleinernden Kammern
durch das elastische Medium der Lungen, durch das Perikard und die Perikardflüssigkeit
einen Zug auf die Vorhöfe ausüben und ihren Kollaps bremsen.

Den Einfluß der *Druckverhältnisse im Brustkorb* auf die Vorhofskurve beweist ein von
mir ausgeführter Versuch, bei dem ein Gummiball in den Oesophagus eingeführt und in
Vorhofhöhe aufgeblasen wurde. Dabei erfolgte eine Umkehr der Kurve des linken Vorhofes: die präsystolische Kurvensenkung trat erst nach der Luftaufblähung auf, vorher
war in diesem Kurvenabschnitt ein Anstieg erfolgt, dagegen verschwindet die in der
Systole auftretende steile Kurvensenkung völlig. Am deutlichsten wird die *Umkehr der
Kurven* am linken Herzohr (Abb. 39). Es zeigt sich also, daß die Kurvenform durch das
Druckmilieu, in dem der Vorhof sich befindet, entscheidend beeinflußt wird. Eine Ände-
rung der Kurven tritt in geringerem Grade bereits ein, wenn der Thoraxdruck durch den
Valsalva- oder Müller-Versuch geändert wird.

Ferner erkennt man an den Vorhofskurven, daß ihnen in wechselndem Grade die Bewegung *der angrenzenden Kammern* oder der großen Gefäße aufgedrückt wird. So sieht
man mitunter am rechten Vorhof oberhalb des Zwerchfells eine Bewegung, die im wesentlichen in einem systolischen Kurvenabstieg und einem diastolischen Anstieg besteht,
also durch die rechte Kammer verursacht ist. Lediglich das bereits in der Präsystole
beginnende Absinken der Kurve deutet die Beimischung des Vorhofes an. Ebenso kann
man am linken Vorhof in der Nähe der *Arteria pulmonalis* einen systolischen Kurvenanstieg beobachten.

Alle diese Momente führen dazu, daß wir bereits in der Norm eine große Variabilität der Kurven beobachten, so daß wir also genötigt sind, bei der Deutung pathologischer Kurven einen sehr kritischen Maßstab anzulegen.

III. Kurvenformen

Trotz der oben erwähnten veränderlichen Faktoren, die zu einer großen Variabilität führen, werden wir in der Regel eine Kurve vorfinden, deren Elemente in der schematischen Abb. 40 zusammen mit dem EKG, dem Phonokardiogramm und der Vorhofsdruckkurve,

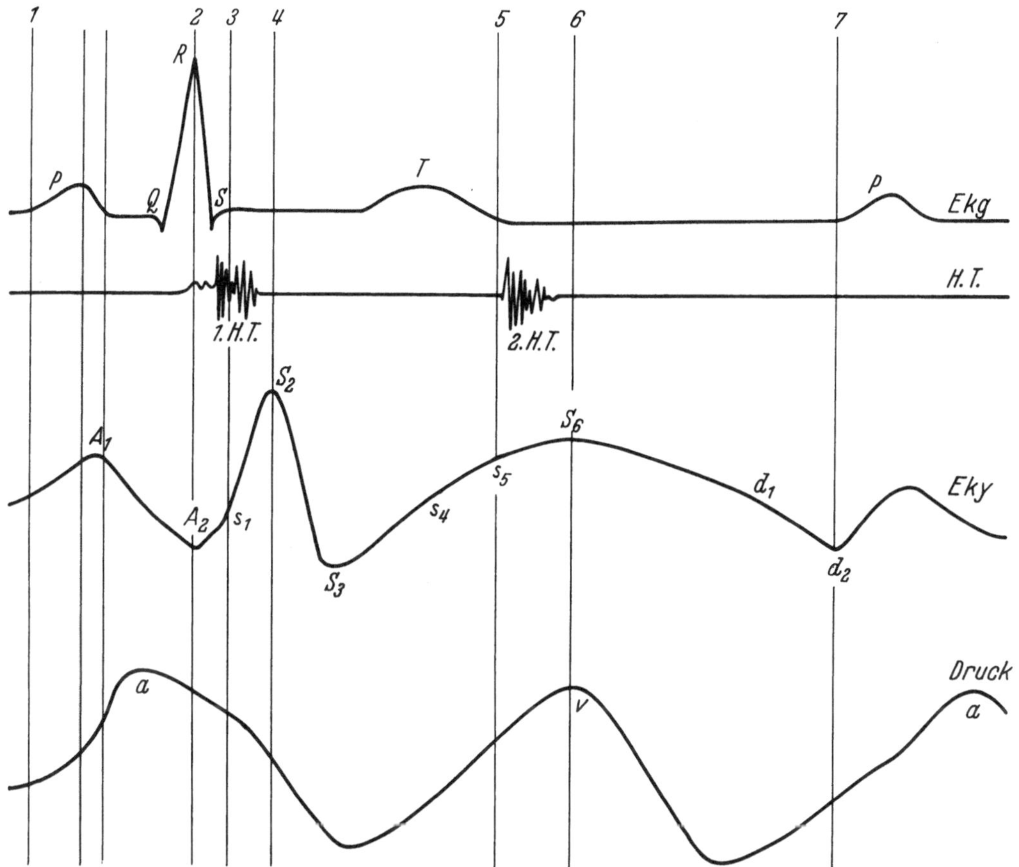

Abb. 40. Vorhofkurve zusammen mit der Druckkurve, dem EKG und dem Phonokardiogramm

die mit dem Herzkatheter aufgenommen wurde, angegeben sind. Wir wenden dabei die Nomenklatur an, die von BOOTH u. Mitarb. 1953 vorgeschlagen wurde. Wenn man sämtliche Kurvenmerkmale bezeichnen will, so schien uns diese am übersichtlichsten. Die am häufigsten vorkommenden Kurvenpunkte werden mit großen, die selteneren mit kleinen Buchstaben markiert. A und a entsprechen der Vorhofsperiode, S und s der Systole und D und d der Diastole. Die „Idealkurve" hat die folgenden Merkmale: Der Vorhofskontraktion entspricht die Strecke A_1—A_2. A_1 liegt 0,07—0,12 sec nach dem Gipfel der P-Zacke des EKGs. Während der Vorhofsperiode (1—2) erfolgt von A_1 ab ein Kurvenabstieg bis A_2, der durchschnittlich 0,09 sec (0,06—0,12 sec) dauert. DEUTSCH u. Mitarb. geben 0,05 bis 0,08 sec an. A_2 soll manchmal dem ersten Herzton 0,01—0,02 sec vorausgehen, meist fällt er mit seiner Initialschwingung genau zusammen. Die *Druckkurve* des rechten Vorhofes zeigt einen Anstieg zur a-Welle, der gleichzeitig mit dem Gipfel der P-Zacke des

EKGs einsetzt. Der Beginn des Druckanstieges im rechten Vorhof soll dem Beginn der präsystolischen Einwärtsbewegung im Eky um durchschnittlich 0,04 sec vorausgehen, was mit der Massenträgheit des Blutes erklärt wird (RUHDE). Die Dauer der a-Welle der Druckkurve ist durchschnittlich 0,14 sec. Nach WIGGERS beträgt die Systole des Vorhofes im Durchschnitt 0,11 sec.

A_2 entspricht dem Ende der Vorhofskontraktion und damit dem Ende der a-Welle der Druckkurve, evtl. fällt es geringfügig früher (0,01 — 0,02 sec).

Der Kurvenabfall von A_1 nach A_2 fehlt bei Vorhofflimmern (LUISADA, FLEISCHNER, RAPPAPORT) und soll bei Vorhofhypertonie vertieft sein. Jedoch findet sich häufig ein steiler Abfall auch in der Norm. Von mehreren Autoren (ENGSTRÖM, MEDNIK, DEUTSCH u. Mitarb., ANDERSSON) wird angegeben, daß die Kontraktion des rechten Vorhofes früher beginne als die des linken.

Es folgt ein steiler Kurvenanstieg, der mitunter einen leichten Knick (s_1) aufweist, der zusammenfällt mit der zweiten Schwingung des ersten Herztones. Der Kurvengipfel wird in S_2 erreicht. Er liegt 0,05 — 0,07 sec später (DEUTSCH u. Mitarb. u. a.) und 0,12 sec im Durchschnitt nach der Q-Zacke des EKGs sowie 0,02 — 0,03 sec nach der Öffnung der Pulmonalklappen, welche sich in der Pulmonalarteriendruckkurve markiert (RUHDE). Es handelt sich um die konstanteste Randbewegung der Vorhöfe, die allerdings gelegentlich nur als Stufe in der absteigenden Kurve auftritt. Sie fällt mit der *isometrischen Phase* zusammen. Der Kurvenanstieg wird verursacht durch den *Schluß der Atrioventrikularklappen* und die gleichzeitig erfolgende Aufstauung des in den Vorhof einströmenden Blutes; möglicherweise strömt dabei auch etwas Blut in den Vorhof zurück, auch eine Vorwölbung der Klappen in den Vorhof kann dabei eine Rolle spielen (LUISADA, ENGSTRÖM u. a.). Die Strecke $\dot{A}_2$ — s_1 entspricht dem Intervall zwischen dem Ende der Vorhofskontraktion und dem Beginn der Ventrikelkontraktion.

Der Steilabfall S_2 nach S_3, der nunmehr eintritt, ist verursacht durch die rasche *Verschiebung der Atrioventrikularebene* in Richtung auf die Herzspitze. Er dauert 0,05 bis 0,08 sec.

In S_3 beginnt der *Blutzustrom* zu den Vorhöfen die bei geschlossenen Atrioventrikularklappen spitzenwärts gerichtete Bewegung derselben zu überwiegen, es erfolgt daher gleichzeitig mit dem einsetzenden Druckanstieg im Vorhof eine Auswärtsbewegung der Wand. s_5 fällt, wenn es sich markiert, mit dem Beginn der Aortenkomponente des zweiten Herztones zusammen. Es entspricht also auch dem Ende der T-Welle im EKG. Es zeigt das *Ende der Systole* an und dürfte durch den Rückstoß des Blutes in den großen Gefäßen im Moment des Semilunarklappenschlusses hervorgerufen sein (BOONE, HEYER und BOONE).

S_6 fällt zusammen mit der *Öffnung der Atrioventrikularklappen*. Gleichzeitig fällt der Druck im rechten Vorhof ab (v-Welle der Druckkurve). Wenn Verzögerungen der v-Welle im Jugularisphlebogramm gefunden wurden (BOOTH u. a.), so besagt dies dagegen nichts, da eine Verspätung des Jugularispulses gegenüber dem Druck im rechten Atrium erwartet werden muß. Die Strecke s_5 — S_6 entspricht also der *Relaxationsphase*. Dauer 0,06 — 0,09 sec. LUISADA und FLEISCHNER fanden, daß die Entleerung des rechten Vorhofes durchschnittlich 0,02 sec früher einsetzt als die des linken.

Zwischen S_6 und d_2 erfolgt eine Volumabnahme der Vorhöfe infolge der *Einströmung des Blutes in die Ventrikel*. Wenn dabei die Knickbildung d_1 auftritt, soll sie dem Ende der "rapid filling" der Kammern entsprechen. DOCK u. Mitarb. finden sie gleichzeitig mit einem 3. Herzton und vertreten daher diese Ansicht. Nach d_2 beginnt bereits die nächste Vorhofkontraktion. Die Druckwelle zeigt einen Abfall, der gleichzeitig mit S_6 beginnt. Er hört jedoch wesentlich früher auf als die Volumabnahme der Vorhöfe, weil dann bereits die Zuströmung den Blutabfluß überwiegt. Wenn trotzdem dann eine Volumabnahme im Eky zu beobachten ist, so ist diese meines Erachtens mit dem Andrücken der Vorhöfe gegen ihre Umgebung und die dadurch bedingte Auspressung des Blutes in die Kammern zu erklären.

Man kann die Vorhofskurve jedoch auch, wie von mir früher vorgeschlagen wurde, durch Benennung der einzelnen Kurvenabschnitte (nicht der Punkte, in denen sich die Verlaufsrichtung ändert) bezeichnen. Die Strecke $A_1 - A_2$ ist danach die „präsystolische Senkung", die Strecke $A_2 - S_2$ der „erste systolische oder isometrische Kurvenanstieg", $S_2 - S_3$ die „systolische Senkung", $S_3 - S_5$ der „zweite systolische Kurvenanstieg", S_5 bis S_6 die „Relaxationsperiode" und $S_6 - d_2$ die „diastolische Senkung" bezeichnen (Abb. 41).

Von der beschriebenen Kurvenform gibt es zahlreiche Variationen, die von PER ÖDMAN, TAHAN und OOSTHUIZEN sowie besonders von MOLL und TUMMELEY und HAUBRICH genauer untersucht wurden. Bereits beim gleichen Individuum ändert sich die Kurvenform je nach der Ableitungsstelle. Zunächst findet man am

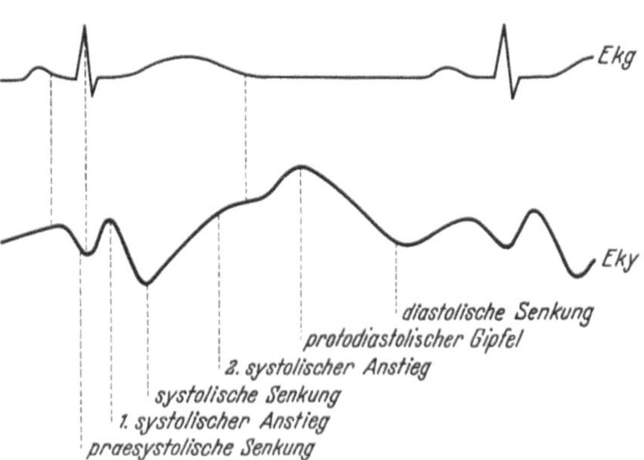

Abb. 41. Bezeichnung der einzelnen Abschnitte der Vorhofbewegung

Herzohr statt des Kurvenabstieges während der Vorhofssystole einen *Anstieg*. Das entspricht unseren Vorstellungen von der Funktion desselben. Dann beobachtet man in vielen Fällen eine *Verschmelzung* des *ersten* und *zweiten systolischen Anstieges*, wobei die systolische Senkung verschwindet. Die typische *Dreiwellen-Kurve* geht also in eine *Zweiwellen-Kurve* über. Schließlich gewinnen die *benachbarten Herzabschnitte* einen bestimmenden Einfluß auf den Kurvenverlauf; wir erhalten dann *plateauförmige* oder *kegelförmige* Kurven. Die Abb. 42 zeigt den entstehenden Formenreichtum der Kurven. Das besagt, daß auch die Vorhöfe eine aktive Umformung bei ihrer Tätigkeit erfahren. Um darüber Aufschlüsse zu erhalten, kann man im Vorhofsniveau eine horizontale Phasenanalyse ausführen. Die Abb. 43 (nach MOLL und TUMMELEY) läßt die

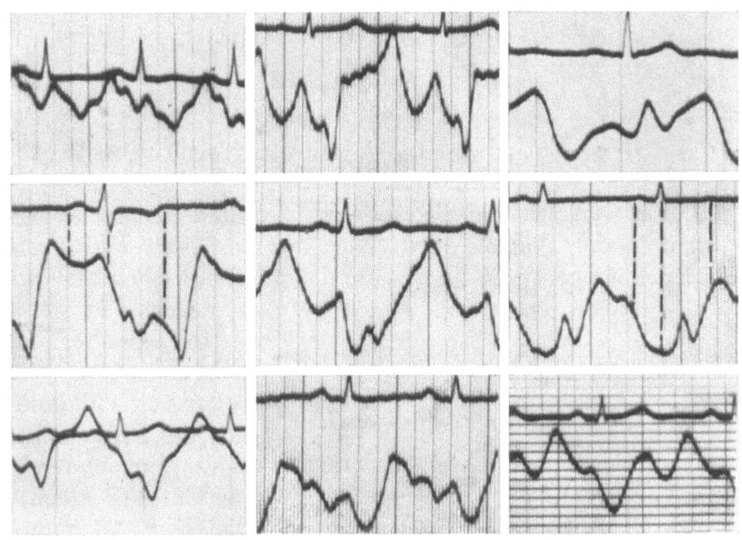

Abb. 42. Variabilität der Vorhofkurven

entstehenden Grundtypen erkennen. Die Kurve *a* (mit langsamem und raschem Papierablauf) entspricht etwa der Dreiwellen-Kurve. In b ist infolge des Fehlens der praesystolischen Senkung eine Zweiwellen-Kurve entstanden. In c besteht ein telesystolisch-protodiastolisches Plateau. Es unterscheidet sich klar von pathologischen Plateaus dadurch, daß es erst in der späten Systole zur Ausbildung kommt und mit der Atrioventrikularklappenöffnung sofort ein Kurvenabfall eintritt. d ist eine Mischkurve, bei der der *Ventrikeleinfluß* dominierend wird. Nur der Abschnitt D E F entspricht der Vorhofsauffüllung. Er ähnelt der SKS-Zacke der Kammer. e ist eine Mischkurve mit

Gefäßeinfluß. Die Vorhof-Welle D E F ist wesentlich höher und breiter, die Gefäßdominanz zeigt sich aber in dem Hauptanstieg der Kurve, dessen Beginn und Dauer mit dem der Arteria pulmonalis übereinstimmt.

Die Abb. 44 gibt die von MOLL und TUMMELEY ermittelte Häufigkeit der einzelnen Grundformen der Vorhofsbewegung an. Es überwiegt demnach beim Herzgesunden der Dreiwellentyp.

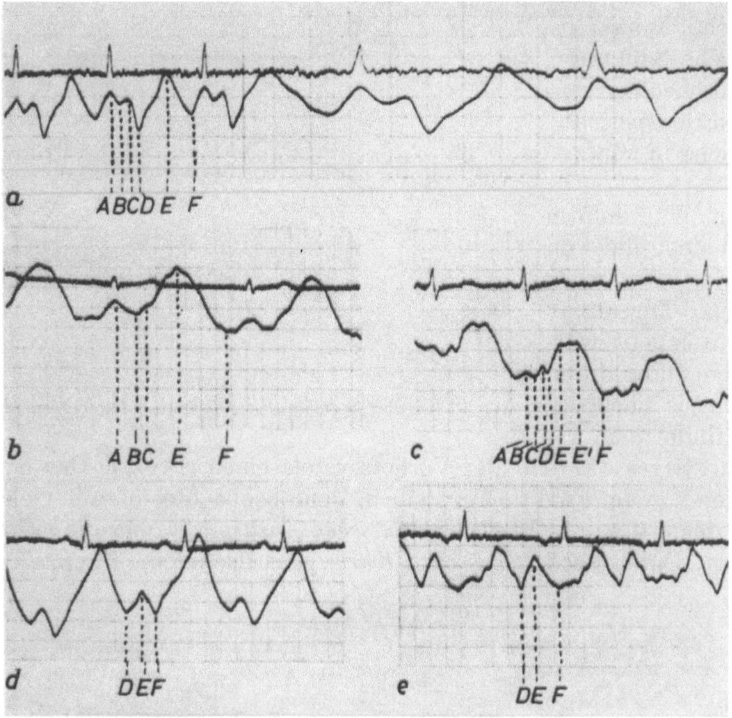

Von Wichtigkeit scheint mir auch, sich folgendes klar zu machen: Bei der Einstellung des Vorhofrandes ist es oft unvermeidlich, daß man benachbarte Organabschnitte (etwa Äste der Arteria pulmonalis) mit im Multiplier-Schlitz hat. Man muß dann natürlich Mischkurven erhalten, auch wenn der Vorhofsrand eine reine Vorhofskurve ausführt.

Bei Untersuchung am *stehenden* und *in Rückenlage* befindlichen Menschen treten gewisse Unterschiede der Kurven auf (ANDERSSON). Es sollen die Ventrikelkomponenten der Kurven im ersten Fall mehr hervortreten, während die Entleerungs-

Abb. 43. Grundtypen der Vorhofbewegung [entnommen aus MOLL und TUMELEY, Vorhofelektrokym., Arch. Kreislaufforsch. **26**, 217 (1957)

und Füllungsphasen der Systole der Vorhöfe weniger deutlich werden. Die Entleerungsphase in der Diastole wird tiefer bei aufrechter Haltung als die präsystolische Welle. In Rückenlage ist die Amplitude der präsystolischen Senkung vergrößert, die diastolische Entleerung ist weniger tief.

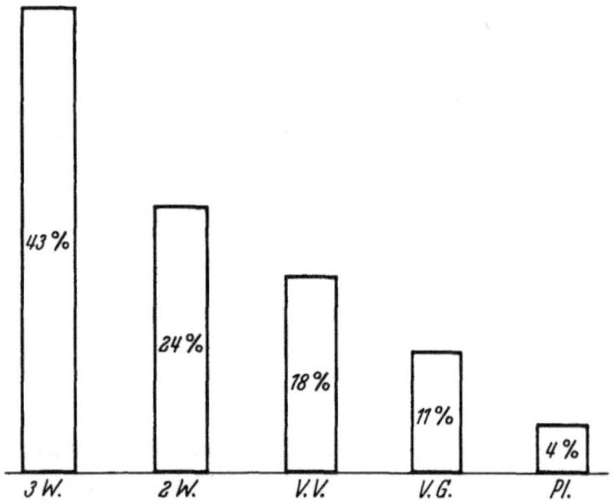

Ich glaube, daß einer allzu detaillierten Kurvendeutung eine gewisse Gefahr der Überbewertung zukommt, weil bei veränderter Position des Untersuchten nie ausgeschlossen werden kann, daß andere Herzabschnitte randbildend werden. Vor allem erscheint große Vorsicht am Platze, wenn man einen Asynchronismus am rechten und linken Herzrand (vorzeitige Kontraktion des rechten Vorhofes und der rechten Kammer) feststellen zu können glaubt, der wenige hundertstel Sekunden beträgt, weil es unmöglich sein dürfte, den Einfluß von Positionsänderungen des Herzens auszuschließen. Eine kurzzeitige Linksverschiebung des ganzen Herzens wird natürlich zunächst die Kontraktionsbewegung am linken Herzrand auslöschen und ein verzögertes Eintreten derselben vortäuschen.

Abb. 44. Häufigkeit der einzelnen Grundtypen (nach MOLL und TUMELEY). *3 W* Dreiwellen-Form, *2 W* Zweiwellen-Form, *V.V.* Vorhof-Ventrikel-Misch-Kurve, *V.G.* Vorhof-Gefäß-Mischkurve, *Pl* Plateaukurve

Ich möchte dazu auf die große Variabilität normaler Kurven, die uns die Abb. 42 erkennen läßt, und auf die Ausführungen am Beginn dieses Kapitels hinweisen.

Tabelle 1. *Vorhofscyclus nach den Angaben verschiedener Autoren*

Autor	Ableitungsstelle	Vorhofskontraktion		Isometrische Kontraktion		Rasche Austreibung		Öffnung der Atrioventrikularklappen
		Beginn sec	Dauer sec	Beginn sec	Dauer sec	Beginn sec	Dauer sec	sec
BOOTH u. Mitarb.	re. Vorhof	0,08—0,15 nach der P-Zacke	—	—	—	0,10—0,12 nach der Q-Zacke	—	—
DEUTSCH u. Mitarb.	Vorhöfe	0,06—0,14 vor dem 1. H.T.	0,05—0,08	0,01—0,03 vor dem 1. H.T.	0,05—0,07	—	0,05—0,08	0,05—0,10 nach dem 2. H.T.
PER ÖDMANN	re. Vorhof	0,08—0,15 nach dem Beginn der P-Zacke	0,04—0,10	0,04—0,10 nach der Q-Zacke	0,05—0,10	0,14—0,16 nach Q-Zacke	0,03—0,10	0,06—0,10 nach dem T-Ende
HECKMANN	Vorhöfe	0,07—0,12 nach der P-Zacke (Beginn)	0,06—0,12 (durchschn. 0,09)	gleichzeitig mit der zweiten Schwingung des 1. H.T.	0,05—0,08	durchschn. 0,12 nach der Q-Zacke	0,05—0,08	0,06—0,09 nach dem Ende der T-Zacke

E. Die Pulsation der großen Gefäße

Eingehende Veröffentlichungen darüber stammen von LUISADA, LUISADA und FLEISCHNER, HAUBRICH, ANGEBRAND und MOLL, ANDERSSON, KJELLBERG, RUHDE, DUSSAILLANT, MARCHAL, HEYER, POULOS und ACKER, BRANDFORDBRENNER und EISENBERG, DEUTSCH, GMACHL, SCHACHINGER, SIEDECK, WENGER, KARPATI und EBERLE sowie dem Verf.

Die Bewegung an der Aorta und Arteria pulmonalis weicht in Einzelheiten voneinander ab, obwohl sie in der Hauptsache der Kurve des *zentralen Arterienpulses* entsprechen. Sie werden daher gesondert dargestellt.

I. Die Aortenkurve

1. Ableitungspunkte

Wir bevorzugen die Einstellung des *Aortenknopfes* (Abl. A g). Die *Aorta descendens* kann als direktes Densogramm in linker vorderer Schrägstellung aufgezeichnet werden (C g_1); auch in rechter vorderer Schrägstellung (B g_1) ist ihre Registrierung möglich (s. Abb. 6 auf Seite 6). Diese Abgriffe erfordern eine sehr sorgfältige Einstellung, da die Kaliberschwankungen des Gefäßrohres hier so gering sind, daß sie durch überlagernde Lungengefäßpulsationen verdeckt werden können. In früheren Veröffentlichungen finden sich häufig Kurven der Aorta ascendens angegeben. Diese Ableitung ist meines Erachtens nur mit Vorsicht brauchbar, da wir seit langem wissen, daß hier eine Mischkurve entsteht, deren Elemente sich niemals trennen lassen. Bereits aus alten flächenkymographischen Arbeiten (WELTZ) wissen wir, daß die Bewegung der Ascendens eine Mischung aus dem „Aortenfaktor" und dem „Ventrikelfaktor" darstellt. Der letztere kommt durch die Aufrichtung der linken Kammer zustande, welche bereits in der Anspannungszeit einsetzt und der Aorta ascendens eine ruckartige Bewegung nach rechts erteilt. Die Abb. 45, welche der „Bewegungslehre" von STUMPF, WEBER, WELTZ entnommen ist, zeigt, wie es sich hier um das Interferieren zweier ganz verschiedener Bewegungsvorgänge handelt. Auf Aufzeichnung solcher Mischkurven möchte ich daher verzichten; z. B. würde sie eine Volumzunahme der Aorta bereits in der Anspannungszeit vortäuschen.

Die Unmöglichkeit, diese Kurven zu verwerten, beruht darauf, daß die *Lageänderung des Gefäßrohres* und die pulsatorische Volumänderung an der Aorta ascendens nicht parallellaufen. Im Gegensatz dazu ist dies am *Arcus aortae* der Fall; wir sind daher in der Lage, hier die Aortenpulsation abzuleiten.

Von großem Wert scheint mir auch die Ableitung des Aortenbogens im transversalen oder 2. schrägen Durchmesser (C g). Der Schlitz des Multipliers kann senkrecht auf den oberen Rand des Gefäßes eingestellt werden (s. S. 6).

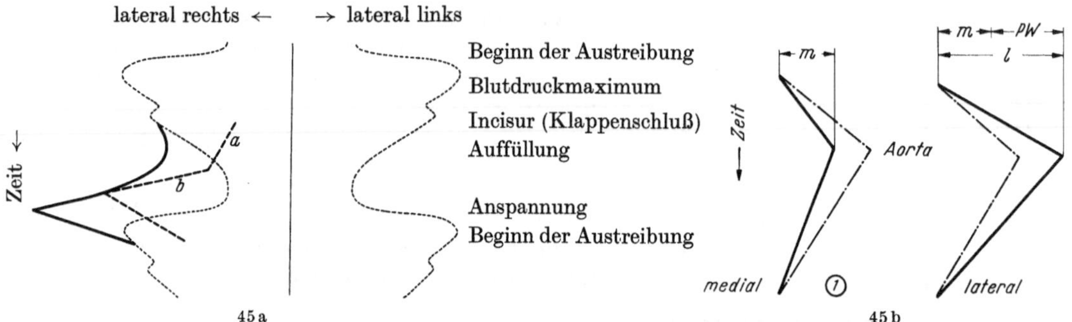

Abb. 45a u. b. *a* Bewegung der Aorta ascendens. Mischung aus dem „Aortenfaktor" und „Ventrikelfaktor". Der linke Ventrikel erteilt der aufsteigenden Aorta bereits in der Anspannungszeit eine ruckartige Bewegung nach rechts. *b* am Aortenbogen und der Aorta descendens addieren sich Breite- und Lageänderung (nach WELTZ)

2. Exzentrische und longitudinale Pulsation der Aorta

Wir unterscheiden an der Aorta die *pulsatorische Volumänderung* und die *Lageänderung*. Letztere entsteht dadurch, daß das *Aortenrohr in der Systole eine Streckung* erfährt, sein Krümmungsradius nimmt zu, die Aorta wird länger (Gartenschlauchphänomen). Das *Verhältnis* der systolischen Volumzunahme der Aorta durch Breitenzunahme *(exzentrische Pulsation)* zur Volumzunahme durch Längenzunahme *(longitudinale Pulsation)* verschiebt sich im Laufe des Lebens. Mit der Elastizitätsabnahme im Laufe des Alterns wird die systolische Breitenzunahme geringer, da aber die Windkesselfunktion der Aorta (WEZLER und BÖGER, BROEMSER) aufrechterhalten wird, muß die systolische Längenzunahme kompensatorisch größer werden. Meines Erachtens ist beim älteren Menschen die Randbewegung am Aortenbogen fast ausschließlich durch die longitudinale Pulsation bedingt. Diese ist wahrscheinlich *stärker gedämpft* als die exzentrische Pulsation, so daß Eigentümlichkeiten der Kurve verlorengehen können. Damit dürfte es meines Erachtens zusammenhängen, daß die Incisur im höheren Lebensalter oft vermißt wird. Im übrigen fehlen noch Untersuchungen darüber, wie sich das Verhältnis exzentrische Pulsation — longitudinale Pulsation bei verschiedenen Erkrankungen verschiebt. Bekannt ist nur, daß bei der *Aortensklerose* die longitudinale Pulsation stark zunimmt. Das umgekehrte Verhalten (Vergrößerung der exzentrischen Pulsation auf Kosten der longitudinalen) scheint bei *Mesaortitis luica* vorzukommen.

Eine weitere Eigentümlichkeit dieser longitudinalen Pulsation ist ein *Hinausschwingen* über die eigentliche Endstellung hinaus. Wenn wir, was in seltenen Fällen vorkommt, nach dem Schluß der Aortenklappen noch eine weitere Lateralbewegung beobachten können, so kann diese nur in dieser Weise erklärt werden.

Hier sind einige grundsätzliche Erwägungen einzuschalten. Die Randbewegung, die in den Eky-Kurven aufgezeichnet wird, entspricht, wenn wir von den Lokomotionsbewegungen absehen, der Zu- und Abnahme des Gefäßradius. Diese geht jedoch, worauf besonders CIGNOLINI hingewiesen hat, dem Volumpuls nicht parallel, sondern verläuft bei linear ansteigendem Volumen in Form einer flachen und leicht gekrümmt ansteigenden Kurve. Die Druckkurve geht aber mit dem Volumpuls parallel. In dem in Betracht kommenden Bereich ist jedoch das Zurückbleiben der Randbewegung so gering, daß eine merkbare Kurvenänderung nicht eintritt. Ferner wird von TH. KENNER u. a. darauf hingewiesen, daß Volum- und Randpuls nur dann proportional verlaufen, wenn der Elastizitätsmodul während der Druckänderung konstant bleibt. Dieser ist aber abhängig vom Druck. Von R. WAGNER und KAPAL u. a. wurde gefunden, daß das Verhältnis Druck : Dehnung des Gefäßes in Form einer S-förmigen Kurve verläuft, wenn es sich um biologische Gewebe handelt. Es ist durch diese Autoren aber gezeigt worden, daß im physiologischen Druckbereich nur der geradlinige Kurvenabschnitt von Bedeutung ist, so daß auch bei Berücksichtigung dieser Verhältnisse kein Fehler auftritt.

Wenn die Lokomotionsbewegungen hinzukommen, werden die Verhältnisse komplizierter. Unter der Voraussetzung, daß an Stellen des Gefäßrohres abgeleitet wurde, wo diese Bewegungen mit dem Volumpuls gleichsinnig verlaufen, wäre noch die Frage zu prüfen, ob die Lokomotionsbewegungen zum Volumpuls parallel verlaufen, was zwar wahrscheinlich erscheint, aber noch nachgewiesen werden müßte. Untersuchungen darüber sind meines Wissens noch nicht angestellt worden.

3. Kurvenform

Die Abb. 46 gibt die Eky-Kurven der Aorta und der Arteria pulmonalis in Beziehung zum EKG, zum Herzschall und zur Druckkurve in der Arteria pulmonalis (letztere nach Messungen mit dem Herzkatheter von SALANS u. Mitarb.). Die Kurven der Aorta entsprechen weitgehend Aortendruckkurven, wie sie WIGGERS mit der blutigen Druckmessung aufgezeichnet hat.

In der *isometrischen Phase* (1—2) erfolgt in der Regel eine Fortsetzung des diastolischen Absinkens der Kurve. Mitunter findet man in diesem Kurvenabschnitt eine sofort nach der R-Zacke des EKGs auftretende niedrige Welle (isometrische Welle oder „Fußzacke"). Sie ist meines Erachtens mit der zu Beginn der Systole erfolgenden *Aufrichtung der Ventrikel* zu erklären. Auch die Vorwölbung der Klappenebene dürfte dabei eine Rolle spielen.

Diese Welle ist an der Aorta wesentlich seltener als an der Arteria pulmonalis. Der Kurvenabschnitt kann auch horizontal oder leicht ansteigend verlaufen und mit einem Knick in den folgenden Kurvenabschnitt übergehen.

Eine Vorhofswelle haben wir an der Aorta nicht beobachtet, an der Arteria pulmonalis ist sie flach und inkonstant.

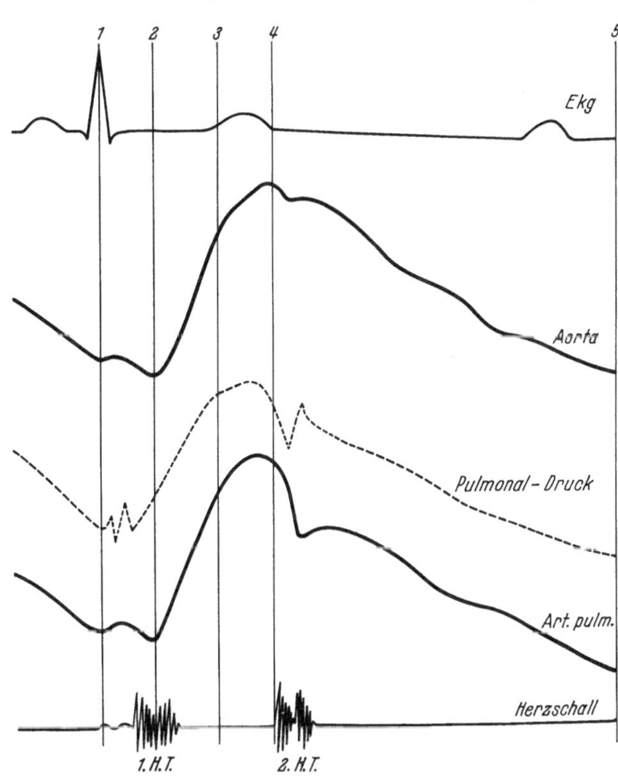

Abb. 46. Kurven der Aorta, der Art. pulmonalis, Druckkurve in der Art. pulmonalis, EKG und Phonokardiogramm. 1—2 isometrische Kontraktionsphase, 2—3 rasche Austreibung, 3—4 verlangsamte Austreibung, 4—5 Diastole

Die isometrische Dauer verkürzt sich bei Untersuchung in Rückenlage infolge der zunehmenden Ventrikelfüllung.

Es folgt der *steile Kurvenanstieg* der *„schnellen Austreibung"* (rapid ejection). Diese Phase beginnt 0,08—0,16 sec nach der Q-Zacke des EKGs. ANGEBRAND und MOLL weisen darauf hin, daß diese Werte sich mit wechselnder Herzfrequenz wenig ändern, es kommen allerdings auch beim Herzgesunden darüber und darunter liegende Werte vor. Dauer dieser Periode 0,12—0,18 sec.

Es folgt (3—4) die „*verlangsamte Austreibung*" (reduced ejection). Dauer 0,05—0,11 sec. In dieser Periode kann die Kurve noch leicht ansteigen oder kuppelförmig zur Incisur verlaufen. In dieser Phase hat die elastische Wandspannung der Aorta annähernd das Maximum erreicht. Der Zustrom des Blutes aus der linken Kammer und der Abstrom des Blutes in die Peripherie halten sich dabei die Waage. Ist der Widerstand in der Peripherie herabgesetzt *(Hyperthyreose)*, so verläuft dieser Kurvenabschnitt abfallend, und die Incisur tritt tiefer. Der Kurvengipfel wird spitz.

Mit dem Beginn des 2. Herztones und dem Ende der T-Zacke erfolgt der Abfall der Kurve zur *Incisur* (4), darauf tritt ein neuer Kurvenanstieg zum dikroten Gipfel ein. Er ist an der Aorta in der Regel flach und entspricht dem Rückstoß des Blutes bei Aufprall auf die Aortenklappen. Die Zeit von der Aortenkomponente des zweiten Herztones bis zur Incisur beträgt 0,04—0,06 sec.

In der folgenden *Diastole* (4—5) erfolgt ein kontinuierlicher Kurvenabstieg, dessen Dauer (0,14—0,50 sec) von der Herzfrequenz abhängt.

Der Abstieg erfolgt in der Regel anfangs rascher, später langsam. Er weist häufig eine oder mehrere flache

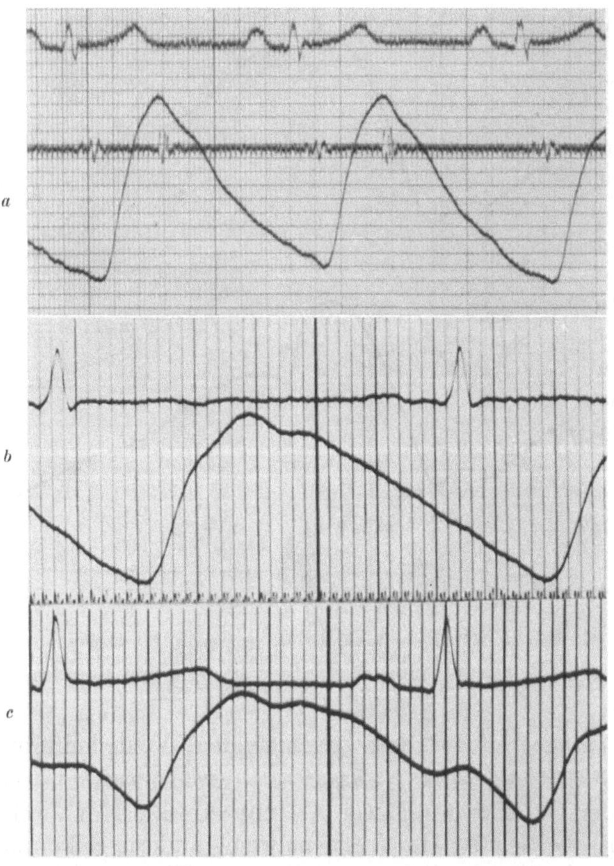

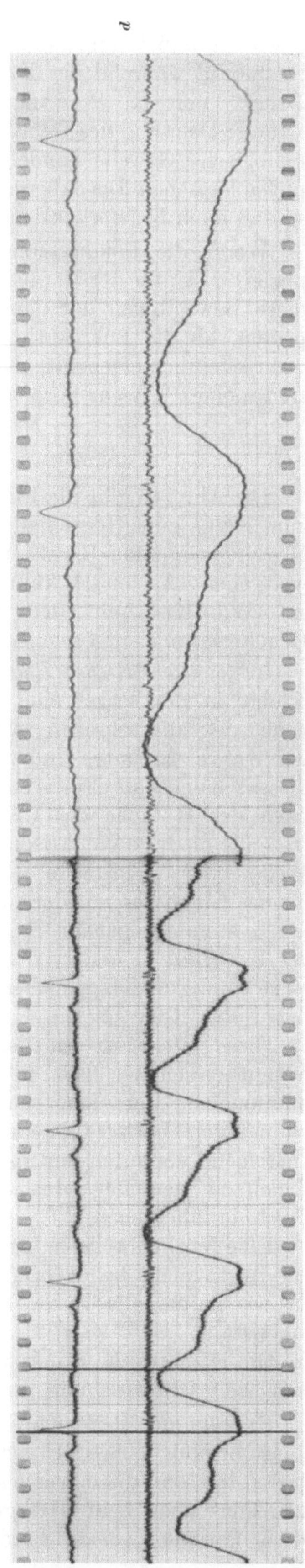

Abb. 47. Aortenkurven (Ablauf des Registrierpapieres in *a* 40 mm/sec, in *b* und *c* 100 mm/sec). *a, b* und *c* vom Aortenknopf, *d* transversal (oberer Rand)

Wellen auf, die auf *Eigenschwingungen* der Aorta zu beziehen sind. Die Abb. 47*a, b* und *c* gibt drei Kurven der Abl. A g wieder, in *d* ist die bei transversaler Ableitung (C g) entstehende Kurve wiedergegeben.

II. Die Kurve der Arteria pulmonalis

1. Ableitungsstellen

Sie wird meist am Stamm dieses Gefäßes bei postero-anteriorem Strahlengang (Abl. A f) aufgenommen. Da dann die Hilusgefäße sich darüber projezieren und ihre Pulsation beigemischt wird, ist es besser, in gleicher Höhe bei Drehung in die rechte vordere Schrägstellung (B f) abzuleiten. Wir gehen so vor, daß wir die Arteria pulmonalis *in der Mitte zwischen Herzohr und Fußpunkt der Aorta* einstellen und dann den Untersuchten um 10° drehen. Dabei können mehrere Ableitungen (proximal und distal) geschrieben werden.

2. Bewegung des Pulmonalisstammes

Der Anfangsteil der Arteria pulmonalis führt in der Systole eine herzspitzenwärts gerichtete Bewegung aus, da die Pulmonalklappen, ebenso wie die Aortenklappen, im Bereich des Anulus fibrosus gelegen sind und dessen systolische Stempelbewegung herzspitzenwärts mitmachen (HAYCRAFT, GILLMANN u. a.). Gleichzeitig führt die Klappenebene (genau genommen kann man allerdings nicht von einer „Ebene" sprechen), eine Rotationsbewegung in der Systole entgegen dem Uhrzeigersinn aus, wie ich bei Angiokardiographien beobachten konnte. Unter pathologischen Verhältnissen kann diese Verschiebung des Anfangsteiles der Arteria pulmonalis verstärkt sein und als „Pulmonaliswedeln" (JANKER) einen auffallenden Befund darstellen. Im allgemeinen unterscheidet sich die Pulmonaliskurve von der Aortenkurve durch folgende Merkmale: 1. der Kurvengipfel ist stärker abgerundet, 2. der vor der Iniscur erfolgende Kurvenabfall ist steiler, die Incisur sitzt also tiefer.

Wir können daraus schließen, daß gegenüber der Aorta während der „langsamen Austreibung" die Abströmung in den Lungenkreislauf größer wird als der Zustrom, da die Widerstände normalerweise gegenüber dem großen Kreislauf geringer sind.

3. Kurvenform

Im einzelnen finden wir die Eigentümlichkeiten der Aortenkurve wieder (Abb. 48). Die Abb. 49 stellt die Beziehungen der Druckkurve der Arteria pulmonalis zum Eky dar (nach KARPATI). In der *isometrischen Kontraktionsphase* (1—2) beobachtet man meist

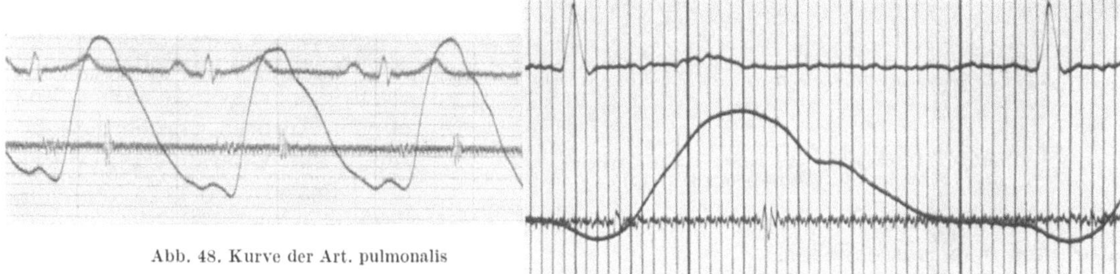

Abb. 48. Kurve der Art. pulmonalis

eine flache Welle (isometrische Welle oder „Fußzacke"). Sie wird durch die sich anspannende rechte Kammer und deren Stoßwirkung auf die Arteria pulmonalis, wahrscheinlich auch durch die Vorwölbung der Pulmonalklappe, verursacht.

Es folgt der steile Kurvenanstieg der „*raschen Austreibung*"; er setzt 0,08—0,14 sec nach der Q-Zacke des EKGs ein (darüber und darunter gelegene Werte kommen, allerdings selten, vor). Sein Beginn fällt zusammen mit der zweiten Komponente des ersten Herztones (LUISADA, DACK und PALEY, nach RUHDE erfolgt er gleichzeitig mit den niederfrequenten Schwingungen, welche der zweiten Komponente des ersten Herztones folgen). Der Druckanstieg in der Arteria pulmonalis soll nach RUHDE 0,01 —0,02 sec früher erfolgen. Die Verzögerung im Eky kann wohl mit der Massenträgheit und Viscosität des Blutes erklärt werden. Durchschnittliche Dauer dieser Phase 0,14 sec.

Der Kurvenanstieg weist in manchen Fällen anfangs einen etwas weniger steilen Gradienten auf, welcher mitunter mit einem Knick in den Steilanstieg übergeht (Dauer des ersteren 0,03 —0,04 sec vom Fußpunkt ab). Man darf wohl annehmen, daß der anfängliche weniger steile Verlauf der Kurve durch die herzspitzenwärts gerichtete Verschiebung der Pulmonalklappe verursacht wird (RUHDE). Der Steilanstieg der Kurve dauert dann noch etwa 0,06 —0,12 sec.

Durchschnittlich 0,08 sec vor dem Ende der Systole geht der Steilanstieg in den gerundeten *Kurvengipfel* über (3 —4 der Abb. 46). Es herrscht dann annähernd zwischen Zu- und Abstrom in die Peripherie Gleichgewicht („verlangsamte Austreibung").

Der folgende Kurvenabfall (4) fällt bereits in die Diastole *(Relaxationsphase)*, sein Beginn

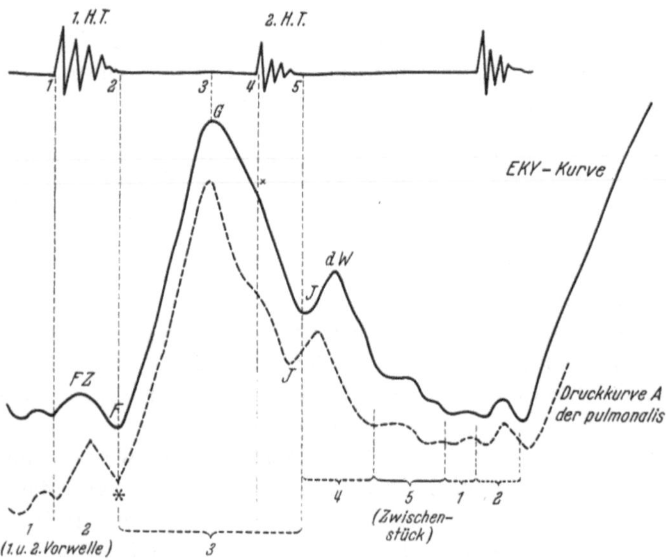

Abb. 49. Druckkurve der Art. pulmonalis und Eky-Kurve (nach KARPATI)

fällt zusammen mit der zweiten Komponente des zweiten Herztones (die dem Pulmonalklappenschluß entspricht) und dauert 0,03 —0,05 sec. Danach erfolgt neuerdings ein Anstieg zum *dikroten Gipfel*. Die davor gelegene *Incisur* ist wesentlich ausgeprägter als an der Aorta. Sie war in allen unseren Kurven vorhanden. Der dikrote Gipfel wird übereinstimmend mit dem Rückfall des Blutes auf die geschlossenen Pulmonalklappen erklärt.

Der anschließende abfallende Kurvenabschnitt ist mitunter ebenso wie an der Aorta durch flache Wellen überlagert, die als Schwingungen des Gefäßrohres anzusehen sind, auch dann, wenn sie in die Präsystole fallen. Von einigen Autoren werden die letzteren auf Überlagerung durch den linken Vorhof bezogen.

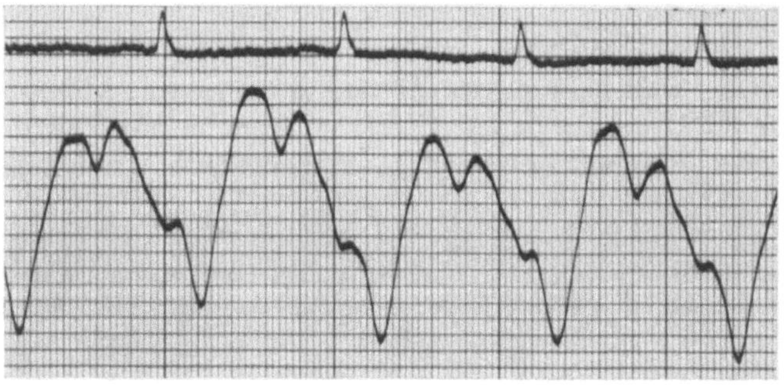

Abb. 50. Pulmonaliskurve bei starker Positionsänderung
(hohe dikrote, tiefe isometrische Welle)

Wenn bei Drehung des Untersuchten abgeleitet wurde, läßt sich aber ein Einfluß des Vorhofes wohl ausschließen.

Die Abb. 50 zeigt eine Kurve, bei der sowohl die dikrote Welle wie die Kurvensenkung in der Anspannungszeit besonders ausgeprägt sind. Ich nehme an, daß hier stärkere *Positionsänderungen* der Arterie erfolgen.

III. Die Kurve der Pulmonaläste und der Lungenperipherie

Die beiden Äste der Arteria pulmonalis werden im Hilusbereich abgeleitet. Ich bevorzuge den rechten Hilus, da er leicht überlagerungsfrei abzuleiten ist, links besteht immer die Gefahr der Beimischung der Vorhofs- und zentralen Gefäßpulsation. Der Schlitz wird senkrecht oder leicht schräg auf das „Pulmonaliskomma" eingestellt. Die Lungenperipherie wird meist vom rechten Unterfeld abgeleitet. Untersuchungen auf diesem Gebiet wurden von LUISADA, SALANS, KATZ u. Mitarb., DACK und PALEY, FLEISCHNER, ROMANO sowie KARPATI angestellt.

Die erwähnten Ableitungen sind im allgemeinen direkte Densogramme. Die Kurven zeigen im Vergleich mit dem Stamm der Arteria pulmonalis einen *trägeren Anstieg* und einen spät auftretenden Gipfel (Abb. 51, nach LUISADA, *1* Kurve des Stammes der Arteria pulmonalis, *2* Hiluskurve, *3* Lungenperipherie). Die Incisur wird flacher und verschwindet in der Peripherie. Nicht nur hämodynamische, sondern auch andere Faktoren (Bewegungen des Herzens und der großen Gefäße) beeinflussen sie. Nach SALANS, KATZ u. Mitarb. sollen die Densogramme den Druckkurven ähnlicher sein als die Randbewegungen. Die Randbewegung weist gegenüber den Druckkurven eine Verspätung auf. Sie wird auf die Trägheit und Viscosität des Blutes zurückgeführt (SHIPLEY) und soll 0,02—0,03 sec betragen.

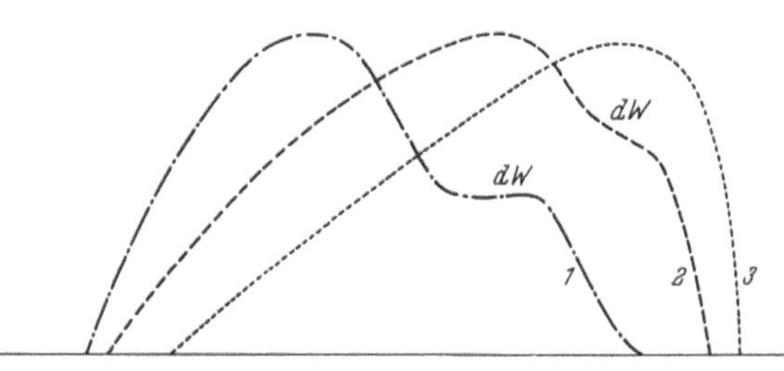

Abb. 51. Kurven der Art. pulmonalis. *1* am Pulmonalisbogen (Mitte), *2* am rechten Hilus, *3* in der Lungenperipherie. *d w* dikrote Welle (nach LUISADA)

Die Abb. 52 gibt eine Kurve vom *rechten Hilus* bei Herzgesunden wieder. Die *Strecke bis zum Beginn des Kurvenanstieges* ist um die Laufzeit der Pulswelle gegenüber der Kurve des Pulmonalisknopfes verspätet. Eine in dieser Phase mitunter zu beobachtende flache Welle soll auf Vorhofeinfluß zu beziehen sein (KARPATI). Der Übergang zum Kurvenanstieg ist ziemlich scharf, er erfolgt nach meinen Untersuchungen durchschnittlich 0,14 sec nach dem Beginn des 1. Herztones (Hauptwelle). Der Anstieg dauert durchschnittlich 0,22 sec. Der *Gipfel* ist meist spitz, er kann auch abgerundet sein. Aufspaltungen der Gipfel habe ich in der Norm nicht gesehen, sie werden jedoch von anderen beschrieben. Ich nehme an, daß sie methodisch bedingt sind, da es hier bei geringer Helligkeit und vor allem

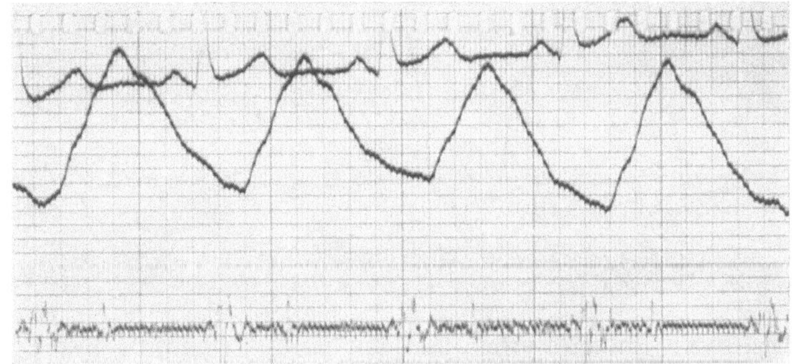

Abb. 52. Kurve des rechten Hilus beim Herzgesunden. Der Steilanstieg beginnt 0,18 sec nach der Q-Zacke und 0,12 sec nach dem Beginn des 1. Herztones. Spitzer Gipfel 0,07 sec (0,04 sec) nach dem Beginn des 2. Herztones. Incisur hochsitzend, dikrote Welle flach

bei geringen pulsatorischen Helligkeitsänderungen leicht zum sog. „Rauschen" des Multipliers kommt, so daß den Kurven unperiodische Zacken aufgelagert werden. Man darf daher, dies gilt allgemein, nur solche Kurvenmerkmale bewerten, die absolut periodisch auftreten, sich also in gleicher Form wiederholen. Man kann häufig beobachten, daß dieses Prinzip in der Kurvendeutung nicht beachtet wird.

Die *Incisur* ist meist erkennbar, sie ist flach und sitzt hoch am absteigenden Schenkel, der ziemlich geradlinig verläuft. Er ist mitunter von kleinen Wellen überlagert, bei denen KARPATI an sog. stehende Wellen (Reflexwellen) denkt.

Bei *pulmonaler Hypertension* und bei vermehrtem Schlagvolumen findet sich nach meinen Beobachtungen ein wesentlich steilerer Anstieg und ein vorzeitiger Kurvengipfel (s. Abb. 113, rechter Hilus, auf S. 84). Mitunter liegt der Gipfel dann vor dem Ende der

T-Zacke. Bei *Pulmonalstenose* infundibulärer oder valvulärer Lokalisation ist das Gegenteil, nämlich träger Anstieg und verspäteter Kurvengipfel (0,14 sec nach dem Ende der
T-Zacke des EKGs), bei meinen Fällen zu beobachten (Abb. 133 auf S. 98). Man kann so
die beiden Krankheitsbilder gut unterscheiden.

Die Kurven der *Lungenperipherie* wurden eingehend von KARPATI untersucht, ferner
sind hier FLEISCHNER, ROMANO und LUISADA zu erwähnen. Diese Autoren nehmen an,
daß nicht nur *arterielle* Vorgänge die Kurven bedingen, sondern auch *venöse* Einflüsse.
Der absteigende Kurvenschenkel dürfte nach LUISADA vorwiegend venösen Ursprungs sein.

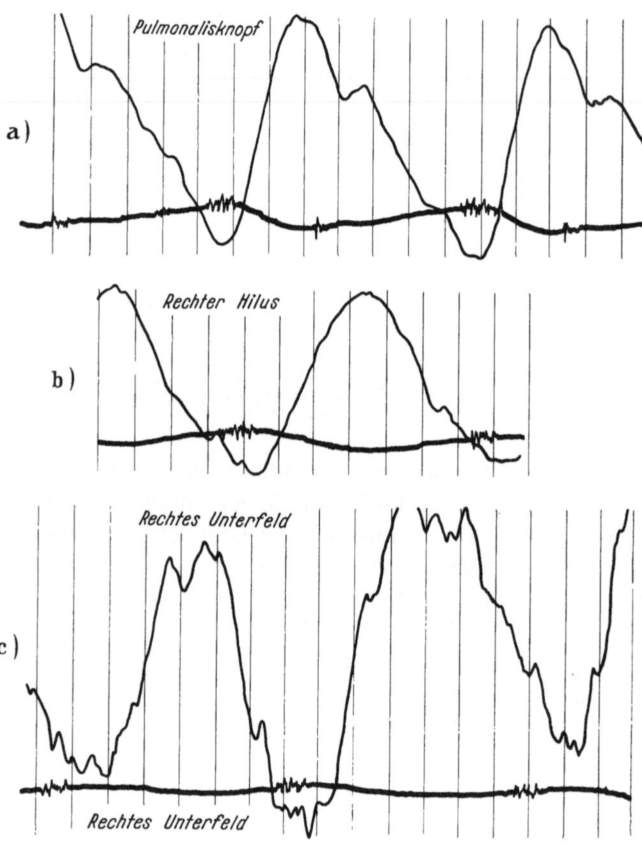

Abb. 53. Kurven des Pulmonalbogens (*A*), des rechten Hilus (*B*) und des
rechten Unterfeldes. Letztere zeigt einen doppelten Gipfel (nach KARPATI)

Die folgende Kurve (Abb. 53), die von KARPATI aufgenommen wurde, zeigt die Veränderung vom Abgang der Arteria pulmonalis (A) über den rechten Hilus (B) bis zum rechten Unterfeld (C). Zweifellos gibt die Kurve der Peripherie echte Distensionen wieder, wie auch KARPATI, THURNHER und WEISZEL angeben. Sie zeigt die Verspätung des Fußpunktes gegenüber der Hiluskurve. Der Gipfel ist demgegenüber nicht wesentlich verspätet (abweichend von LUISADA). Dies wurde von KARPATI dahin gedeutet, daß die Kurve der Lungenfelder ein Pletysmogramm darstelle. Die Wellen vor dem Beginn der Systole sollen durch die Vorhoftätigkeit verursacht sein. Sie sind in den peripheren Druckkurven („PC"-Druckkurven) ebenfalls enthalten. Der *Hauptanstieg* bezeichnet die Ankunft der arteriellen Pulswelle. Auf der Höhe der Kurve finden sich *zwei Gipfel*, von denen nach KARPATI der erste arteriellen Ursprungs ist, während der zweite auf den ansteigenden

Druck im linken Vorhof bezogen wird. Jedenfalls hat auch v. BOGAERT an den peripheren Druckkurven zwei Gipfel beschrieben. Sicher bedarf die Deutung dieser Kurven
noch weiteren Studiums. Ich möchte aber hier auf einen mir wesentlich erscheinenden
Gesichtspunkt aufmerksam machen. Unsere Perzeptionskammer besitzt ein relativ
kleines Aufnahmefeld. Das hat zur Folge, daß bei der Pulsation ständig Gefäßäste
über den Rand dieses Feldes *hinwegschwingen*. Infolgedessen werden den Kurven in un-
kontrollierbarer Weise oft recht große „sekundäre" Zacken aufgesetzt, die mit der eigent-
lichen Pulsation nichts mehr zu tun haben, aber von ihr nicht unterschieden werden
können. Die oft erwähnte „Unruhe" der Kurven der Peripherie hat darin ihre Ursache,
soweit sie nicht eben durch die Eigentümlichkeit der Apparatur ihre Erklärung findet.
Dagegen gäbe es nur eine Abhilfe, nämlich ein möglichst *großes Feld*, etwa das ganze
Unterfeld oder auch die gesamte Lungenfläche zur Registrierung heranzuziehen.
Dazu müßte man aber *für diesen speziellen Zweck* dazu übergehen, wieder von einer
großen Leuchtschirmfläche aus abzuleiten, d. h. die von mir früher verwendete und ein-
gangs geschilderte Apparatur anzuwenden.

Hier möchte ich anführen, daß der Versuch gemacht worden ist (MARCHAL u. a.), den *Blutdruck* in der Lungenperipherie mittels der Elektrokymographie zu messen. Man ging dabei so vor, daß man einen Valsalva-Versuch ausführen ließ und dabei den Luftdruck registrierte. Gleichzeitig wurde im Elektrokymogramm beobachtet, wann eine plötzliche *Verkleinerung der Amplitude der Pulsation* auftrat. Man nahm an, daß in diesem Augenblick der Druck in den Gefäßen und im Bronchialbaum gleich ist. Die Methode, so interessant sie ist, hat erhebliche Kritik erfahren: so hat man darauf hingewiesen, daß durch die intrathorakale Drucksteigerung auch die Cava superior gedrosselt und die Füllung der rechten Kammer herabgesetzt würde. Ein abschließendes Urteil über das Verfahren ist daher noch nicht möglich.

IV. Die Bestimmung der Pulswellengeschwindigkeit (PWG) an der Arteria pulmonalis und ihren Ästen

Wegen der variablen Geschwindigkeit der Pulswelle wird empfohlen, von Pulswellenlaufzeit (PWL) zu sprechen (WETTERER). Im folgenden lege ich die Darstellung KARPATIs zugrunde, der auf diesem Gebiet eingehende Untersuchungen durchgeführt hat.

Nach L. R. FREEMAN sollen es B. R. BOONE, W. E. CHAMBERLAIN, F. A. GILLICK, G. C. HENNY und M. J. OPPENHEIMER gewesen sein, die das Eky zuerst zur Bestimmung der Pulswellengeschwindigkeit (Pulswellenlaufzeit) benützt haben. Vor etwa 12 Jahren haben F. G. FLEISCHNER, FR. R. ROMANO und A. A. LUISADA solche Messungen an 10 Normalen vorgenommen, wobei sie die Zeitintervalle zwischen dem ersten Herzton und dem Fußpunkt der „großen Pulswelle" an drei Kurven (Pulmonalisknopf, rechter Hilus und rechte Lungenbasis) miteinander verglichen (die zahlenmäßigen Angaben rangieren um 2 m/sec).

H. SIEDECK, R. WEGNER und G. GMACHL (1951), die bei ihren Messungen die Punkte des steilsten Anstieges berücksichtigten, geben bei Normalfällen bei Jugendlichen bis zum 35. Lebensjahr eine PWG von weniger als 150 cm/sec, in späteren Jahren höhere Werte (bis 270 cm/sec) an. Diese Autoren verwendeten als zweiten Punkt einen Lungenarterienast, dessen Kaliber viel kleiner ist als das der Arterie am Lungenhilus.

KARPATI fand bei Normalen zwischen 16—40 Jahren, daß Werte mit 170—180 cm/sec im Sektor Pulmonalisknopf bis rechter Hilus als obere Normgrenze gelten können, während die unterste Grenze mit 100 cm/sec noch als zulässig erscheint. Die Probanden waren etwa bis 20° nach hinten gekippt, angelehnt an den Untersuchungstisch, und übten nach vorheriger mittelstarker Inspiration bei freien Luftwegen ein Valsalvamanöver von 5—10 mm Hg aus.

Die Zeit vom Beginn des ersten Herztones oder von der R-Zacke bis zum Beginn des Steilanstieges wird dann bestimmt 1. am Pulmonalisbogen, 2. am rechten Hilus, 3. an einer peripheren Lungenarterie. Wenn die Länge des zurückgelegten Weges bekannt ist, kann dann die PWG angegeben werden. Die Bestimmung der Länge des gemessenen Gefäßabschnittes ist wohl nicht immer ganz exakt möglich, doch glaube ich nicht, daß dadurch ein ins Gewicht fallender Unsicherheitsfaktor gegeben ist. Wegen des oft nicht präzis bestimmbaren Punktes des Kurvenanstieges empfehlen WETTERER u. Mitarb., besser den Punkt des Steilanstieges zu verwenden, in dem ein Fünftel der Kurvenhöhe erreicht ist. Nach KARPATI findet sich Erhöhung der PWG bei pulmonaler Hypertension, Mitralfehlern, Asthma bronchiale und Lungenemphysem. Erniedrigte Werte wurden vor allem bei der Pulmonalstenose beobachtet.

F. Pathologische Bewegungsformen der Ventrikel

I. Systole

1. Änderungen der Umformung

Bei *Nachlassen* der *Kontraktionsleistung der Kammern* kommt es zu charakteristischen Veränderungen, die von mir (1952) beschrieben worden sind. Ob dem entzündliche oder degenerative Veränderungen der Herzmuskulatur, Stoffwechselveränderungen des Herzmuskels, hormonale Störungen, ungenügende Blutversorgung oder übermäßige hämodynamische Beanspruchung bei erhöhtem peripheren Widerstand oder Klappenfehlern zugrunde liegen, soll zunächst außer Betracht bleiben.

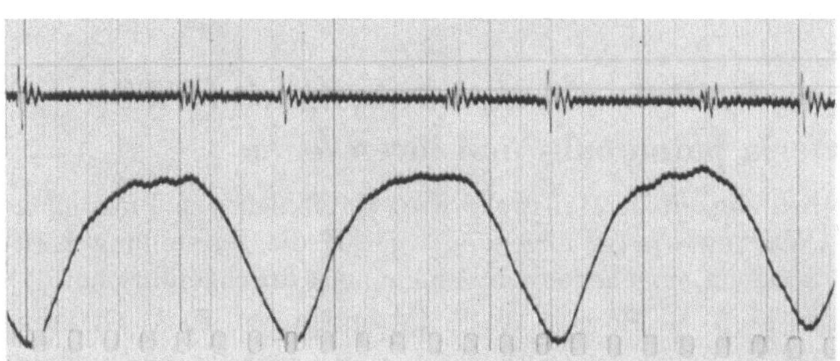

Abb. 54. Linker Ventrikel (Abl. A b) bei Kontraktionsinsuffizienz. Fehlen der ps-Senkung, Verkürzung der Latenzzeit. Kuppelförmige Kurve

Zunächst sehen wir, daß in der Anspannungszeit in der Mehrzahl der Fälle alle Veränderungen, welche durch die Umformung und Rotation des Herzens hervorgerufen werden, kleiner werden oder aufhören (Abb. 54). Die *ps-Senkung* verschwindet, die Kurve verläuft in der Protosystole annähernd horizontal, und die Zeit vom Beginn der Systole bis zum Einsetzen der raschen Medialbewegung *(Latenzzeit) verkürzt sich*. Sie entspricht jetzt etwa der Anspannungszeit. Das Gegenteil des Verschwindens der ps-Senkung, eine *Vertiefung* derselben mit M-förmiger Kurve in der Systole kommt ebenfalls vor, möglicherweise als Ausdruck einer verstärkten Umformungsbewegung bei Hypertonie der linken Kammer (Abb. 55). Es muß dann differential-diagnostisch der Ventrikel-Septumdefekt abgegrenzt werden (s. dort).

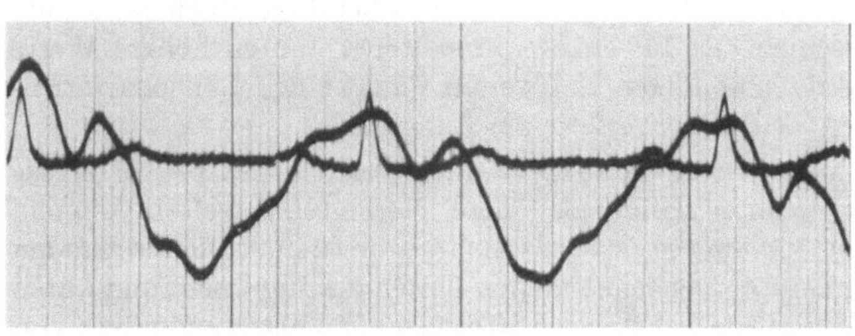

Abb. 55. Vertiefte ps-Senkung bei verstärkter Umformung (Abl. A b)

2. Abnormer Verlauf der Austreibungsperiode

Der Steilabfall weist mitunter im Verlauf der Medialbewegung einen verschiedenen Gradienten auf, was in einer *Knickbildung* zum Ausdruck kommt (Abb. 56). In manchen Fällen verläuft die Systole *S-förmig* (Abb. 57). Da dann oft auch die Diastole S-Form annimmt, resultiert eine *Sinuskurve*, d. h. die Bewegung verläuft langsam an beiden Endstellungen, rasch in der Mitte der Systole und Diastole, sie entspricht also der eines physikalischen Pendels. Wir dürfen dies wohl als Ausdruck der Massenträgheit der erhöhten Blutmenge in den Ventrikeln ansehen. Diese Kurven behalten ihre Form auch beim Umlegen der Kranken. Sie finden sich beim Herzgesunden niemals.

3. Verkürzung der Latenzzeit

Eine *Verkürzung der Latenzzeit auf etwa 0,03 sec und weniger* findet sich nicht selten auch bei der *Mitralinsuffizienz* (Abb. 58). S. auch Abb. 65 auf S. 52. Bei diesem Vitium erfolgt sofort mit dem Beginn des 1. Herztones *im ganzen Bereich der linken Kammer eine rasche Medialbewegung.* Ein systolisches Rechtspendeln kann dabei eine Rolle spielen; dabei muß aber am rechten Herzrand Lateralbewegung erfolgen, was oft nicht der Fall ist. Bei der Mitralinsuffizienz kommt es sofort mit dem Beginn der Kammerkontraktion zu einer Volumverkleinerung des linken Ventrikels in allen Abschnitten, was nur bei diesem Vitium (und beim Ventrikelseptumdefekt) denkbar ist, weil das Kammerblut durch die insuffiziente Mitral-

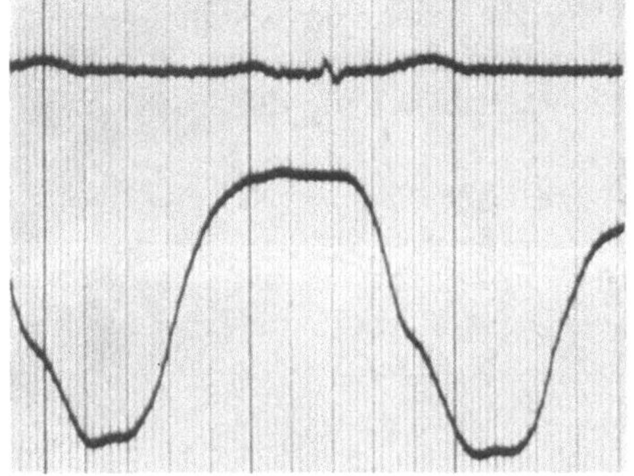

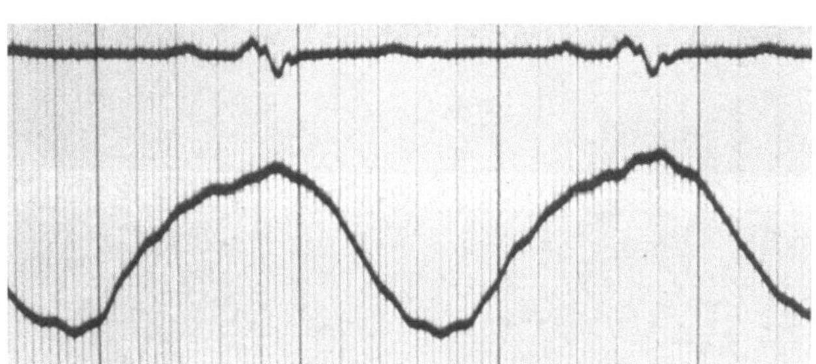

Abb. 56. Knickbildung im Steilabstieg der Austreibungsperiode

Abb. 57. Sinusförmige Kurve

klappe in den linken Vorhof ausweichen kann. Die Zeit zwischen der R-Zacke des EKGs und dem Steilanstieg der Aorta und Arteria pulmonalis ist also wesentlich länger als die bis zum Beginn der gemeinsamen Medialbewegung des linken Ventrikelrandes. Der Beginn der

Medialbewegung an der linken Kammer ist allerdings flacher als während der Austreibung. Dieser Befund ist bei diesem Vitium jedoch nicht in allen Fällen zu erheben, er ist offenbar gelegentlich durch Lokomotionsbewegungen verdeckt. Über andere Veränderungen bei diesem Vitium s. S. 51 und S. 77.

4. Systolische zentrifugale Pulsation

Diese Bewegung stellt wohl den schwersten Grad der Myokardläsion dar. HAUBRICH bezeichnet sie als myopathische Bewegungsparadoxie, amerikanische Autoren sprechen

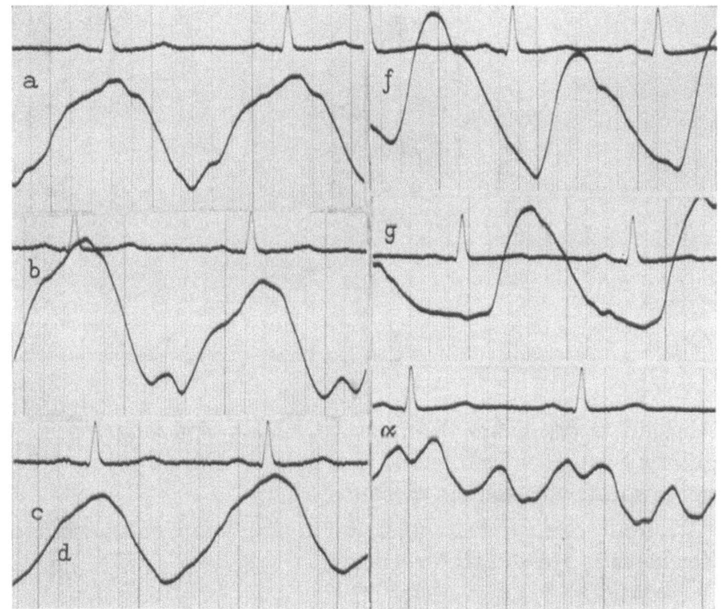

Abb. 58. Eky-Kurven bei Mitralinsuffizienz (Medialbewegung am linken Ventrikel bereits in der Anspannungszeit)

von "reversal of pulsation". Ein Beispiel dafür gibt die Abb. 59 wieder. Es handelt sich um einen 70jährigen Mann mit muskulärer Herzinsuffizienz. Wir sehen caudal (Herzspitze) in Abl. A a und A b eine Lateralbewegung, welche etwa bis zur Mitte der Systole anhält, darnach erfolgt Medialbewegung bis zur Ausgangsstellung. Auch die Diastole zeigt einen vorübergehenden Anstieg und Rückkehr zur Ausgangsstellung. Der diastolische Gipfel ist jedoch wesentlich flacher als der systolische. In den kranialen Abschnitten (A c, d und d_1) erfolgt eine „normale" systolische Einwärtsbewegung. Wir haben es demnach im Gebiet der Herzspitze wie die Phasenanalyse zeigt, mit einer *hernienartigen Ausstülpung der Herzwand* zu tun. Der Herzrand bewegt sich hier in der Systole weiter vom

Zentrum weg wie in der Diastole. Damit schalten die auch normalerweise caudal beim Typ A zu beobachtenden systolischen Lateralbewegungen differentialdiagnostisch aus. Diese dauern nicht bis zur Mitte der Systole, die folgende Medialbewegung ist wesentlich tiefer als der Ausgangswert am Beginn der Systole und der diastolische Anstieg höher als der systolische höchste Punkt.

Diese Ausstülpungsbewegung findet sich meist in der Zone der von KIRCH beschriebenen Spitzenatrophie, die dem Vorgang wohl zugrunde liegt. Das Ansteigen des intraventrikulären Druckes während der Systole führt zu einer Ausbauchung der schwächsten

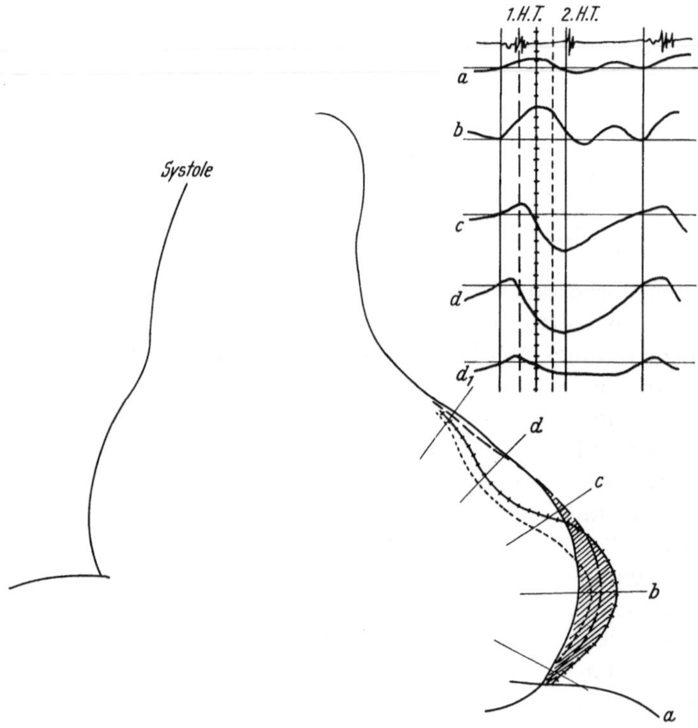

Abb. 59. Systolische Zentrifugalbewegung an der Herzspitze

Abschnitte der linken Kammer, d. h. des Spitzengebietes. Sie erfolgt selten während der ganzen Systole, meist sind die in der Mitte der Systole gelegenen Isophasen am weitesten vorgewölbt, wie auch in diesem Fall.

Zu betonen ist, daß dieses Phänomen beobachtet werden kann, ohne daß irgendwelche Zeichen für Herzinfarkt vorliegen.

5. Rudimentäre und dyskoordinierte Systole

In allen Fällen besonders hochgradiger Kontraktionsinsuffizienz kann es auch in anderen Abschnitten der Ventrikeloberfläche zu systolischen Zentrifugalbewegungen kommen, so daß nur in den dazwischen gelegenen Partien die systolische Medialbewegung erhalten bleibt.

Es wurde ferner von mir in extrem seltenen Fällen eine Wellenbewegung beobachtet, die über das Gebiet des linken Ventrikels hinwegzieht (Abb. 60a, b und c). Die einzelnen Punkte der Oberfläche weisen eine zeitliche Versetzung, Phasendifferenz ihrer Bewegung auf, es handelt sich demnach um eine „fortlaufende Welle". Ihre Fortpflanzungsgeschwindigkeit wurde mit 5,6 cm pro sec berechnet. Die Frage, ob es sich dabei tatsächlich um eine dyskoordinierte Tätigkeit der Ventrikelmuskulatur handelt oder ob in solchen Fällen eine Vermehrung der Perikardflüssigkeit (Stauungstransudat) vorliegt, in der es zu einer Wellenbewegung kommt, kann vorläufig nicht entschieden werden.

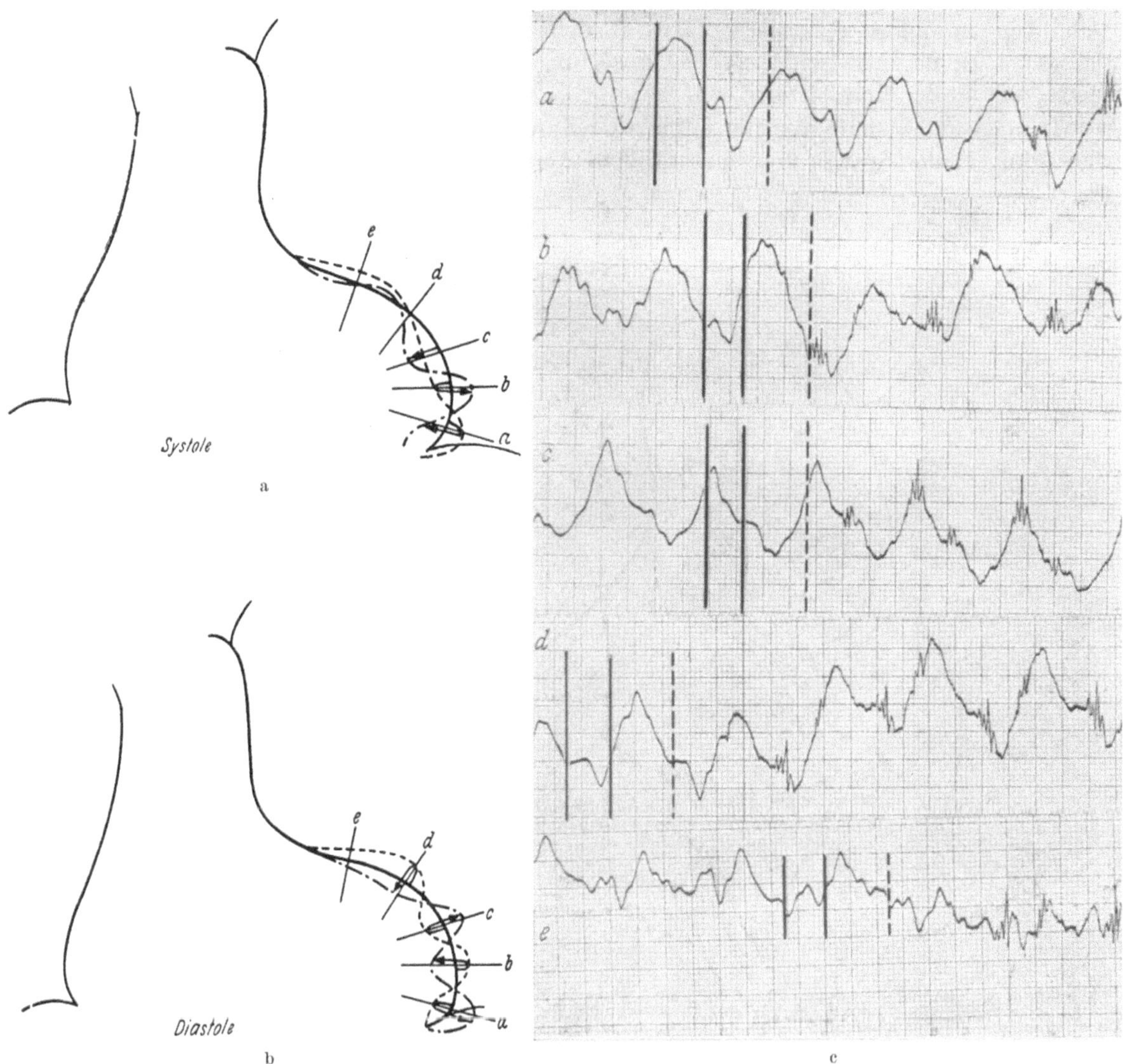

Abb. 60a, b und c. Wellenartige Bewegung am linken Herzrand *a* in der Systole, *b* in der Diastole, *c* zugehörige Eky-Kurven
[entnommen aus einer Veröff. des Verf. Fortschr. Röntgenstr. 76, 343, H. 3 (1952)]

6. Herzinfarkt

Aus der Flächenkymographie war beim Infarkt die „stumme Zone" (C. SCHILLING) und die systolische Ausstülpungsbewegung bekannt (v. BRAUNBEHRENS und HEIER). Die Elektrokymographie zeigte bald, daß es stumme Zonen nicht gibt. Die Bewegungen sind hier entweder so klein, daß das Flächenkymogramm sie nicht zu erkennen gibt oder sie Unbeweglichkeit wird durch Lokomotionsbewegungen vorgetäuscht, indem hier die entgegengerichtete Pulsationsbewegung gerade aufgehoben wird. LUISADA und FLEISCHNER, S. DACK, GILLICK, SCHNEIDER, PALAY und SUSSMAN, BURGOIN und GERBOUX, DUSSAILLANT u. Mitarb. sowie der Verf. haben Infarktzeichen im Eky beschrieben. Eine zusammenfassende Schilderung wurde von HAUBRICH und ODENTHAL gegeben.

Wir möchten betonen, daß gerade bei dieser Erkrankung eine sehr kritische Einstellung nötig ist. Vielfach werden in der Systole nach lateral gerichtete Bewegungen einfach als Infarktzeichen gewertet. Das ist völlig unzulässig. Ohne Phasenanalyse ist ein Urteil im allgemeinen nicht möglich.

Systolische Lateralbewegung kommt in vielen Fällen (auch beim Herzgesunden) vor: 1. beim Pulsationstyp A an der Herzspitze (s. S. 18), 2. beim Typ B in den kranialen Abschnitten der linken Kammer (S. 20), 3. beim systolischen Linkspendeln des Herzens (S. 64), 4. bei der intraventrikulären Umwälzung des Blutes (S. 51) und 5. bei Zentrifugalbewegung an der Herzspitze (S. 46).

Demgegenüber muß für die Infarktdiagnose gefordert werden: 1. die Zentrifugalbewegung in der Systole muß eine größere Amplitude haben als die Randbewegung in

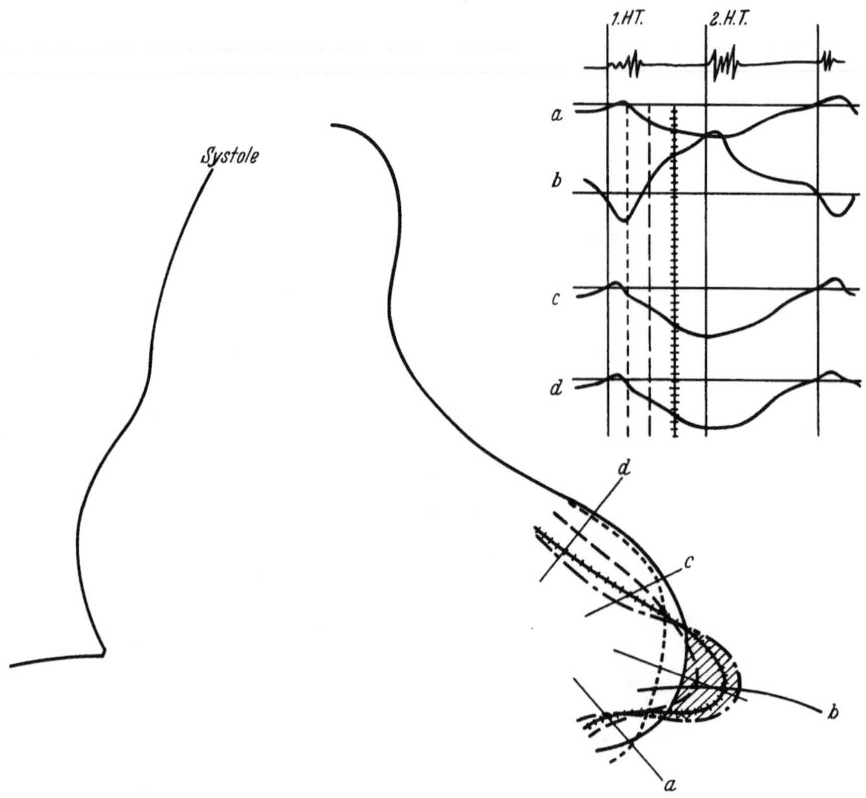

Abb. 61. Phasenanalyse bei vorderem Lateralinfarkt mit systolischer Vortreibung der Spitzenregion, die bis zum 2. Herzton anhält (zum Unterschied von Abb. 59) [entnommen aus einer Veröff. des Verf. Fortschr. Röntgenstr. **76**, 3 (1952)]

der Diastole, bzw. sie muß in einer reinen Lateral-, die Diastole in einer Medialbewegung bestehen, 2. der Herzrand muß im Infarktgebiet am Ende der Systole mindestens nicht weiter medial stehen als am Beginn derselben. Nur wenn diese Kriterien vorhanden sind, können wir mit Sicherheit eine hernienartige Vorwölbung der Herzwand in der Systole durch den Innendruck annehmen. Das aber ist das einzige zuverlässige Infarktzeichen, wenn wir von der oben beschriebenen Vorwölbung der Herzspitze absehen. Viele der in der Literatur mitgeteilten Kurven halten einer solchen Kritik nicht stand.

Die Lokalisation der Infarkte kommt der elektrokymographischen Erfaßbarkeit entgegen (HAUBRICH, PAPACHARALAMPOUS und ZOLLINGER). Die im Bereich der linken Coronararterie gelegenen Infarkte und die des Spitzengebietes lassen sich leicht randständig einstellen. Größte Schwierigkeiten bereitet dagegen der Hinterwandinfarkt.

Nach HAUBRICH und ODENTHAL sind frische und kleine Herzinfarkte oft nicht nachweisbar, weil der betroffene Ventrikelbereich noch hämorrhagisch infarziert ist und infolge seiner Starre die Kontraktion der gesunden Umgebung mitmacht. Nach einigen Wochen tritt dann aber das charakteristische Zeichen der systolischen Zentrifugalbewegung

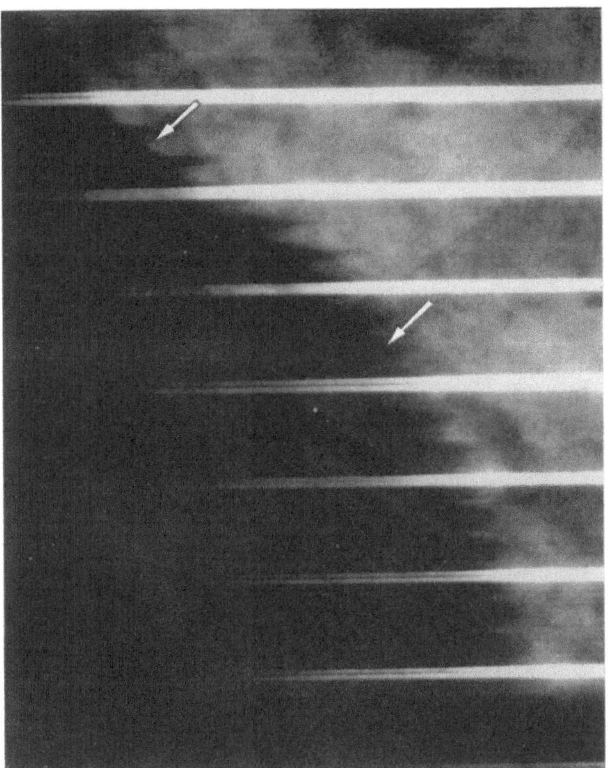

Abb. 62 a

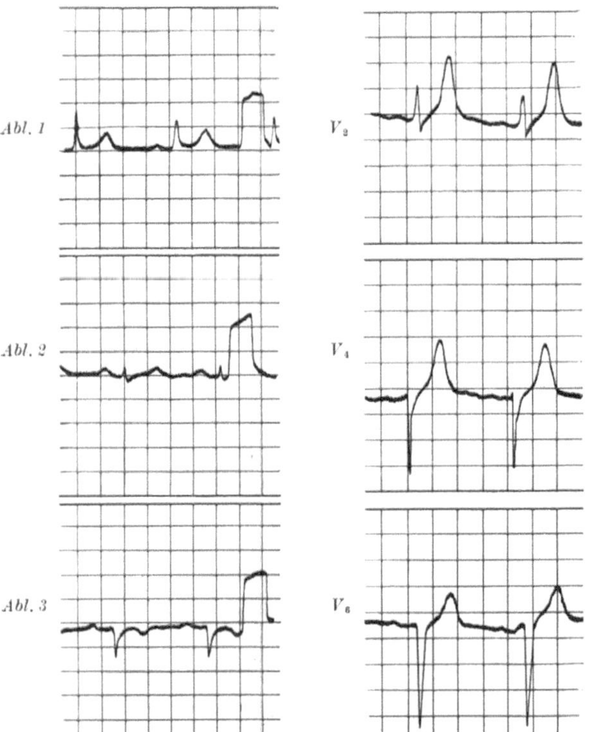

Abb. 62 b

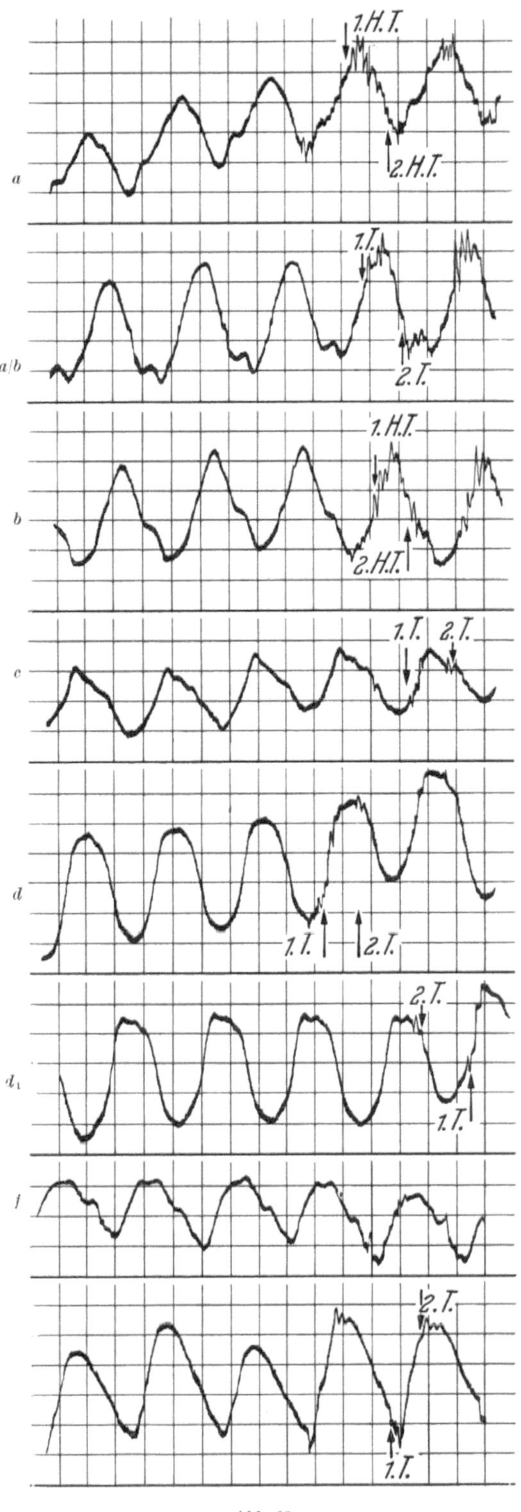

Abb. 62 c

Abb. 62 a—d. Restzustand nach Lateralinfarkt.

a Flächenkymogramm (Infarktzone mit Schleuderzacken zwischen
den Pfeilen)

b EKG (R-Verlust in der Brustwandableitung V 6)

c im Eky rasche systolische Lateralbewegung (Ausstülpung)
in c,d und d_1 (Überlagerung des Herzschalles in den
Kurvenabschnitten rechts). Abb. 62 d s. S. 50

(systolische Paradoxie) auf. Man kann dies bereits als „dynamisches Herzwandaneurysma" bezeichnen. Dabei fehlt eine anatomische Ausbuchtung der Herzwand noch lange Zeit.

Auch in diesem Stadium können in seltenen Fällen Eky-Veränderungen fehlen. Dies dürfte meist daran liegen, daß es nicht gelungen ist, die Infarktzone an den Herzrand zu bringen und so abzutasten. Ob auch in diesen Fällen mitunter die charakteristische systolische Ausbauchung fehlen kann infolge einer überlagernden Infarktperikarditis oder kleiner und derber Schwielen, die die Bewegung der Umgebung mitmachen, bleibt noch zu klären.

Es ist aber sicher, daß die Zeichen im Eky noch fortbestehen können, wenn elektrokardiographisch der Infarkt nicht mehr erkennbar ist (HAUBRICH). Andererseits können sich die kymographischen Befunde auch rascher zurückbilden wie die des EKGs. Darauf beruht der Wert und wohl auch die prognostische Bedeutung dieser Methode beim Herzinfarkt.

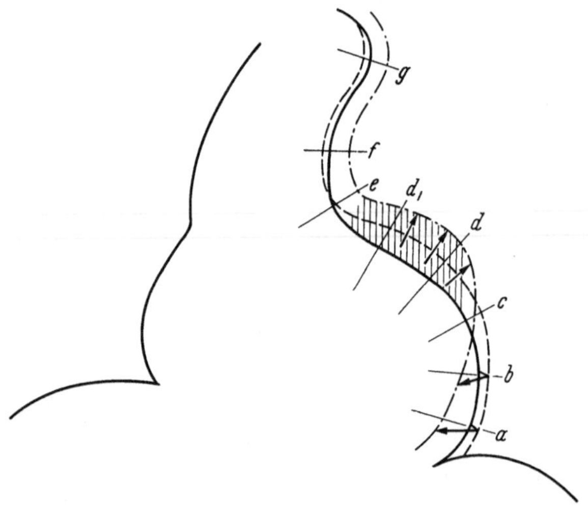

Abb. 62d. Phasenanalyse (systol. Ausstülpung)

In der Abb. 61 ist ein von mir beobachteter Vorderwandinfarkt mittels der Phasenanalyse als systolische Ausstülpung (Protuberanz) dargestellt, die sich auf die Herzspitze beschränkte Abb. 62 zeigt im Flächenkymogramm, im EKG, im Eky und der Ph. A. den Restzustand eines *Lateralinfarktes* mit typischer Ausstülpungsbewegung in Abl. d und d_1. Die Abb. 63 gibt die Eky-Kurven und die Phasenanalyse eines sechs Wochen alten hohen vorderen Lateralinfarktes wieder (nach HAUBRICH und ODENTHAL). Wir finden vor allem in Abl. c und d eine steile Lateralbewegung im Beginn der Systole, die gegen Ende der Systole nicht völlig rückgängig gemacht wird. Es liegt also eine typische *Ausstülpungsbewegung* vor. Die Phasenanalyse zeigt die systolische Vorwölbung im infarzierten Bereich (schraffierte Zone). Auch bei leichter Drehung in Richtung auf die rechte vordere Schrägstellung (Ableitungen von caudal nach kranial mit h bis l bezeichnet) lassen die systolische Lateralbewegung noch gut erkennen.

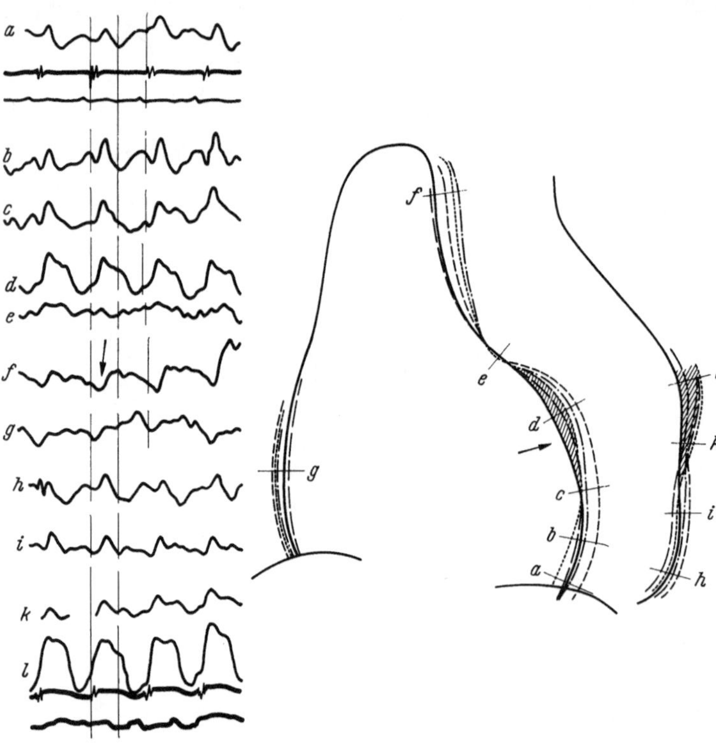

Abb. 63. Hoher vorderer Lateralinfarkt, Flächenkymogramm, Eky-Kurven und Phasenanalyse [entnommen aus HAUBRICH und ODENTHAL, Der Herzinfarkt. Cardiologia (Basel) **24**, 225 (1954)]

Von HAUBRICH sind Herzinfarkte mit der horizontalen Phasenanalyse nachgewiesen worden. Allerdings ist hier, worauf besonders hingewiesen werden soll, die Notwendigkeit, die Vortäuschung einer Ausstülpungsbewegung durch Positionsänderungen auszuschließen, besonders zu beachten.

Beim *Herzwandaneurysma* haben wir dieselben Bewegungsvorgänge zu erwarten, nur sind sie hier, außer in Fällen von wandständigen Thrombosen, besonders ausgeprägt. Sie treten daher meist sogar im Flächenkymogramm in Erscheinung in Form spitzer systolischer Schleuderzacken. Die systolische Lateralbewegung erfolgt als sehr rasche Auswärtsbewegung mit großer Amplitude. In der Abb. 64 sind einige Kurven aus Infarktgebieten zusammengestellt. Diese Zentrifugalbewegungen in der Systole gehören zu den raschesten Bewegungen, welche wir in der Elektrokymographie überhaupt beobachten.

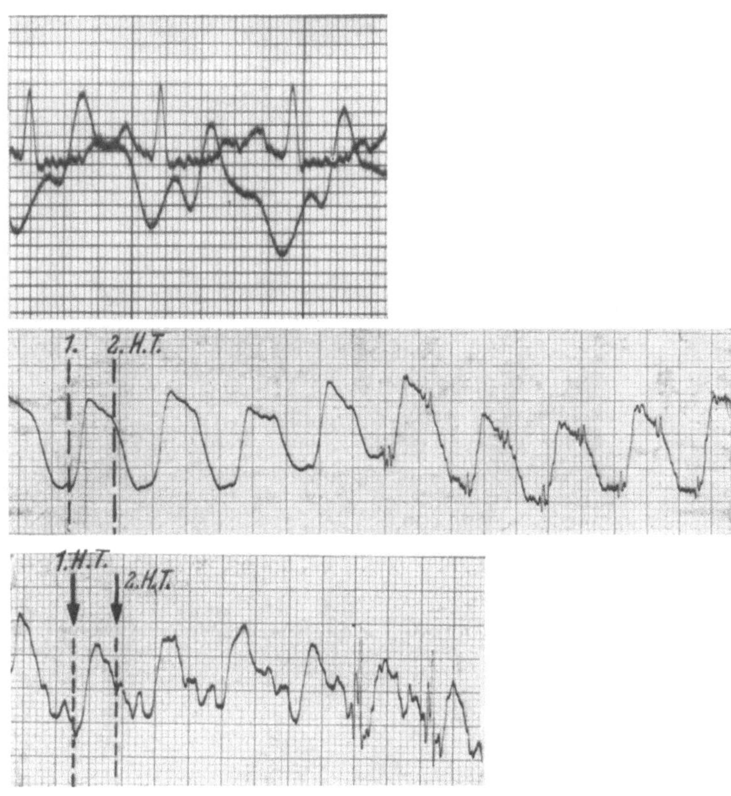

Abb. 64. Eky-Kurven aus Infarktgebieten verschiedener Fälle. Rechts in den Kurven Überlagerung des Herzschalles

7. Systolische Auftreibung des Conus pulmonalis. Mitralfehler

Dieses Phänomen wurde erst durch die Elektrokymographie bekannt. Es wurde von mir beschrieben und von GADERMANN und HAUBRICH bestätigt. Es findet sich bei Zuständen, welche zu Drucksteigerungen im kleinen Kreislauf führen. Am häufigsten beim Cor mitrale. Es soll zunächst ein typischer Fall beschrieben werden. Es handelt sich um einen 40jährigen Mann, der an einer knopflochartigen Mitralstenose litt. Diese wurde operativ erweitert. Nach der Operation blieb eine Mitralinsuffizienz zurück. Der klinische Erfolg war jedoch zufriedenstellend. Röntgenologisch bestand auch nach der Operation eine ausgeprägte Mitralkonfiguration mit Verbreiterung und leichter Vorwölbung des Conus pulmonalis und rechts randbildendem linkem Vorhof.

Die Abb. 65 gibt die Eky-Kurven wieder. Es wurden vom Conus pulmonalis drei Ableitungen (d, d_1 und d_2) geschrieben, weil er etwa die Hälfte des linken Herzrandes im Ventrikelgebiet einnahm. Man sieht caudal (Abl. a—c) die für Mitralinsuffizienz typische vorzeitige, d.h. bereits in der Anspannungszeit einsetzende Zentripetalbewegung. Am *Conus pulmonalis* erfolgt aber mit scharfem Umschlagpunkt eine *Zentrifugalbewegung* (Abl. d—d_2).

4*

Sie setzt bereits in der Anspannungszeit ein und hat einen starken und bis zum Ende der Systole anhaltenden Volumzuwachs zur Folge.

Weitere für dieses Vitium charakteristische Veränderungen zeigt Abl. β, die dem rechts randbildenden linken Vorhof entspricht. Man sieht in der ganzen Systole einen kuppelförmigen Kurvenanstieg, der als Reflux aus dem linken Ventrikel in den Vorhof gedeutet werden muß (S. 77).

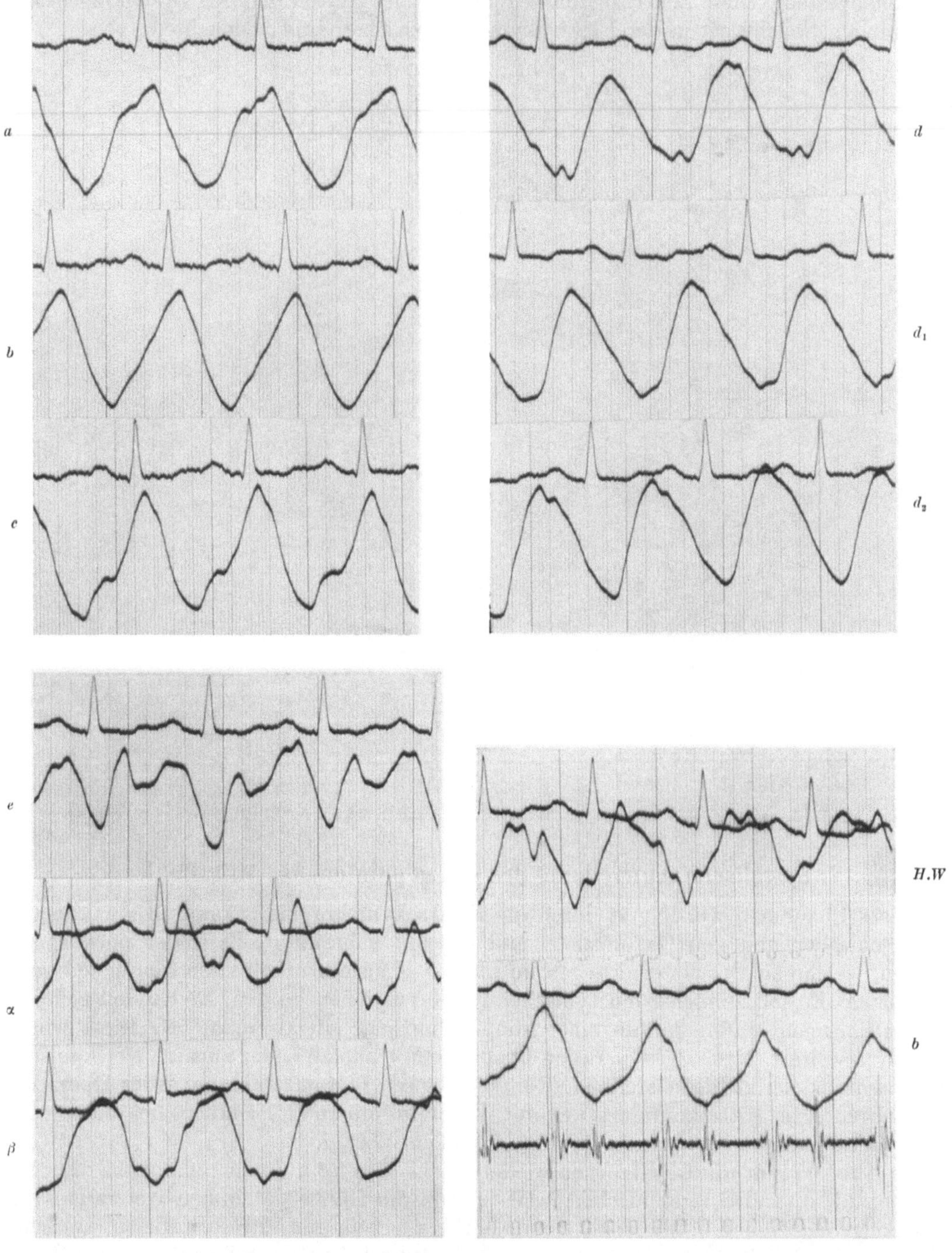

Abb. 65. Eky-Kurven bei einer Mitralinsuffizienz. Im Gebiet des Conus pulmonalis *(d, d₁, d₂)* erfolg teine Lateralbewegung. Am linken Vorhof *(e, α, β)* kuppelförmiger systolischer Anstieg (Reflux). Vorzeitiger Beginn der Volumabnahme an der linken Kammer *(a, b, c)*

An der Hinterwand (H.W.) erfolgt in der Systole eine ausgiebige Dorsalbewegung des linken Vorhofes. Hier interessiert aber besonders die Bewegung im Ventrikelgebiet.

Die Phasenanalyse (Abb. 66) ergibt ein charakteristisches Bild. Während die caudalen Abschnitte der Ventrikel sich kontrahieren, wird der Conus pulmonalis *vorgewölbt*. Es besteht also ein Alternieren der Ein- und Ausflußbahn. Das Blut wird in der Systole aus der ersteren in die letztere geworfen (intraventrikuläre Umwälzung). Infolge erhöhten Widerstandes in der Lungenstrombahn wird es aber nur unvollständig in die Arteria pulmonalis getrieben und baucht daher den Conus pulmonalis aus.

Der Vorgang läßt sich ohne weiteres unterscheiden vom Pulsationstyp B (S. 19), bei dem ebenfalls kranial am linken Ventrikelrand eine systolische Lateralbewegung erfolgt. Hier geht aber die Medialbewegung der caudalen Abschnitte allmählich in die Lateralbewegung kranial über. Der Kurvengipfel wandert je weiter sich die Ableitungsstelle von caudal nach kranial verschiebt *allmählich* vom Beginn gegen das Ende der Systole, während bei der hier geschilderten Ausweitung des Conus pulmonalis ein scharfer Umschlag der Medialbewegung in die Lateralbewegung erfolgt. Auch die Unterscheidung der Lateralbewegung des hochsitzenden Lateralinfarktes bietet keine

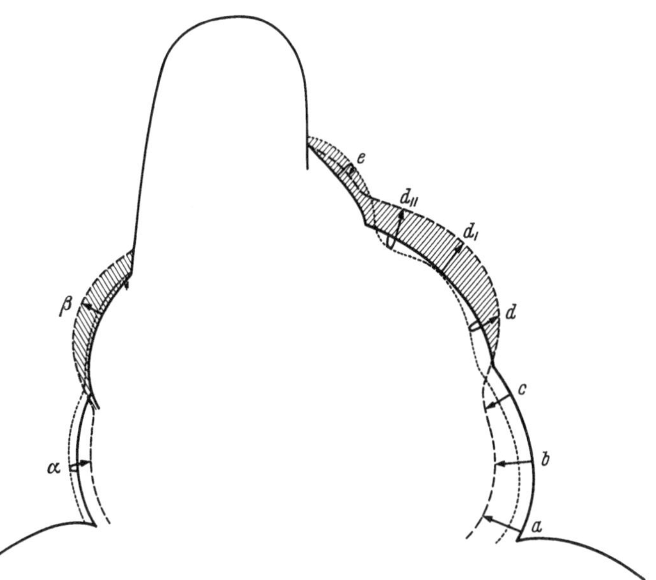

Abb. 66. Phasenanalyse zu Abb. 65. Vorwölbung des Conus pulmonalis und des linken Vorhofes

Schwierigkeiten, wenn man die Kurvenform berücksichtigt. Auch zeigen die dem Infarkt benachbarten Abschnitte im Gegensatz dazu pathologische Kurven.

An der linken Kammer scheinen ebenfalls ähnliche intraventrikuläre Umwälzungen des Blutes aus der Einflußbahn in die Ausflußbahn bei Erhöhung des peripheren Widerstandes vorzukommen, doch ist hier ein abschließendes Urteil noch nicht möglich.

II. Diastole

1. Änderung der Kurvenform

Mit nachlassender Kontraktionsleistung des Herzens kommt es gewöhnlich zu einer charakteristischen Kurvenänderung im Bereich der Kammern, die z. T. bereits bei der Flächenkymographie geschildert wurde, die aber, wie von mir gezeigt werden konnte, erst mit Hilfe der Elektrokymographie genauer erfaßt werden konnten. Unbeschadet der bereits geschilderten Tatsache, daß die Kurven in der Diastole caudal mehr konvex verlaufen wie kranial, kann man sagen, daß die Kurven im Ganzen die Form annehmen wie die Abb. 67 zeigt. Ähnliche Kurven sind bereits S. 44 (Abb. 54 und 56) abgebildet worden. Sie zeigen, daß bereits im Beginn der Diastole die Kammern aufgefüllt werden. Man kann also hier (wohl nicht aber beim Herzgesunden) von einem "rapid inflow" sprechen. Dann kommt vorzeitig die Lateralbewegung zum Stillstand oder wird doch langsamer. In der Regel *verschwindet die protodiastolische Zacke*.

Bezeichnet man die Lage des Herzrandes mit r und die Zeit mit t, so ist die Lage des Herzrandes eine (periodische) Funktion der Zeit, also $r = f(t)$. Beim normalen Herzen erfolgt die Lateralbewegung der Randpunkte im Durchschnitt im aufsteigenden Schenkel mit konstanter Geschwindigkeit. Demnach ist

$$f'(t) = \frac{dr}{dt} \text{ positiv und konstant, } f''(t) = \frac{d^2 r}{d t^2} \, .$$

Demgegenüber stellt sich der erste Differentialquotient (f'), sowie die zweite Ableitung der Funktion $f''(t)$ beim insuffizienten Myokard folgendermaßen dar:

$$f' = \frac{dr}{dt} \text{ positiv und } f''(t) = \frac{d^2 r}{d t^2} \text{ negativ} \, .$$

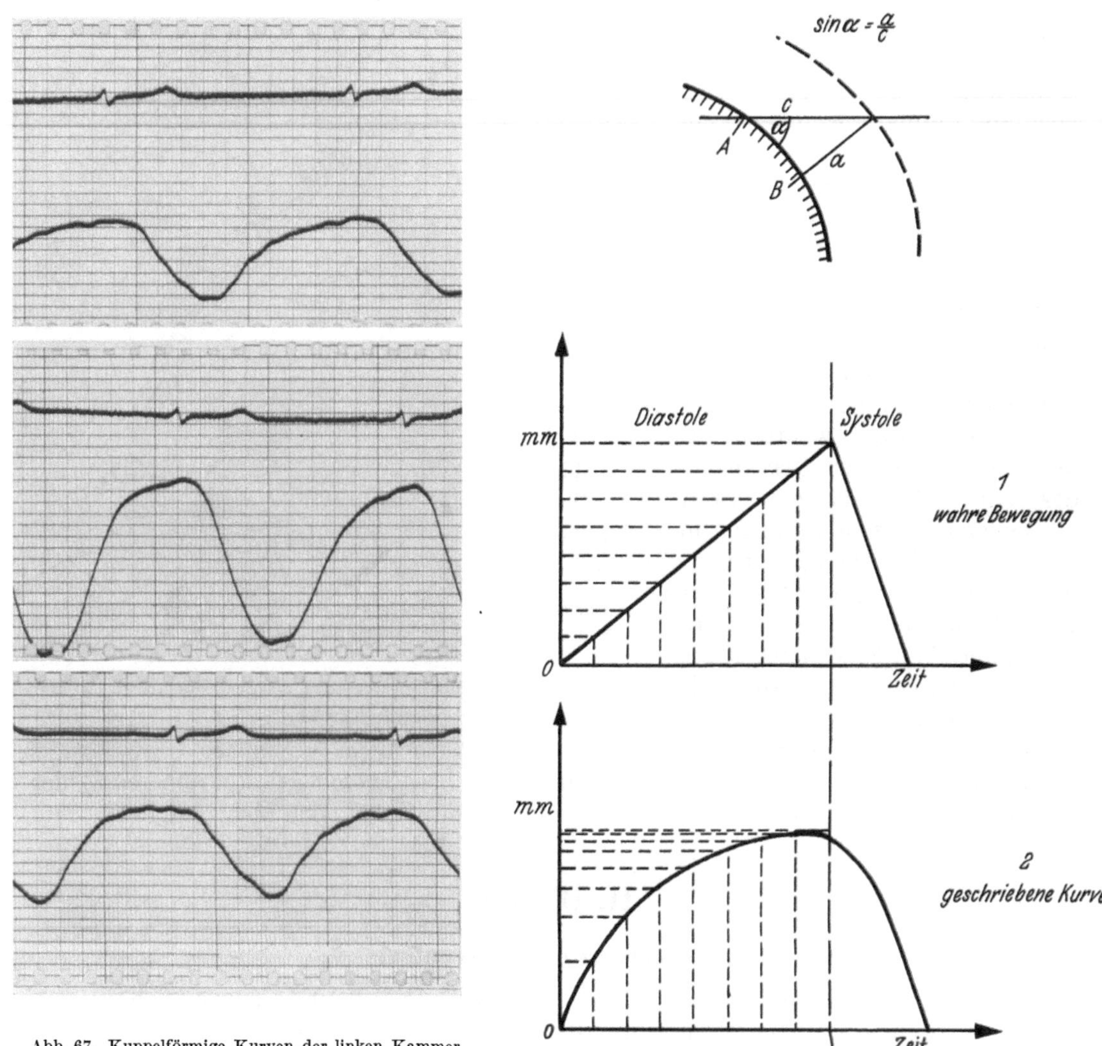

Abb. 67. Kuppelförmige Kurven der linken Kammer mit beschleunigter diastolischer Auffüllung

Abb. 68. Verzerrungseffekt bei nicht senkrechter Schlitzeinstellung. Der Winkel α ändert sich während der Pulsation, dadurch geht eine gleichförmige Bewegung (obere Kurve) in eine kuppelförmige über (unten)

Der Herzrand verweilt also länger in der Nähe der diastolischen Endstellung. Mitunter ist das gleiche am systolischen Schenkel erkennbar. Man kann also sagen, daß der zeitliche Durchschnitt der Lage des Herzrandes in Richtung auf die diastolische Endstellung verschoben ist.

Daraus resultieren *kuppelförmige* Kurven oder, wenn es nach Erreichen der maximalen diastolischen Stellung zum Bewegungsstillstand kommt, weil eine weitere Auffüllung nicht mehr möglich ist, *plateauförmige Kurven*. Wir möchten allerdings darauf hinweisen, daß eine zuverlässige Einstellung des Schlitzes der Photozelle auf den Herzrand Voraussetzung für die Beurteilung der Kurvenform ist. Sie ist bekanntlich bei der Flächenkymographie nicht möglich, dagegen bei der Elektrokymographie mittels der Zielvorrichtung leicht durchführbar.

Ist der Schlitz nicht senkrecht auf den Herzrand eingestellt, so tritt ein *Verzerrungseffekt* ein. In Abb. 68 soll die Stellung des Schlitzes der Linie c entsprechen. Die Herzoberfläche entspricht der gekrümmten Linie (Systole), die gestrichelte Linie ist die laterale Endstellung. Der Winkel zwischen Herzoberfläche und Schlitz sei α. Bewegt sich der Herzrand nach lateral zwischen beiden Endstellungen, so geraten alle Punkte zwischen A und B für eine sehr kurze Zeit in den Schlitz. Erfolgt die diastolische und systolische Randbewegung mit völlig gleicher Geschwindigkeit (Kurve 1), so wird diese im Kymogramm in die Form der Kurve 2 umgewandelt, da die Bewegung in der Gegend A (kleiner Winkel α) eine stärkere Beschleunigung erfährt als in der Gegend B (größerer Winkel α). Es treten also noch lateral konvexe Bogen der Randbewegung auf, wenn der Herzrand lateral konvex gewölbt ist, umgekehrt verursacht eine medial konvexe Krümmung lateral konkave Bogenform. Da der Schlitz des Elektrokymographen relativ breit ist, braucht man aber die senkrechte Einstellung auf den Herzrand nicht zu pedantisch vorzunehmen. Die Abgrenzung dieser Kurvenform von Befunden wie wir sie bei Perikardobliteration beobachten, wird bei Besprechung dieser Erkrankung gegeben werden.

2. Hemmung der diastolischen Erweiterung in den caudalen Abschnitten der linken Kammer

Die Phasenanalyse ergibt weitere charakteristische Veränderungen. Die Abb. 69 zeigt im Bereich der *Einflußbahn der linken Kammer* eine starke Hemmung der diastolischen Ausdehnung. Dies kommt in einem *Aneinanderrücken der Isophasen* im Bereich der Herzspitze zum Ausdruck. Die Eky-Kurven weisen

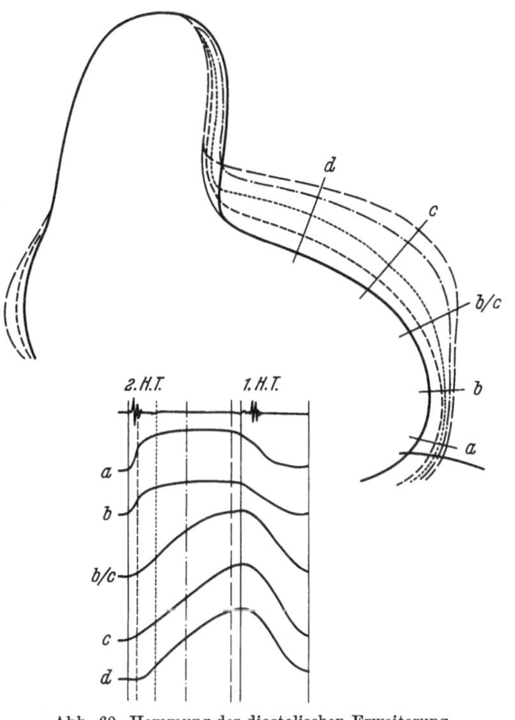

Abb. 69. Hemmung der diastolischen Erweiterung der linken Kammer (Einflußbahn)

in der Abl. a und b infolgedessen Plateauform auf, während weiter kranial im Bereich der Ausflußbahn eine allmähliche Auffüllung während der Diastole erfolgt, die Isophasen zeigen hier einen größeren Abstand voneinander.

Dieser Vorgang ist gut verständlich. Infolge der vorausgehenden ungenügenden systolischen Kammerentleerung ist die Einflußbahn noch stark gefüllt (erhöhte Restblutmenge), nur die Ausflußbahn hat sich entleert. Diese wird in der Hauptsache aufgefüllt. Hier erfolgt also die pulsatorische Volumänderung, während die caudalen Abschnitte ihr Volumen wenig ändern. Hier findet man ja auch die Kirchsche Spitzenatrophie.

3. Diphasische Auffüllung der Einflußbahn der linken Kammer

Bei insuffizienter Kontraktionsfähigkeit der linken Kammer findet man nicht selten in den caudalen Abschnitten eine *doppelgipflige Kurve* in der Diastole. Man kann dieses Phänomen sogar mit Hilfe der Flächenkymographie beobachten und es wurde als signe l'M (DELHERM und FISCHGOLD) oder Kamelrückenkymogramm (PRESSMANN und WORONESCH) beschrieben. Es ließ sich aber erst mit der Phasenanalyse erklären. Als Beispiel für dieses Phänomen, das hier beschrieben werden soll, kann der Fall der Abb. 70 dienen. Caudal tritt eine M-*förmige Kurve* auf, während kranial nach kurzer Negativität gleichmäßiger Kurvenanstieg erfolgt. Die Phasenanalyse (Abb. 71) ergibt, daß die Volumzunahme in der Einflußbahn beginnt, daß dann aber hier eine „rückläufige Bewegung" einsetzt und gleichzeitig sich die Ausflußbahn rasch auffüllt. Wir beobachten also eine vorübergehende Annäherung an die *Kugelform* wahrscheinlich als Ausdruck erhöhten Innendruckes. Erst als Abschluß der Diastole tritt die *zweite Phase der Füllung* an der Einflußbahn ein. Die Folge dieser diphasischen Füllung der Einflußbahn ist die M-förmige Kurve in Abl. a. Wir sehen also, daß sich die Einflußbahn und die Ausflußbahn der Kammern verschieden verhalten, daß ihre Auffüllung *alternierend* erfolgt.

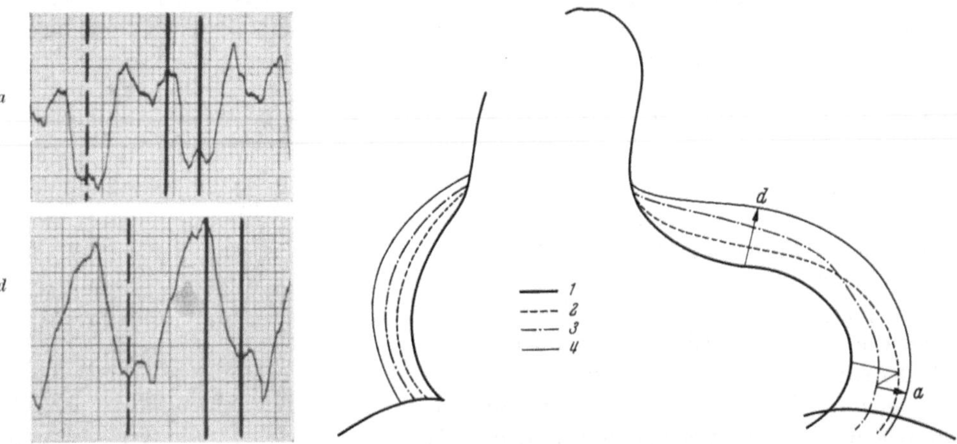

Abb. 70. Diphasische Auffüllung der Einflußbahn der linken Kammer „M-Zeichen" (Eky-Kurven)

Abb. 71. Phasenanalyse zu 70. Intermittierende Auffüllung der Einflußbahn

4. Rückläufige Bewegungen in der Diastole

Auch hier liegt eine ungleichmäßige Auffüllung der Ventrikel zugrunde (Abb. 72). Wir erhalten dann einen stufen- oder treppenförmigen Kurvenanstieg in einzelnen Ableitungen, während er in anderen gleichmäßig erfolgt. Abb. 73 gibt die Phasenanalyse zu

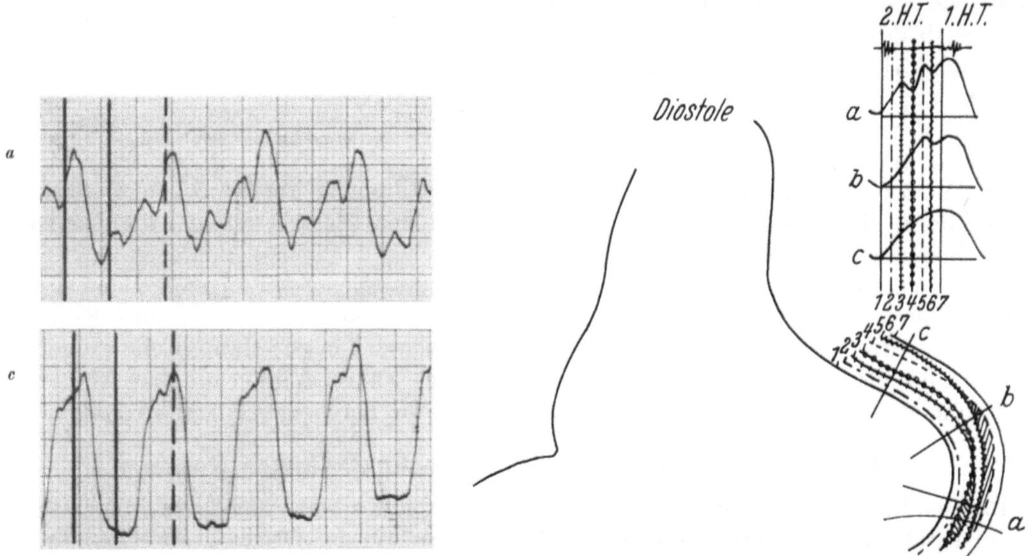

Abb. 72. Eky-Kurven bei „rückläufiger Bewegung" in der Diastole (stufenförmiger Verlauf)

Abb. 73. Phasenanalyse zu 72. Überkreuzung der Isophasen [entnommen aus HECKMANN. Fortschr. Röntgenstr. 76, H. 3 (1952)]

diesen Kurven. Hier *überkreuzen sich* die *Isophasen* in den caudalen Abschnitten. Die gleichmäßige Lateralbewegung wird unterbrochen, und in den schraffierten Bezirken erfolgt vorübergehend eine kurzdauernde gegensinnige Bewegung des Herzrandes.

Die Abb. 74 soll diesen Vorgang erläutern. Die Herzform nähert sich bald mehr einer *Kugelform*, bald mehr der *Ovoidform*. Wenn die letztere (ausgezogene Linie) im Verlauf der Diastole in die erstere (gestrichelte Linie) übergeht, so resultiert daraus kaudal in der schraffierten Zone eine Rücklaufbewegung. Die Herzform ist in jedem Zeitpunkt der Herzrevolution die Funktion des Verhältnisses des Innendruckes zur Wandspannung des Ventrikels. Beim gesunden Herzen besteht eine dauernde Anpassung des Myokards an das diastolisch einströmende Blut. Beim kranken Herzmuskel ist diese Anpassung gestört. Steigt der Druck rasch an, so nähert sich dessen Form der Kugelform, sinkt er ab, so erfolgt eine Annäherung an eine schlaffe Beutelform. Der Übergang beider Formen ineinander im Verlauf der Diastole führt zu den rückläufigen Bewegungen.

Auch dieses Phänomen ist ein Zeichen dafür, daß die Harmonie des normalen Auffüllungsvorganges verlorengegangen ist. Die Elektrokymographie hat uns erstmalig diese Veränderungen in ihrem Wesen erkennen lassen, nachdem wir im Flächenkymogramm zwar abnorme Randzacken beobachten konnten, ihre Deutung aber natürlich nicht möglich war.

Eine interessante Bestätigung erfuhren diese Anschauungen durch die Beobachtungen MUMMENTHALERs. Dieser französische Autor fand, daß bei „diastolischem *Galoppton*" (dritten Herzton) im Elektrokymogramm eine Stufe auftritt, die einer rückläufigen Bewegung entspricht, wie auch von MUMENTHALER ausgeführt

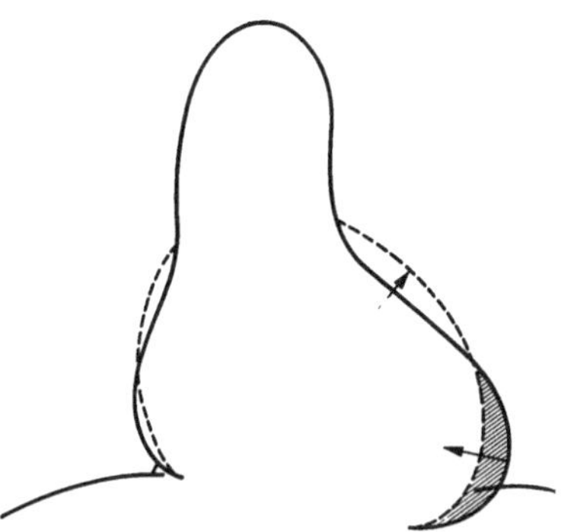

Abb. 74. Schema der Umformung zu 72

wird. Er macht auch darauf aufmerksam, daß das Auftreten dieses Galopptons auf eine „Tonusänderung" des Herzmuskels bezogen wird und andererseits entsprechend der obigen Ausführungen auch die rückläufige Bewegung bei einer Umformung entsteht, der eine Änderung des Verhältnisses Innendruck zur Wandspannung zugrunde liegt.

5. Perikardobliteration

Bei völliger Perikardsynechie erhalten wir charakteristische Kurven, die in ihren Grundtypen bereits durch flächenkymographische Untersuchungen gefunden worden waren (STUMPF, BERNER, ASSMANN, CRAMER und STEHR, HECKMANN, HAUBRICH und THURN). Sie wurden durch elektrokymographische Befunde von GILLICK und REYNOLDS, HEYER, MacKUSIK und in letzter Zeit besonders von HAUBRICH, KOPPERMANN u. Mitarb. genauer festgelegt.

Abb. 75 gibt einen solchen Fall (nach HAUBRICH) wieder. Er ist charakterisiert durch *laterale Plateaus im Ventrikelbereich*. Hinzu kommt eine *mediale Plateaubildung in der Diastole an den großen Gefäßen*, worauf HAUBRICH aufmerksam machte. Bekanntlich gibt es laterale Plateaubildung an den Ventrikeln auch beim *dilatierten*, muskulär insuffizienten Ventrikel. Demgegenüber weist die Kurve der Perikardsynechie (Syncretio) folgende Eigentümlichkeiten auf: 1. die Plateaubildung tritt völlig uniform in allen Kammerabschnitten auf (beim dilatierten Herzen ist das nicht der Fall, vielmehr sehen wir das Seite 55 beschriebene unterschiedliche Verhalten der Ein- und Ausflußbahn), 2. der diastolische Kurvenanstieg erfolgt bei der Synechie abnorm rasch (steiler Anstieg), der *systolische Abstieg* ist deutlich *verlangsamt*, die Kurvenneigung ist in der Systole geringer als in der Diastole, 3. die *Latenzzeit* (R-Zacke des EKGs bis zum Kurvenabstieg) ist *verlängert* und wesentlich größer als die Dauer der Anspannungszeit, 4. das erwähnte korrespondierende Verhalten der großen Gefäße.

Die Abb. 76 zeigt gestrichelt die normale Ventrikelkurve, ausgezogen die Obliterationskurve. Bei dieser ist die Erreichung der diastolischen Endstellung des Ventrikels durch die konstriktive Umschnürung desselben gehemmt. Die Lateralstellung wird jedoch durch die Steigerung des Innendruckes beschleunigt erreicht. Die Skizze läßt aber auch erkennen, daß der Anfangsteil der Systole ebenfalls gewissermaßen weggelöscht ist (er fällt in den schraffierten Bezirk). Dadurch kommt die Verlängerung der Latenzzeit zustande. Dafür können *Pendelbewegungen nicht* verantwortlich gemacht werden, denn diese sind bei der

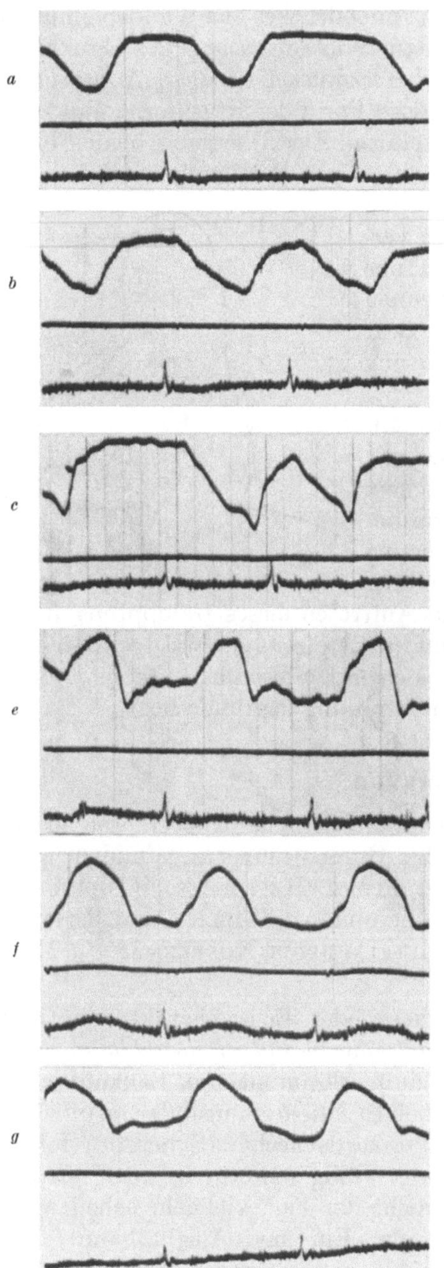

Abb. 75. Eky-Status bei Perikardobliteration. Laterale Plateaus im Bereich der Ventrikel, mediale Plateaus an den großen Gefäßen [entnommen aus HAUBRICH, Ergebn. inn. Med. Kinderheilk. 6, 640 (1955)]

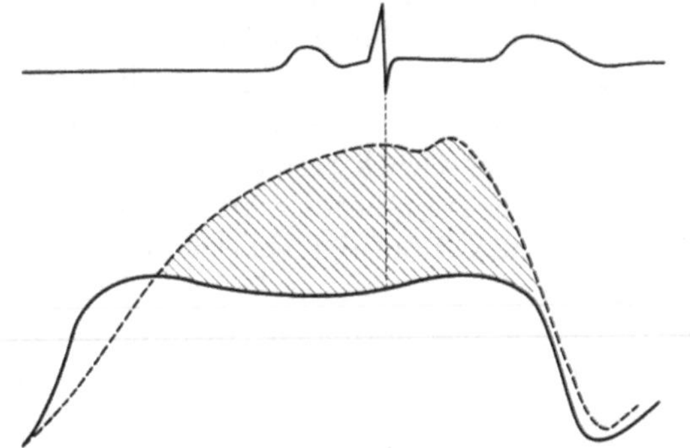

Abb. 76. Schema der Kurve bei Perikardobliteration. Gestrichelt die normale Ventrikelkurve, ausgezogen die Kurve bei Obliteration

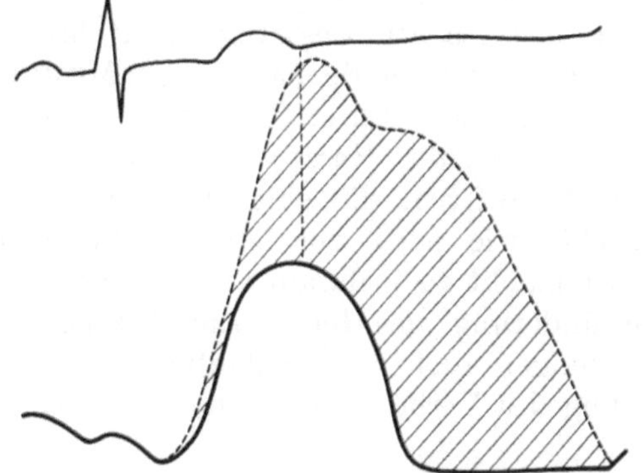

Abb. 77. Schema der Gefäßpulsation bei Obliteration: gestrichelt: normale Gefäßkurve, ausgezogen: Kurve bei Obliteration

Herzbeutelobliteration restlos unterdrückt. Wir müssen also annehmen, daß in der Diastole eine weitergehende Erschlaffung der Muskelfasern noch eingetreten ist, nachdem die diastolische Volumzunahme durch den einschnürenden Narbenmantel der Ventrikel bereits aufgehört hat, und daß dann in der Systole, obwohl die Anspannungszeit vorüber ist, eine Volumabnahme erst nach einer größeren *Pause* auftritt. Über das Zustandekommen dieses sehr eigenartigen Phänomens kann man nur Vermutungen äußern. So könnte man daran denken, daß in dem gewissermaßen unsichtbaren Abschnitt der Systole vor dem Eintreten der Volumabnahme Umschichtungen in der *Muskelarchitektonik* des Herzens erfolgen. Verkürzung der Muskelfasern sind denkbar, ohne daß es zu einer Volumverkleinerung der Kammern kommt. Man denke an den spiraligen Verlauf der Fasern an der Herzspitze. Eine Ausrollung des *„Herzwirbels"* hat zur Folge, daß die Fasern hier nicht mehr spiralig, sondern radiär verlaufen. Sie wären dann kürzer, ohne daß das Volumen der Kammern abzunehmen braucht. Man könnte daran denken, daß auch sonst bei der Anpassung der Spannung der Herzmuskelfasern an die Ventrikelfüllung derartige Vorgänge eine Rolle spielen. Meines Wissens gibt es auf diesem Gebiet noch keine Beobachtungen.

Auch die Erklärung des *medialen Plateaus an den großen Gefäßen* wirft schwierige Probleme auf (Abb. 77 gestrichelt: normale Gefäßkurve, ausgezogen: Obliterationskurve). An sich sollte man erwarten, daß der diastolische Abfall an den Gefäßen bei der Obliteration, die sich ja nicht auf diese erstreckt, unverändert bleibt, da die Abströmung des Blutes in der Peripherie während der ganzen Diastole andauert. Aber es fehlt auch hier der in der Skizze schraffierte Bezirk, nachdem zunächst ein beschleunigter Abfall der Kurve erfolgt ist. Wir müssen also annehmen, daß die Volumverkleinerung in der Diastole nur eine unwesentliche Rolle spielt, daß demgegenüber in der Diastole an der Aorta und Arteria pulmonalis das Medialrücken des Gefäßrandes durch eine Lageänderung desselben bewirkt wird. Dieses Medialrücken wird offenbar im gleichen Augenblick gehemmt, in dem die diastolische Erweiterung der Kammern durch den schwielig veränderten Herzbeutel gehemmt wird.

Die hier geschilderte laterale Plateaubildung bei der Perikardobliteration ist der in der Regel zu beobachtende Befund, daneben hat man früher im Flächenkymogramm auch Fälle beobachtet, bei denen es zu einer *medialen Plateaubildung* kommt. Sie wurden mit

einer überwiegenden Hemmung der Systole erklärt. Bisher konnte ich einschlägige Beobachtungen mit dem Elektrokymogramm nicht machen.

Im *Vorhofs-Eky* ist bei der Perikardobliteration ein W-förmiger, doppelter Kurvenabfall von GILLICK und REYNOLDS, HEYER und McKUSIK beschrieben worden, der dem von VOL-

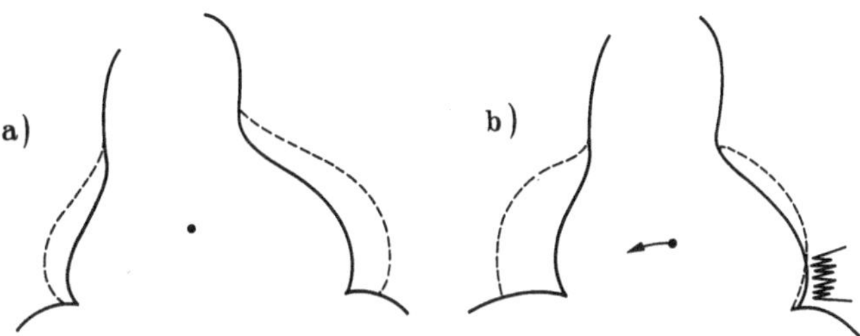

Abb. 78. Einseitige Hemmung der Randbewegung durch Acretio cordis. Dadurch verursachte Vergrößerung der Bewegung der abgelegenen Seite. Pfeil-Bewegung des Massenmittelpunktes in der Diastole. *a* ohne, *b* mit Acretio an der Herzspitze

HARD an der Jugularis beobachteten doppelten Venenkollaps entsprechen soll. Er kommt dadurch zustande, daß zu Beginn der Diastole infolge des schwallartigen Einströmens des Blutes in die Kammer eine tiefe Senkung erfolgt. In der späten Diastole besteht ein Plateau, da weitere Kammereinströmung durch die Konstriktion derselben gedrosselt ist. Aus diesem Grunde ist auch die präsystolische Senkung abgeflacht. Die *Vorhofdruckkurve* weist erhöhten systolischen und diastolischen Druck auf (COELKO, SCHÖLMERICH). Der diastolische Extraton (Wasserhammerton) fällt mit dem Ende der raschen Kammerfüllung zusammen.

Von E. KOPPERMANN u. Mitarb. wurden am Ventrikel Eky- und Druckkurven beschrieben, bei denen der protodiastolische Anstieg über das nachfolgende Plateau hinaus ansteigt.

Von HAUBRICH wurden Perikardsynechien untersucht, die perikardektomiert worden waren. Dabei konnte gezeigt werden, daß die typische Plateaubildung verschwindet und Herzpendeln auftritt, was dem klinisch guten Operationserfolg entsprach. Es konnten dabei Abschnitte der Herzoberfläche, in denen die Konstriktion noch nicht beseitigt war, aufgefunden werden, was für die Beurteilung des Operationserfolges wertvoll ist.

Zu erwähnen wären noch die *umschriebene Perikardsynechie*, die *Acretio cordis*. Sie macht in vielen Fällen weder klinische noch elektrokymographische Symptome, was verständlich ist. HAUBRICH beschreibt durch den Zug am Perikard hervorgerufene lokale Ausstülpungen in der Systole und durch den Zug der Adhäsionen bedingte beschleunigte diastolische Lateralbewegung.

In vielen Fällen habe ich bei der Acretio an der Stelle, wo das Herz fixiert ist, eine völlige *Unterdrückung der Randbewegung* beobachtet. Dafür weist dann der gegenüberliegende Herzrand eine Verdoppelung des Bewegungsraumes auf. In der Abb. 78 soll a ein allseits frei bewegliches Herz mit ruhendem Massenmittelpunkt darstellen. In b ist angenommen, daß die Gegend der Herzspitze fixiert ist. Dann *verschiebt* sich der *Massen-*

mittelpunkt in der Diastole nach rechts, am rechten Herzrand nimmt die Amplitude der Bewegung zu.

Die gleiche Erscheinung beobachtet man allerdings auch, wenn andersartige bewegungshemmende Faktoren auftreten, etwa ein *Tumor*, der als Widerlager wirkt oder ein großer *Pleuraerguß*. Auch dann kann die Pulsation einer Seite scheinbar unterdrückt werden, weil sie dann in einer Verschiebung des Herzens in toto zum Ausdruck kommt.

III. Der Ventrikelseptumdefekt. «Maladie de Roger». Eisenmenger-Komplex

Die früheren Beobachtungen erlaubten keine bezeichnenden Kurvenänderungen bei diesem Vitium aufzustellen. LUISADA hat bei gesteigertem Druck im rechten Vorhof und Hypertrophie desselben auf die Vertiefung und Verlängerung der präsystolischen Senkung hingewiesen, GRISHMAN u. Mitarb. beobachteten beim Eisenmenger-Komplex am rechten Vorhof dieselbe Veränderung. Die gleiche Beobachtung machte PER ÖDMAN bei Fallotscher Tetralogie und beim reinen Septumdefekt. HAUBRICH beschreibt beim Septumdefekt an der rechten Kammer zweigipflige bzw. M-förmige Wellenbewegungen sowohl in der Systole wie in der Diastole. Von DONZELOT u. Mitarb. wurde an der Arteria pulmonalis beim Eisenmenger-Syndrom eine vorzeitige Erreichung des systolischen Gipfels gefolgt von einem Plateau beschrieben. Beim unkomplizierten Septumdefekt beobachteten sie an diesem Gefäß große Amplitude mit tiefliegender Incisur. Es fehlte bisher an einer Zusammenfassung dieser verschiedenen Befunde im einzelnen Fall.

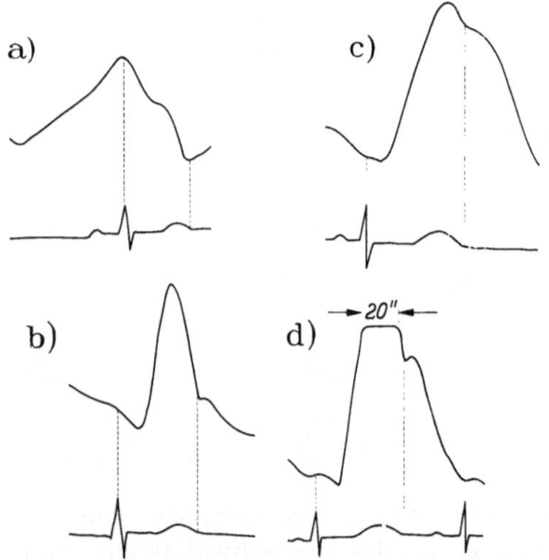

Abb. 79. *a* Kurve der linken Kammer bei Ventrikelseptumdefekt. Vorzeitiger Beginn des systolischen Abstieges. Stufe etwa auf halber Höhe des Abstieges, gleichzeitig mit dem Beginn der Austreibung an der Aorta. *b* Kurve der Art. pulmonalis bei Ventrikelseptumdefekt: rascher Anstieg, vorzeitiger und spitzer Gipfel, tiefliegende Incisur, *c* bei Erhöhung des pulmonalen Druckes, *d* Kurve beim Eisenmenger-Komplex (Art. pulm.): rascher Anstieg, vorzeitiges Ende des Anstieges, folgendes Plateau bis zum Ende der Systole

Nach meinen Beobachtungen lassen sich bei diesem Vitium in vielen Fällen charakteristische Kurven festlegen. Entscheidend ist dabei die Strömungsrichtung im shunt, die bei unkomplizierten Fällen von Septumdefekt von links nach rechts erfolgt. Man erhält dann am ganzen linken Ventrikel die Kurve der Abb. 79 a. Sie ist charakterisiert 1. durch den *vorzeitigen Beginn des Steilabstieges* in der Systole. Dieser beginnt 1. vor dem 1. Herzton (zwischen R-Zacke und Beginn des ersten Tones), 2. tritt eine *Stufe* (etwa in der Mitte des Abstieges) auf. Sie entspricht zeitlich genau dem Beginn der Austreibung, den man an der Aorta und Arteria pulmonalis als Steilanstieg nachweisen kann. Nach dieser Stufe wird der Kurvenabstieg bis zum Ende der Systole fortgesetzt. Die beiden Hälften des systolischen Abstieges weisen einen verschiedenen Gradienten auf, und zwar ist der zweite Abstieg nach der Stufe steiler. Wir gehen wohl nicht fehl, wenn wir annehmen, daß diese Kurve der Ausdruck des bestehenden *shunt's* ist. Die erste Kurvensenkung, die sofort mit dem Beginn der Systole eintritt und eine *Volumabnahme der linken Kammer bei geschlossenen Klappen* anzeigt, wird, wie ich annehmen möchte, durch das in die rechte Kammer strömende shunt-Blut erzeugt. Die folgende Kurvensenkung (nach dem Knick) ist durch die Entleerung der linken Kammer in die Aorta verursacht. Eine Lokomotionsbewegung des Herzens, die diese Volumabnahme vortäuschen könnte, läßt sich durch andere Ableitungen (wie das später gezeigt werden wird), ausschließen. Eine Mitralinsuffizienz, die ebenfalls mit einer Verkürzung der Latenzzeit unter dem Wert der Anspannungszeit verbunden sein kann, zeigt dagegen nicht die im Augenblick des Beginnes der Aus-treibung eintretende Stufen- oder Knickbildung. Trotzdem wird man nie aus einer oder wenigen Ableitungen die Diagnose stellen, sondern sämtliche Pulsationsvorgänge des Herzens heranziehen.

Von Bedeutung ist auch die Kurve der *Arteria pulmonalis*. Sie zeigt oft die Form der Abb. 79 b: 1. große Amplitude (daß wir es dabei nicht mit absoluten Werten zu tun haben, braucht nicht wiederholt zu werden), 2. *spitzen Kurvengipfel*, 3. *vorzeitigen Eintritt des Gipfels*, 4. *tiefliegende Incisur*. An den *Pulmonalästen* (rechter Hilus) erfolgt ein *beschleunigter Kurvenanstieg mit vorzeitigem Gipfel*.

Die rechte Kammer enthält ein vermehrtes Blutvolumen. Dieses Blut wird mit *erhöhter Kraft* ausgeworfen, da die große Kontraktionskraft der linken Kammer mitwirkt. Dies hat zur Folge, daß die *Auffüllung* der Arteria pulmonalis in der Austreibung vergrößert ist und *beschleunigt* erfolgt. Der Kurvengipfel wird daher beschleunigt erreicht. In der Phase der reduzierten Austreibung kommt es, da die verstärkt angespannte Wandung des Gefäßrohres zu einer *beschleunigten Abströmung in die Peripherie* führt, zu einem steilen Abfall, so daß der tiefste Teil der Kurve schon beinahe erreicht ist, wenn die Semilunarklappen schließen und die Incisur auftritt. Bei höherem pulmonalen Druck entsteht aber die Form der Abb. 79 c. Hier sitzt die Incisur hoch, da der Ventrikeldruck am Ende der Systole bald das Druckniveau der Pulmonalis erreicht.

Die Verhältnisse ändern sich ferner, wenn die Aorta über dem Septumdefekt reitet, wie das beim *Eisenmenger-Syndrom* der Fall ist. Wir erhalten dann (Abb. 79 d) an der Arteria pulmonalis in der Systole ebenfalls große Amplituden und ein vorzeitiges Erreichen des Maximums, daran schließt sich jedoch ein *Plateau* von durchschnittlich 0,20 sec Dauer. Diese Kurvenform stimmt mit den Kurven wie sie DONZELOT u. Mitarb. beschrieben haben, überein. Die Zeit vom Beginn der Systole bis zum Beginn des raschen Kurvenanstieges ist nicht wesentlich verändert.

Die Hämodynamik unterscheidet sich von der des einfachen Septumdefektes, es kommt hinzu, daß die Aorta, welche über dem Septumdefekt reitet, *aus beiden Kammern Blut erhält*. Zunächst erfolgt daher ein beschleunigter Anstieg in der Arteria pulmonalis (s. oben), dann aber fließt mit steigendem Kammerinnendruck ein Teil des Blutes aus dem rechten Ventrikel in die Aorta. Es stellt sich ein *Gleichgewichtszustand* ein, d. h. je höher der Druck in der rechten Kammer steigt, um so mehr Blut wird in die Aorta abgezweigt. Der Ausdruck des Gleichgewichts ist das Plateau der Arteria pulmonalis, d. h. hier ist jetzt der Blutzustrom gleich dem Blutabstrom.

Zum Begriff „Eisenmenger" ist zu sagen, daß er sich nicht immer mit dem anatomischen Befund des „Überreitens der Aorta" über dem Septumdefekt deckt (SCHAEDE), sondern meist angewendet wird, wenn es beim Septumdefekt zu einem Rechts-Links-shunt kommt, weil ein pulmonaler Hochdruck infolge Veränderungen an der Lungenstrombahn besteht. Nach SCHAEDE sind Fälle, die anatomisch dem „Eisenmenger" entsprechen, selten. Übrigens ist man heute der Ansicht, daß die pulmonale Hypertonie oft nicht sekundär auftritt, sondern ebenfalls angeboren ist und durch einen fetalen Zustand der Lungenstrombahn mit Wandverdickungen auftritt (J. LEQUIME).

An der *Aorta* kann man häufig beim VSD mit l-r shunt die Zeichen *verringerter ausgeworfener Blutmenge* feststellen. Der Gipfel wird vorzeitig erreicht, er zeigt breite Kuppelform (der Zustrom am Ende der Systole entspricht dann der Abströmung), die Incisur rückt tiefer.

Am *rechten Vorhof* sieht man die von den oben erwähnten Autoren beschriebenen Symptome vermehrter Füllung infolge Rückstauung aus der rechten Kammer: vertiefte und verlängerte präsystolische Senkung, diastolisches Plateau. Sie werden S. 81 genauer beschrieben. Naturgemäß haben sie nichts für diese Herzmißbildung Charakteristisches.

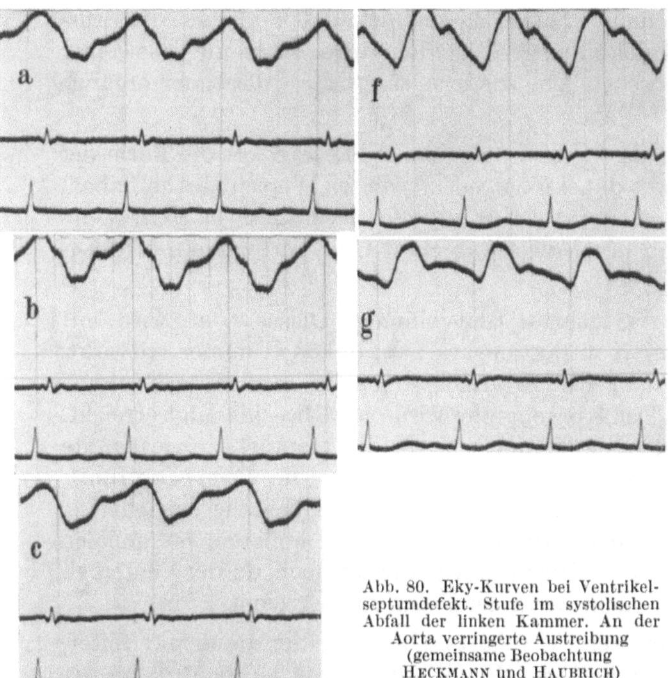

Abb. 80. Eky-Kurven bei Ventrikel-
septumdefekt. Stufe im systolischen
Abfall der linken Kammer. An der
Aorta verringerte Austreibung
(gemeinsame Beobachtung
HECKMANN und HAUBRICH)

Die Abb. 80 (Fall H. Lo.) zeigt die Kurven eines
Falles, den ich zusammen mit HAUBRICH beobachtete. Es handelte sich um einen *Septumdefekt* mit links-rechts-shunt. In Abl. A a —c (linker
Ventrikel) sieht man die Stufen- bzw. Knickbildung
im Verlauf der Systole, die genau mit dem Zeitpunkt des steilen Kurvenanstieges in der Aorta
und Arteria pulmonalis zusammenfällt. An der
Arteria pulmonalis sitzt die Incisur ziemlich tief,
jedoch ist die Veränderung der Kurve nicht so
ausgeprägt, wie dies häufig der Fall ist. An der
Aorta sieht man die abnorme Kuppelform auf dem
Höhepunkt und eine ungewöhnlich tiefsitzende

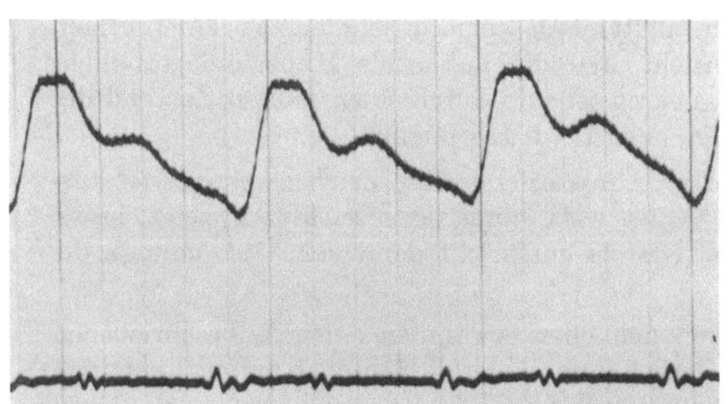

Abb. 81a. Kurve der Art. pulmonalis beim
Eisenmenger-Komplex

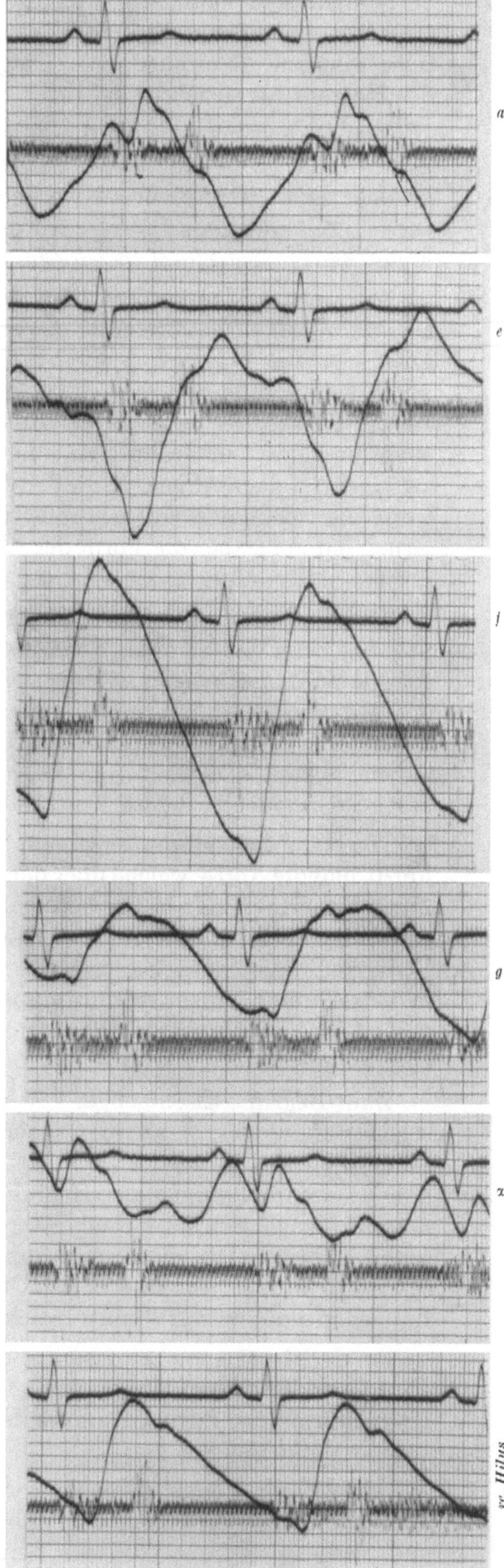

Abb. 81b. Ventrikelseptumdefekt mit pulmonaler
Hypertension

Incisur, also die Zeichen dafür, daß am Ende der Systole die Austreibung gleich oder geringer geworden ist wie die Abströmung in der Peripherie.

In Abb. 81a ist von einem anderen Fall die Kurve der Arteria pulmonalis entnommen, die die typischen Merkmale des *Eisenmenger-Komplexes* zeigt: vorzeitiges Erreichen des Maximums, anschließendes systolisches Plateau bis zum Ende der Systole.

Die Abb. 81b stammt von einem *Ventrikelseptumdefekt mit pulmonalem Hochdruck*. Im Ventrikelgebiet des linken Herzrandes (Abl. a) ist aus dem stufenförmigen Verlauf der Systole eine doppelgipflige Kurve geworden. Der zweite Gipfel entspricht zeitlich der Stufe des systolischen Kurventeiles der Abb. 79a, er ist sogar höher als die diastolische Endstellung (shunt-Welle des Ventrikels). Eine Lokomotionsbewegung dürfte hier ebenfalls eine Rolle spielen. An der Arteria pulmonalis (*f*) bekommt man das Aussehen einer Aortenkurve (entspr. der Abb. 79c). Die Kurve des rechten Hilus weist einen vorzeitigen Gipfel auf und hat das Aussehen einer Pulmonaliskurve („Symptom der Vertauschung der Gefäßkurven").

IV. Pathologische Lokomotionsbewegungen des Herzens

Wie auf S. 4 auseinandergesetzt wurde, unterscheiden wir *latentes* und *manifestes Herzpendeln*. Bei diesem sind die Verschiebungen des Massenmittelpunktes des Herzens größer als die Pulsationsbewegungen, bei ersteren dagegen kleiner, so daß sie in den Pulsationen untergehen. Das manifeste Herzpendeln kommt unter pathologischen Bedingungen vor und ist von Bedeutung für die Diagnose. Es wurden von mir z.T. bereits in der Ära der Flächenkymographie beschrieben.

1. Einfluß der Muskelmasse beider Kammern auf die Totalverschiebung des Herzens

Die Amplitude der Pulsation am linken und rechten Herzrand hängt *nicht nur*, wie man früher fälschlich voraussetzte, ab von der Arbeit des angrenzenden Ventrikels,

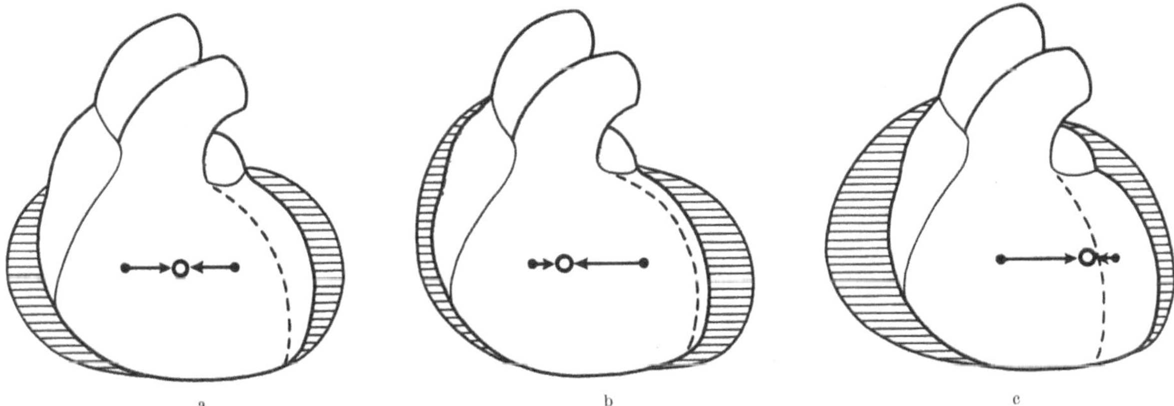

Abb. 82a—c. Änderung des Massenverhältnisses beider Kammern führt zu einer Änderung der Bewegung des Massenmittelpunktes und damit des Bewegungsraumes an beiden Herzrändern: a beide Kammern etwa gleich, b Überwiegen der rechten, c der linken Kammer

sondern ist das Ergebnis der Kontraktion *beider* Kammern. Abb. 82 soll dies schematisch erläutern. Nehmen wir an (a in der Skizze) die *Muskelmasse* der linken und rechten Kammer sei annähernd *gleich* (wir sehen dabei davon ab, daß in der Norm die Masse der linken Kammer überwiegt). Dann wird die Kontraktion beider Kammern auf ein Zentrum zu erfolgen, das irgendwo in der Gegend des Septums liegt. *Überwiegt aber die Masse der rechten Kammer* (b), wie bei Hypertrophie derselben oder Atrophie der linken Kammer, so rückt der Kontraktionsmittelpunkt nach rechts in die rechte Kammer hinein. Die linke Kammer wird zum Anhängsel, das von der stärkeren rechten hin und her geschleppt wird. Das umgekehrte Verhalten liegt bei *Überwiegen der Masse der linken Kammer* (c) vor. Die rechte wird jetzt zum Anhängsel, das von dem stärkeren linken Ventrikel hin und her geschoben wird. Den Typ b finden wir oft bei der *Mitralstenose* (Abb. 83). Typ c entspricht etwa einem *Hypertonikerherz* (Abb. 84). Bei der Mitralstenose sollte man wegen der Atrophie der linken Kammer einen verkleinerten Bewegungsraum links erwarten, während im Gegenteil die hypertrophische rechte Kammer zu einer vergrößerten Randbewegung der dieser abgelegenen Seite führt. Beim kompensierten Hypertonikerherz erwartet man über der vermehrt arbeitenden linken Kammer eine Vergrößerung des

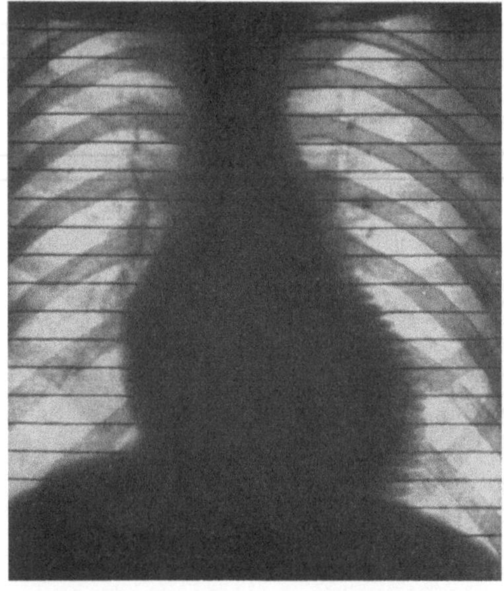

Abb. 83. Mitralstenose mit großem Bewegungsraum links

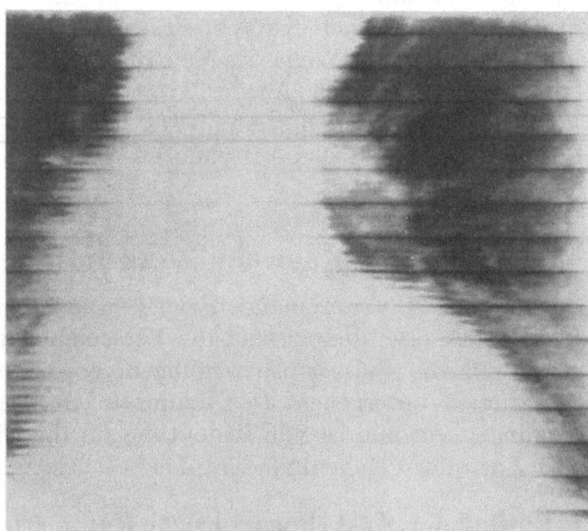

Abb. 84. Hypertonikerherz mit großer Amplitude rechts

Bewegungsraumes. Es tritt aber im Gegenteil am rechten Rand eine verstärkte Bewegung auf. Man sieht immer wieder, daß auch namhafte Autoren völlig zu Unrecht in einem Fall wie dem der Abb. 84 aus dem schmalen Bewegungsraum über dem linken Ventrikel auf eine Myokardschädigung desselben schließen. Die Bewegungsvorgänge bei Mitralstenose sind allerdings oft komplizierter, wie S. 66 ausgeführt wird.

2. Systolisches Linkspendeln bei Aortensklerose

Während normalerweise kurzdauerndes latentes Linkspendeln des Herzens die Regel ist, kommt unter pathologischen Umständen eine so starke Verschiebung des Massenmittelpunktes nach links zustande, daß am ganzen linken Herzrand eine Linksverschiebung in der Systole erfolgt, so daß die Pulsationsbewegung hier vorübergehend völlig ausgelöscht wird. In der Abb. 85 sind diese Kurven und gleichzeitig bei jeder Kurve die Herzsilhouette und die Ableitungsstelle angegeben. Man ersieht daraus, daß nicht nur eine Verschiebung nach links, sondern auch nach dorsal eintritt. Die Phasenanalyse (Abb. 86) läßt die Lageänderung des Herzens erkennen.

Es handelt sich hier um einen Fall von *Aortensklerose* und dadurch bedingte Phrygischemützen-Form des Herzens. Derartige Bewegungsformen wurden von mir bereits mittels der Flächenkymographie beschrieben, dabei macht allerdings die Feststellung der zeitlichen Beziehungen große Schwierigkeiten. Wir dürfen wohl annehmen, daß die bei dieser Erkrankung bereits anatomisch erkennbare Rückwirkung der elongierten Aorta auf das Herz, die in einer vermehrten Querstellung zum Ausdruck kommt, auch funktionell in Erscheinung tritt. Das gesamte Herz wird *durch die sich streckende Aorta* in der Systole nach links verschoben. Solche Rückstoßwirkungen von der Aorta auf das Herz sind auch schon beim normalen Herzen vor langem von AL. GEIGEL angenommen und mit dem Rückstoß eines Geschützes verglichen worden. SKODA nahm 1842 einen Rückstoß des Herzens gegen den Brustkorb an. AUFRECHT und KORNITZER haben im vorigen Jahr-

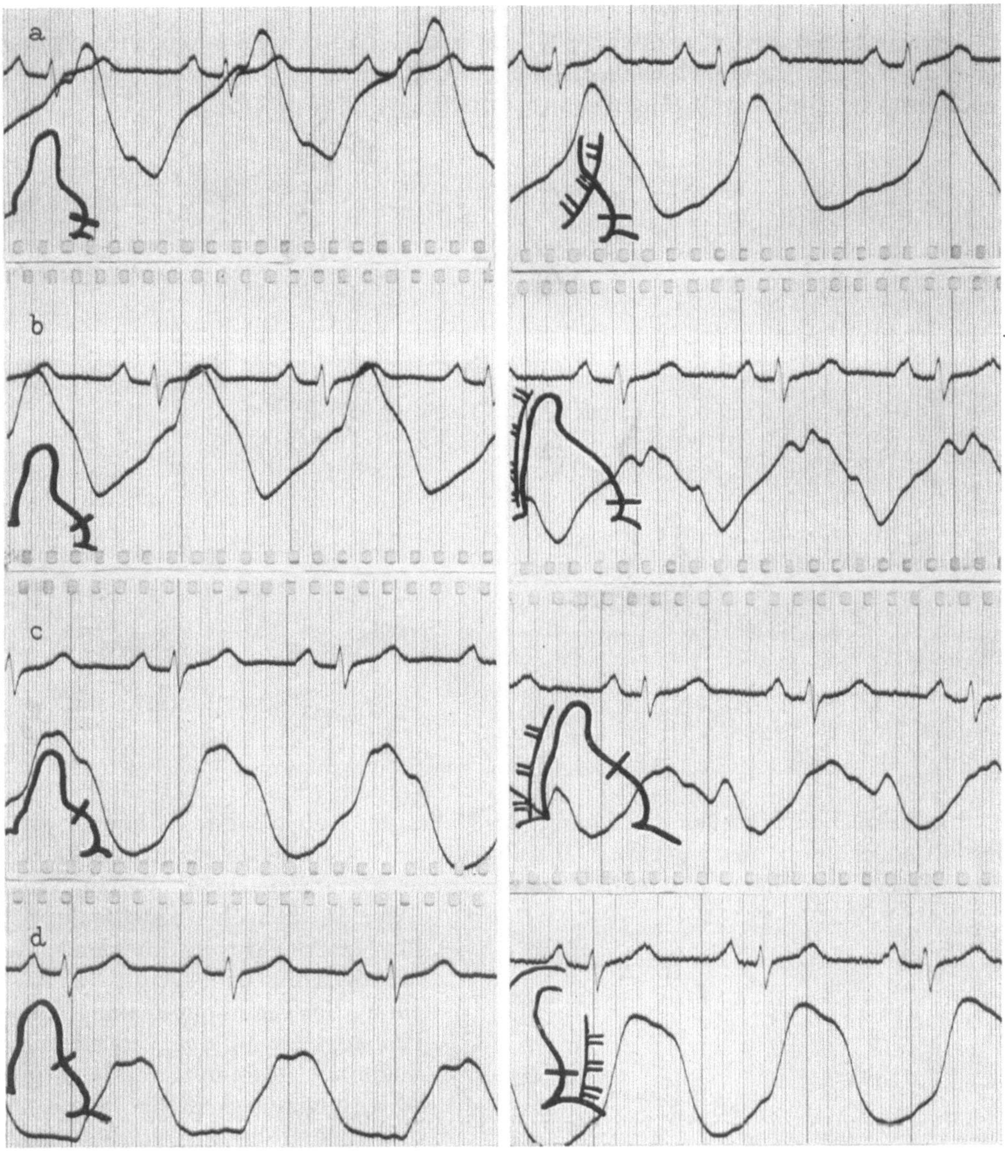

Abb. 85. Herz bei Aortensklerose. Am linken Rand bis in die zweite Hälfte der Systole anhaltende Lateralbewegung. An der Dorsalseite des Herzens Dorsalverschiebung (die Kurven der Gefäße und des rechten Randes sind nicht abgebildet)

hundert ähnliche Vorstellungen gehabt. Nach W. Frey glaubt man heute, daß die größte Erhebung im Kardiogramm, die Aortenwelle (Aortenöffnungswelle nach Weitz) mit dem Gipfel des Aortenpulses zeitlich zusammenfällt. Dem liegt eine Lageverschiebung zugrunde, die nach der Anspannungszeit erfolgt und das Herz nach links verschiebt. Wir sehen aus unseren Kurven, daß die Linksverschiebung in der Tat erst nach der Anspannungszeit eintritt. Wir können also was früher Theorie war, direkt nachweisen. Nur gilt dies für pathologische Fälle, während in der Norm die Linksverschiebung latent bleibt. Es entsteht so der S. 18 geschilderte Bewegungstyp A.

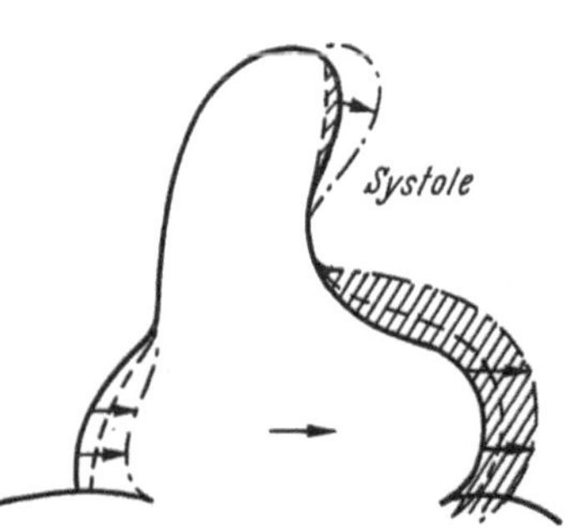

Abb. 86. Schema der Herzbewegung zu Abb. 85. Totalverschiebung nach links (und Dorsalrotation)

3. Lokomotionsbewegung bei Mitralstenose

1952 wurde von mir bei man von gut kompensierter Mitralstenose eine sehr eigenartige Verschiebung des ganzen Herzens nach links und dorsal beschrieben. (Siehe auch W. TESCHENDORF: Differential-Diagnose der Brustorgane, 3. Aufl.)

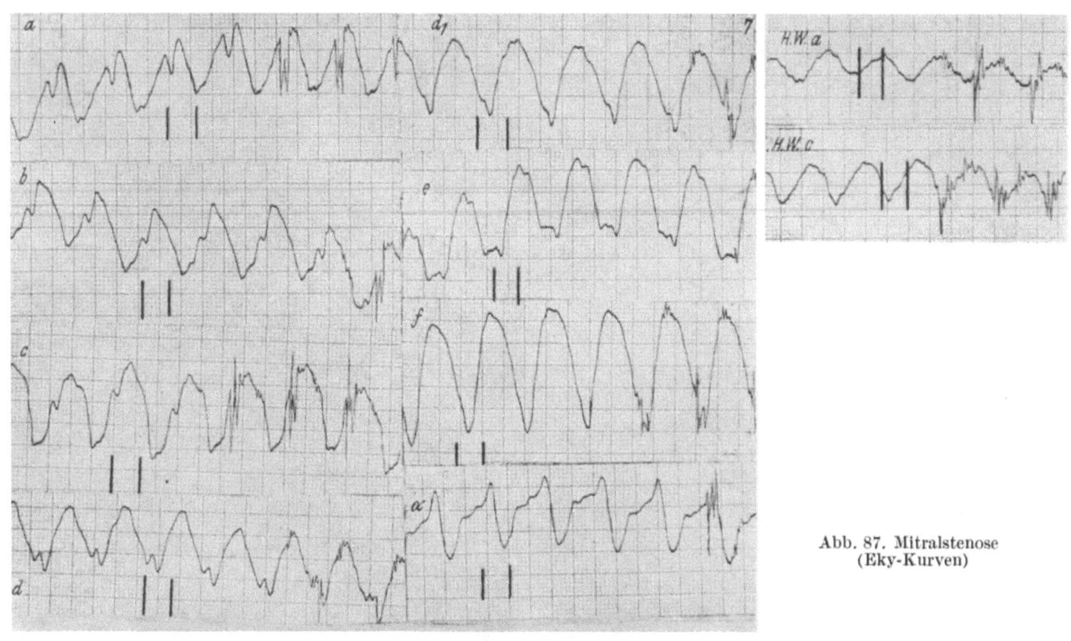

Abb. 87. Mitralstenose
(Eky-Kurven)

Ein Beispiel dafür stellen die Kurven des Falles der Abb. 87 dar. Es handelt sich um eine 43jährige Frau mit typischer Mitralkonfiguration nach Polyarthritis. Paukender erster Ton an der Spitze und lautes präsystolisches Geräusch. Die Phasenanalyse zeigt (Abb. 88) die früher als charakteristisch für Drucksteigerung im kleinen Kreislauf beschriebene systolische Ausbauchung des Conus pulmonalis. Daneben beobachtet man eine Verschiebung des linken und rechten Herzrandes an allen Ableitungsstellen in der Systole nach links. Es erfolgt also eine Verschiebung des Massenmittelpunktes des Herzens nach links. In besonders ausgeprägter Weise stellt der Fall der Abb. 89a und b (v. Ti.) diese ungemein rasch (ruckartig) erfolgende Verschiebung des Herzens nach links und dorsal dar. Es handelte sich um eine seit Jahren stationäre *Mitralstenose*.

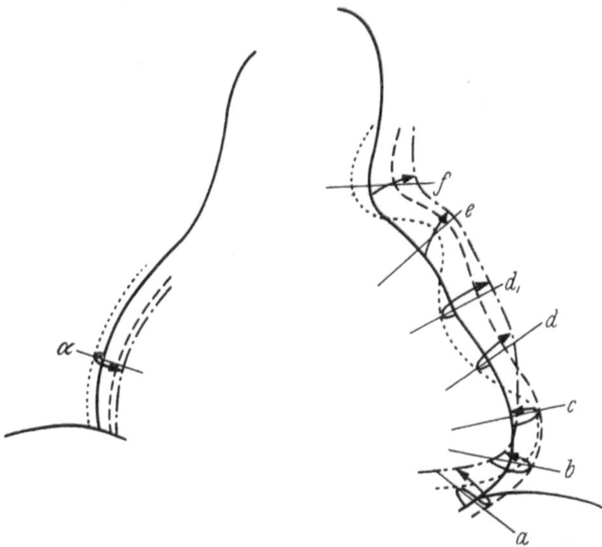

Abb. 88. Phasenanalyse zu Abb. 87. Starke Verschiebung nach links und dorsal. Systolische Vorwölbung des Conus pulmonalis und des linken Vorhofes

Interessanterweise wird von GADERMANN ebenfalls eine Links- und Dorsalverschiebung des Herzens bei der Mitralstenose beschrieben (1954), die zur Folge hat, daß die Lateralbewegung an der Spitze bis weit in die Austreibungszeit anhält. Es ist das wohl der gleiche Bewegungsvorgang wie er oben geschildert wurde, nur ist er weniger ausgeprägt, so daß er nur in einer Verzögerung der Medialbewegung kaudal am linken Rand zum Ausdruck kommt.

Die Ursache dieser Bewegung wird man wohl in der *Massenzunahme der rechten* und in der Verkleinerung der linken *Kammer* sehen können. In sicherlich zutreffender Weise macht GADERMANN die mangelnde diastolische Füllung der linken Kammer und die infolge-

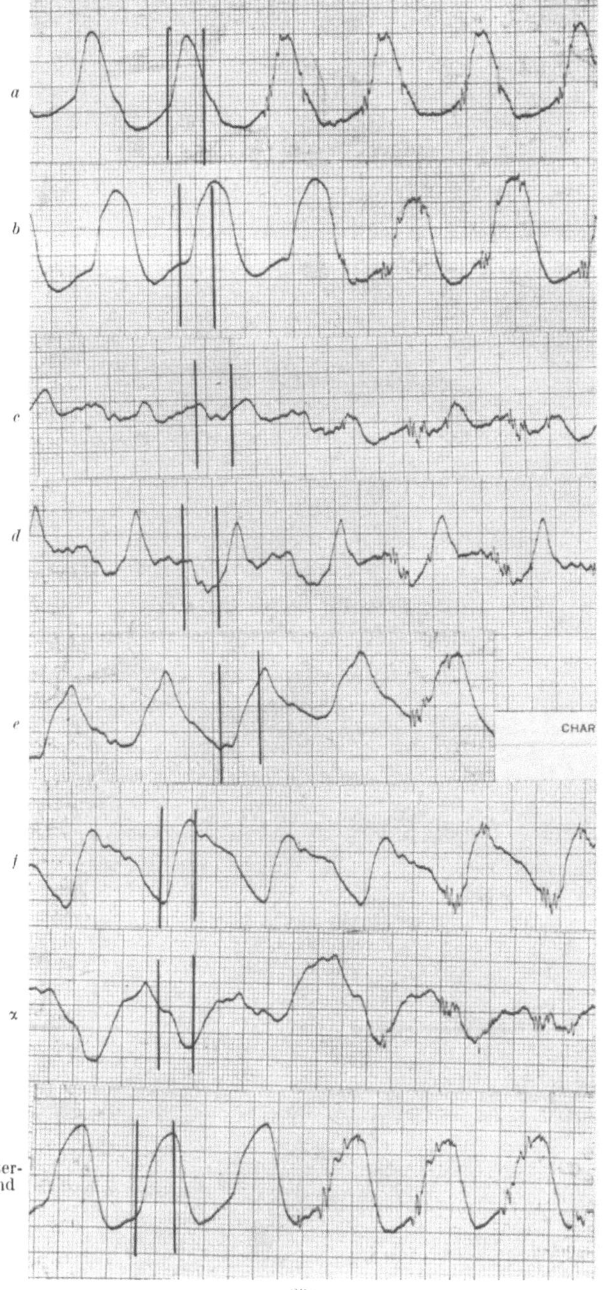

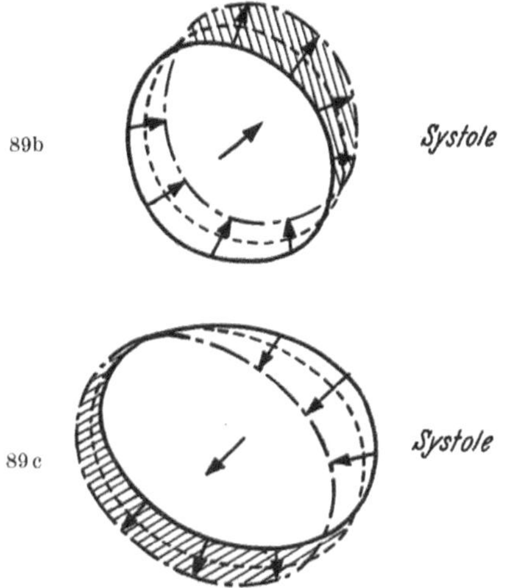

Abb. 89a—c. Fall von gut kompensierter Mitralstenose mit besonders ausgiebiger Linksverschiebung und Dorsalrotation in der Systole: a Eky-Status, b horizontale Ph. A. (schematisch) dazu (Dorsalrotation), c zum Vergleich eine Mitralinsuffizienz (Ventralrotation)

dessen verminderte Faserspannung dafür verantwortlich, daß die dadurch herabgesetzte Kontraktion des linken Ventrikels dem hypertrophischen rechten Ventrikel kein genügendes Gegengewicht entgegensetzt und so dieser nach lateral und dorsal in der Systole verschoben werde. Auch die stärkere Auffüllung der Arteria pulmonalis gegenüber der schwach gefüllten Aorta und die *Rückwirkung* der ersteren auf das Herz kann meines Erachtens beim Zustandekommen dieses Bewegungsvorganges eine Rolle spielen.

Im übrigen habe ich ja bereits angeführt (S. 64), daß auch andere Bewegungsvorgänge bei diesem Vitium vorkommen können. Es ist zu hoffen, daß sich aus der Analyse dieser Totalbewegungen des Herzens weitere Schlüsse auf die hämodynamischen Verhältnisse des einzelnen Falles ziehen lassen werden.

4. Lokomotionsbewegung beim Schenkelblock

Am reinsten erhalten wir das Überwiegen einer Kammer beim Schenkelblock. Da der Ventrikel, dessen Reizleitungsschenkel blockiert ist, sich verspätet kontrahiert, erfolgt im Beginn der Systole die Kontraktion ausschließlich im nicht blockierten Ventrikel, während der andere sich noch im Zustand der diastolischen Erschlaffung befindet. Das

Herz wird dabei so lange *nach der Seite des nicht blockierten Ventrikels gezogen*, bis die Erregung auf die blockierte Kammer übergegriffen hat. Dieses Symptom soll hier erstmalig geschildert werden.

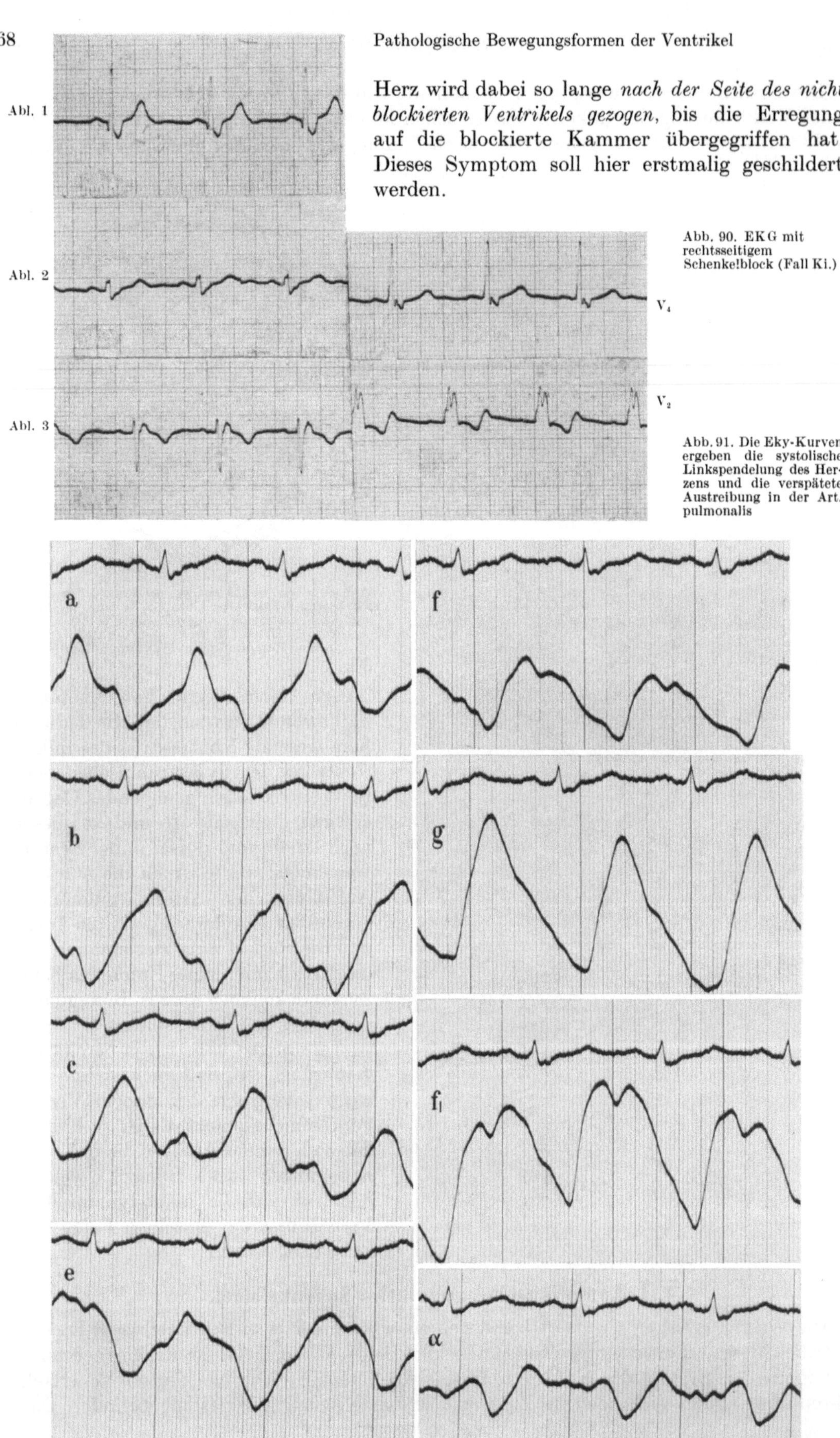

Abb. 90. EKG mit rechtsseitigem Schenkelblock (Fall Ki.)

Abb. 91. Die Eky-Kurven ergeben die systolische Linkspendelung des Herzens und die verspätete Austreibung in der Art. pulmonalis

a) Rechtsschenkelblock

Das EKG eines solchen Falles bot die Zeichen des Wilson-Blockes (Abb. 90). Im Eky (Abb. 91) ergab die Aortenkurve (Abl. g) den Beginn der Austreibung nach 0,10 sec. Demgegenüber erfolgte der Beginn der Austreibung an der Arteria pulmonalis (Abl. f)

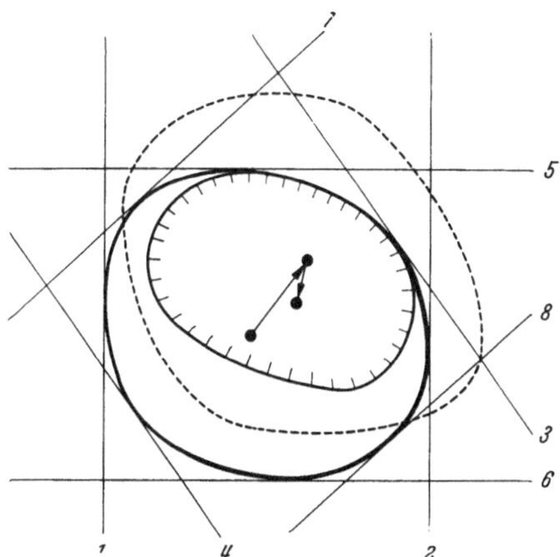

Abb. 92. Horizontale Phasenanalyse eines Falles von Rechtsschenkelblock (*M. Kv.*). Isophasen: ——— Beginn der Systole - - - - 0,10″ nach dem 1. Herzton, ⊤⊤⊤⊤⊤⊤ Ende der Systole, ——→ Bewegung des Massenmittelpunktes

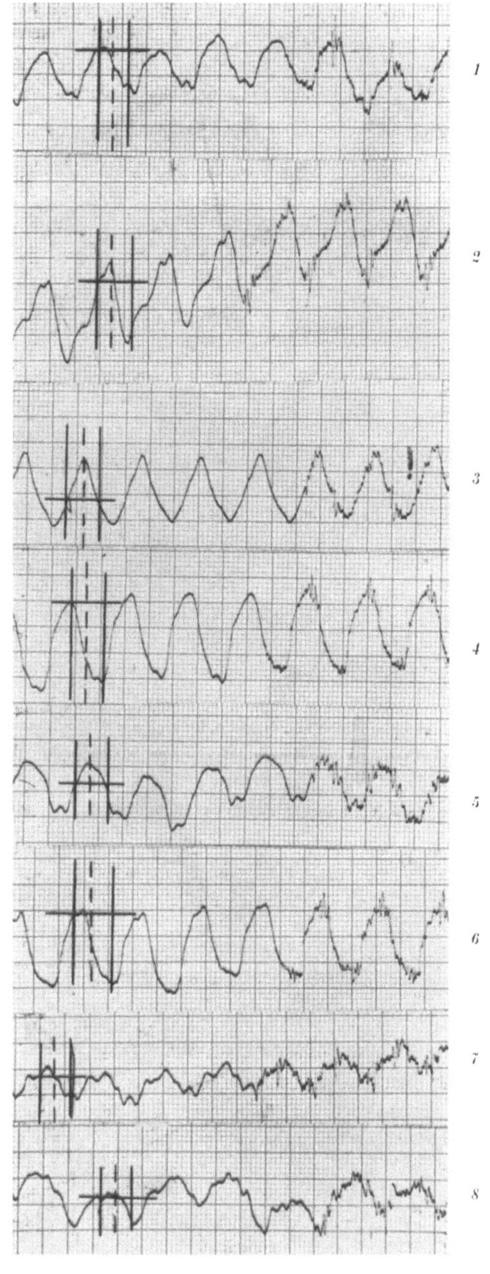

Abb. 93. Eky-Kurven zu dem Fall von Rechtsschenkelblock der Abb. 92

0,15 sec nach der R-Zacke des EKGs. Am ganzen linken Herzrand (Abl. a —c) im Ventrikelbereich Lateralbewegung, am rechten Herzrand (Abl. α) war die systolische Hauptbewegung eine Medialverschiebung. Es erfolgt demnach eine Verschiebung des Massenmittelpunktes in der ersten Hälfte der Systole nach links.

Die horizontale Phasenanalyse (Abb. 92) eines anderen Falles von Rechtsschenkelblock (Kurven in Abb. 93) ergibt in Abl. 2, 3 und 5 in der ersten Hälfte der Systole (nach 0,12 sec) eine Auswärtsbewegung. Dem entspricht, wie die Abbildung zeigt, eine Verschiebung des Massenmittelpunktes nach links und hinten.

b) Linksschenkelblock

Das gegensinnige Verhalten zeigt die Blockierung des linken Schenkels des Reizleitungssystems (Abb. 94). An der Arteria pulmonalis (Abl. f) erfolgt die Austreibung nach 0,08 sec, an der Aorta ist der Beginn der Austreibung auf 0,15 sec verlängert. Die Medialbewegung erfolgt im Bereich der linken Kammer sofort mit dem Beginn der Systole (Abl. a und b), am rechten Herzrand (Abl. α) beobachtet man dagegen einen Kurvenanstieg mit dem Beginn der Systole. Dem entspricht eine Verschiebung des Massenmittelpunktes im Beginn der Systole nach rechts, da zunächst sich nur die rechte Kammer zusammenzieht und die blockierte linke Kammer passiv mitgenommen wird. An der Hinterwand der linken Kammer sieht man in der Protosystole eine rasche Ventralbewegung.

Interessant ist die Bewegung der Hinterwand des linken Ventrikels im zweiten schrägen Durchmesser (C a): es tritt eine *Stufe* im systolischen Abstieg auf (nach 0,12 sec). Sie entsteht wahrscheinlich durch den nunmehr aktiv werdenden linken Ventrikel (Pfeil). Ebenso ist wahrscheinlich eine an der Arteria pulmonalis nach Arbeitsbelastung auftretende Zacke (Pfeil) am Ende der raschen Austreibung auf die jetzt auftretende *Auffüllung der Aorta ascendens* zu beziehen, welche der Arteria pulmonalis einen Impuls erteilt.

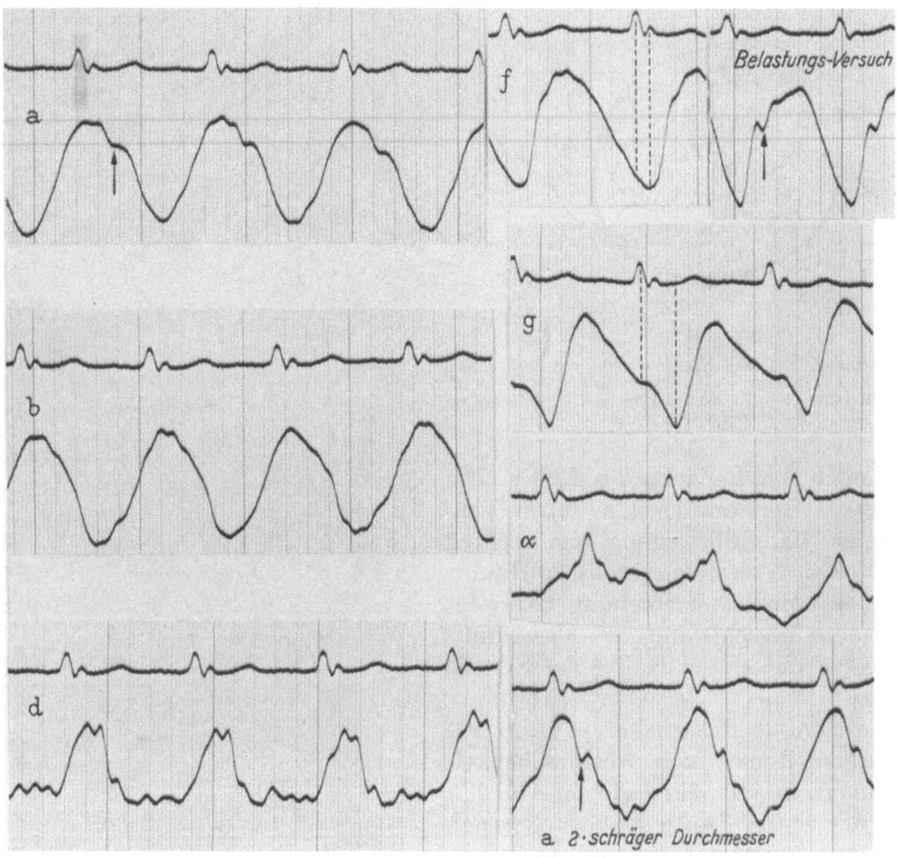

Abb. 94. Linksschenkelblock. Rechtspendeln, da die Wirkung der linken Kammer verspätet einsetzt

Ich möchte darauf hinweisen, daß es selten Fälle von Schenkelblock gibt, in denen die beschriebenen Lokomotionsbewegungen ausbleiben, wahrscheinlich, weil dann eine Schädigung des nicht blockierten Ventrikels hinzukommt.

V. Rhythmusstörungen

1. Tachykardie

Wenn die Herzfrequenz ansteigt, nehmen die Ventrikelkurven einen *uniformen Charakter* an. Abb. 95 stammt von einem 11 jährigen herzgesunden Mädchen. Die Frequenz betrug 150. Der Unterschied der kranialen und kaudalen Kammerabschnitte wird geringer infolge der mehr und mehr gleichförmigen Auffüllung und Entleerung der Ein- und Ausflußbahn. Die diastolischen und systolischen Kurvenabschnitte verlaufen fast *geradlinig*, die ps-Senkung ist in der Regel nicht mehr ausgebildet. Als Ausdruck der erregten Herztätigkeit erfolgt ein protosystolisches (latentes) *Linkspendeln*. An den großen Gefäßen sieht man außer einer kurzen Anspannungszeit nichts Abnormes.

2. Bradykardie

Bei sinkender Herzfrequenz (Abb. 96) treten *laterale (diastolische) Plateaus* auf, weil die Diastole so lange dauert, daß die maximale Füllung schon vor dem Ende derselben erreicht ist. Die Kurven unterscheiden sich von pathologischen Fällen mit Kontraktions-insuffizienz dadurch, daß der *diastolische Anstieg nicht abnorm rasch erfolgt.* Er ist daher weniger steil als der systolische Abstieg. Es ist hier deutlich erkennbar, daß die Einfluß-

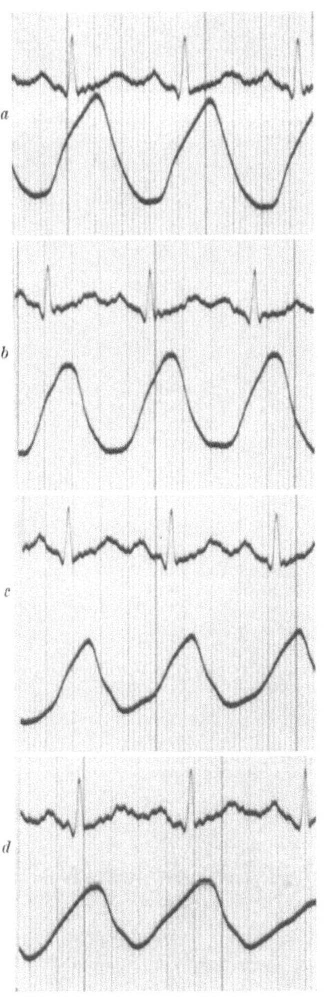

Abb. 95. Tachykardie: uniformer Kurvenverlauf im Ventrikelbereich, latentes Linkspendeln

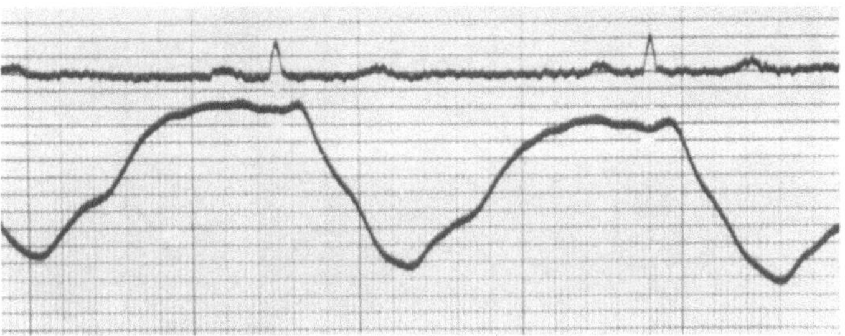

Abb. 96. Bradykardie: Plateau in der Diastole trotz langsamem Anstieg der Kurve

bahn rascher aufgefüllt wird als die Ausflußbahn. Die Latenz-zeit (R-Zacke im EKG-Beginn des steilen Kurvenabstieges) ist kurz, sie beträgt 0,06 sec. Dadurch unterscheiden sich die Kurven von denen der Perikardobliteration.

3. Ventrikuläre Extrasystolie

Die Form der Eky-Kurven der Extrasystolen weicht fast stets von der der Normalschläge ab, wofür zwei Faktoren maßgebend sind: 1. die *verringerte Blutfüllung der Kammern* infolge der vorzeitigen Systole, 2. worauf ich hier hinweisen möchte, eine gegenüber dem Normalschlag *veränderte Lokomotionsbewegung* des Herzens. Hier sind die gleichen Gesichtspunkte maßgebend wie sie beim Schenkelblock dargelegt wurden. Ebenso wie beim Rechtsschenkelblock die linke Kammer sich früher kontrahiert und eine Bewegung des Massenmittelpunktes nach links bewirkt, so findet man aus dem gleichen Grunde bei einer *in der linken Kammer auftretenden Extrasystole eine Verschiebung in toto nach links*, bei einer Extrasystole *der rechten Kammer* infolgedessen eine *nach rechts gerichtete Verschiebung* wie beim Linksschenkelblock. An den Vorhöfen scheint die vorzeitige Ventrikelkontraktion zu einem Reflux mit abnorm hohem systolischen Anstieg zu führen, falls nicht auch hier eine Lokomotionsbewegung sich auswirkt. An den *großen Gefäßen* bewirkt die Extrasystole einen fast stets verkleinerten Kurvenanstieg gegenüber den Normalschlägen, da die Ventrikelfüllung geringer ist. Aus dem gleichen Grund müssen wir eine *Verlängerung der Anspannungszeit* erwarten, was auch der Fall ist (DEUTSCH u. Mitarb.). Die Semilunarklappenöffnung kann ganz ausbleiben, der Kurvenanstieg fehlt dann (frustrane E. S.). Interessanterweise *fehlt er* mitunter nur *an einem der beiden Gefäße*, oft an der Aorta, während an der Arteria pulmonalis eine, wenn auch geringe Austreibung auftritt. Man wird die Frage aufwerfen müssen, ob dies nicht zu Änderungen der Blutverteilung zwischen großem und kleinem Kreislauf führen kann. Wenn, wie in diesem Fall, alle Extrasystolen der linken Kammer frustran verlaufen, an der rechten Kammer aber zu einer Entleerung führen, so könnte, ohne daß eine organische Herzerkrankung vorliegt, eine vermehrte Füllung der Lungengefäße zustande kommen, die röntgenologisch als „Stauungslunge" imponieren würde. Es ist also möglich, daß eine rein funktionelle Störung zu einer veränderten Blutverteilung führen und eine „Herzinsuffizienz" vortäuschen kann. Auch bei der absoluten Arrhythmie habe ich Fälle beobachtet, bei denen an der Aorta die Anzahl der mit Austreibung verbundenen Systolen kleiner war als in der Art. pulmonalis.

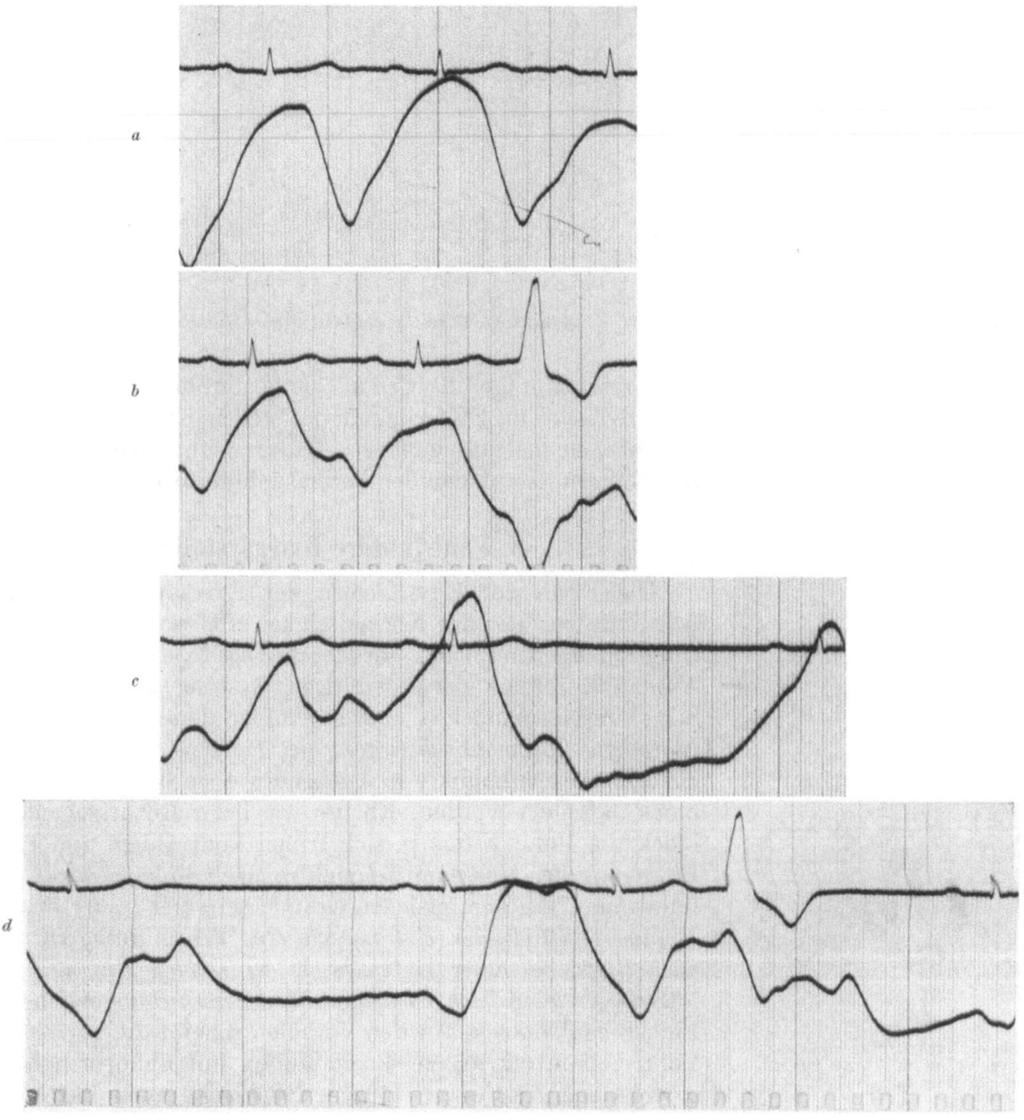

Abb. 97. Ventrikuläre Extrasystolie und sinuauriculärer Block. Abl. b: die Extrasystole bewirkt eine Totalverschiebung nach rechts. Abl. c: Ausbleiben der diastolischen Erweiterung und der folgenden Herzrevolution

Als Beispiel führen wir zunächst den Fall der Abb. 97 an. Es handelt sich um einen 49 jährigen Mann (H. Kä.), bei dem leichte Dekompensationserscheinungen aufgetreten waren. RR nicht erhöht. Röntgenologisch bestand eine mäßige Dilatation der linken Kammer und eine Aortensklerose. Im EKG fand sich ein partieller sinu-auriculärer Block und ventrikuläre Extrasystolen mit extrasystolischem Zentrum in der rechten Kammer, a–v-Überleitungszeit 0,24 sec. In Abl. b sieht man zwei normale Kammerkomplexe mit protodiastolischer Negativität und infolgedessen ausgeprägter Relaxationszacke. Darauf folgt eine Extrasystole der rechten Kammer. Trotzdem in diesem Zeitpunkt der diastolische Kurvenanstieg noch nicht begonnen hatte, tritt eine scharfe Medialbewegung auf, die als die Folge einer *Rechtspendelung* des Herzens angesehen werden muß. In Abl. c ähnliche Kurvenform, der zweite Kammerkomplex hat eine längere vorausgehende diastolische Pause wie der erste, infolgedessen ist der diastolische Kurvenanstieg größer. Die Latenzzeit ist hier übrigens bei stärkerer Auffüllung, wie dies in der Regel der Fall ist, kürzer. Die dritte Herzrevolution fällt infolge der Sinusblockierung aus. Hier beob-

achten wir eine überraschende Erscheinung. Der *diastolische Kurvenanstieg bleibt* 0,60 sec *aus*, in dieser Zeit besteht ein mediales Plateau, das also bereits beginnt, *bevor* die Sinusblokkierung wirksam wird. Wir müssen annehmen, daß in dem erwähnten Zeitabschnitt das Herz sich in einem Zustand befindet, der die diastolische Kammerfüllung verhindert und gleichzeitig den sinuauriculären Block bewirkt. In Abl. d (Conus pulmonalis) sehen wir eine Ausbauchung in der Systole (Kurvenanstieg). Auf die erste Herzphase folgt wieder ein langes mediales Plateau bei gleichzeitigem Ausfall der folgenden Systole. Der nächste Kammerkomplex ist abnorm hoch infolge der langen Pause, der darauffolgende normal, dann erfolgt die E. S., die nur einen kleinen Kurvenanstieg bewirkt. In Abl. f (Arteria pulmonalis) bewirkt die erste Austreibung einen besonders hohen

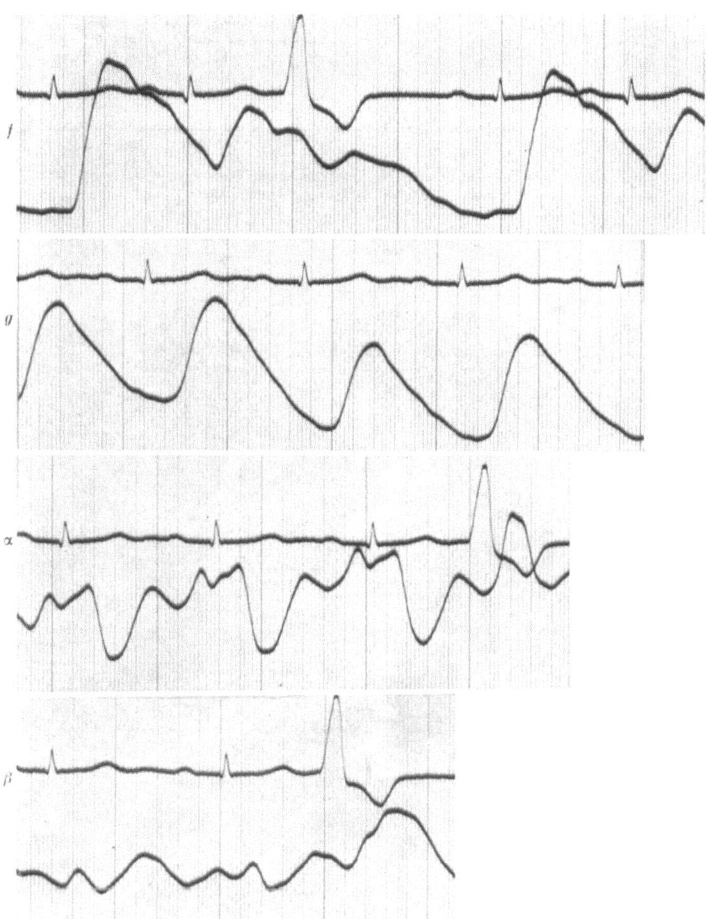

Abb. 97. Abl. α und β: die Extrasystolie bewirkt am rechten Vorhof einen Kurvenanstieg (Reflux?)

Anstieg, die vorausgehende Pause war demnach lang und die Ventrikelfüllung groß. Die nächste Austreibung hat bei kurzer vorausgehender Diastole einen kleinen Anstieg. Der Vergleich der Anspannungszeit beider Systolen ergibt übrigens, daß bei großer Ventrikelfüllung diese kurz ist (0,08 sec), bei kleiner Ventrikelfüllung dagegen lang (0,12 sec). Das entspricht dem, was wir S. 86 darlegen werden. Die E. S. hat nur einen flachen und spät auftretenden Kurvenanstieg zur Folge. In Abl. α und β (rechter Herzrand) ist bemerkenswert, daß die E. S. verbunden ist mit einer kurz nach der Anfangsschwankung des EKG auftretenden *Lateralbewegung.* Es könnte sich hier um den erwähnten Reflux in den rechten Vorhof infolge unvollständigem Schluß der Tricuspidalklappe handeln. Da wir aber auch am linken Herzrand eine medial gerichtete Bewegung sehen, ist es wohl wahrscheinlicher, daß es sich um die bereits geschilderte Verschiebung des Herzens in toto nach rechts handelt.

Besonders interessant ist der oben erwähnte Befund des Ausbleibens der diastolischen Erweiterung beim sinu-auriculären Block. In vereinfachter schematischer Wiedergabe, bei der unwesentliche Kurvendetails weggelassen wurden, soll die Abb. 98 nochmals die Verhältnisse veranschaulichen. Die Kammerkomplexe 1, 2 und 4 erfolgen regelrecht, der Kammerkomplex 3 fällt aus. Es müßte dann ein diastolischer Kurvenanstieg entsprechend der gestrichelten Kurve erfolgen, der zu einem diastolischen Plateau führt (infolge der verlängerten Pause). Statt dessen sehen wir ein mediales Plateau, das nur dadurch entstehen kann, daß die Kammer *in der systolischen Kontraktion verharrt*, ein Phänomen, das bisher meines Wissens nicht beobachtet wurde. Wie ist es zu erklären, daß in dieser Periode der ausbleibenden Diastole die fällige Herzrevolution ausfällt? Soll man sich vorstellen, daß die Ventrikel und mindestens der rechte Vorhof in diesem Moment sich in einem Zustand befinden, der die Diastole und die Reizausbreitung vom Sinus zum Vorhof verhindert? Oder ist es so, daß durch die Diastole der Ventrikel die Reizentstehung im Sinus bewirkt wird und da die Diastole ausfällt, auch der Sinusreiz nicht auftritt. K. WEZLER denkt in diesem Fall ebenfalls (nach einer persönlichen Mitteilung) an einen Zusammenhang zwischen der Auslösung der Erregung im Sinusknoten mit den Vorgängen der diastolischen Relaxation und Ventrikelfüllung, also entweder an eine fehlende Rückwirkung von der Kammer auf den Sinus oder an einen Prozeß bzw. den Ausfall eines Prozesses *(ATP-Resynthese)*, der gleichzeitig Erregungsbildung und Relaxation betrifft. Da das Stoffwechselgeschehen im Myokard und im Reizbildungssystem grundsätzlich ähnlicher Natur sein dürfte, sei diese Annahme möglich.

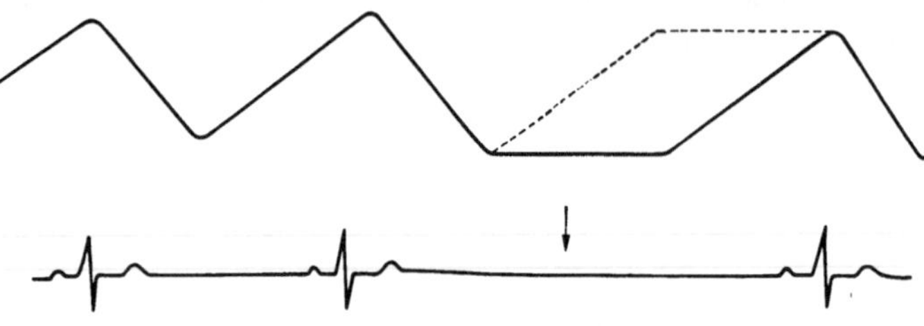

Abb. 98. Schema des Ausbleibens der diastolischen Erweiterung und der darauffolgenden Herzphase

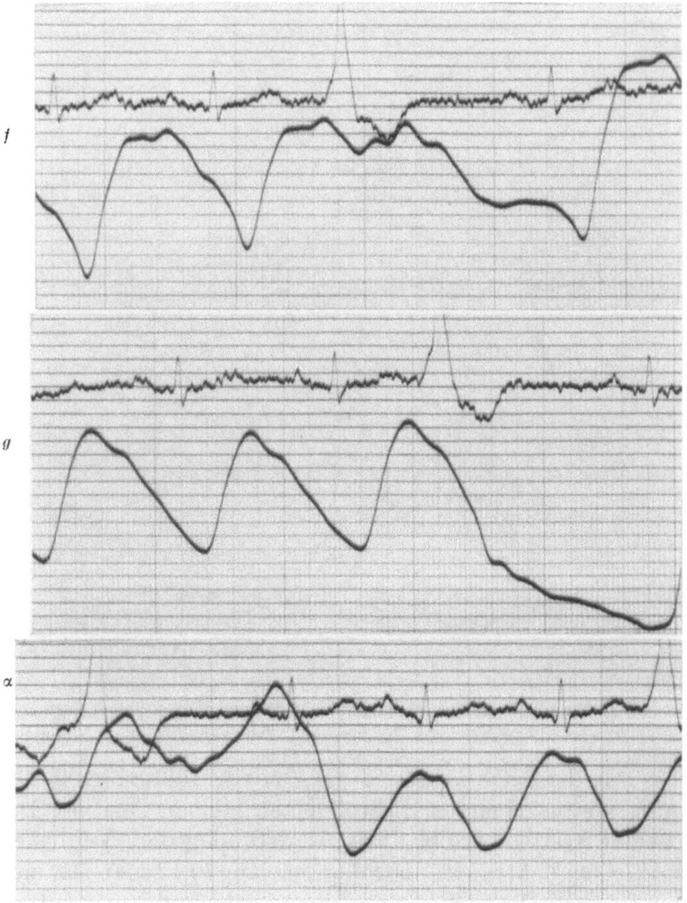

Abb. 99. Ventrikuläre Extrasystolen, die in der Aorta (*g*) frustran ablaufen, in der Art. pulmonalis (*f*) jedoch eine Austreibung aufweisen. Am rechten Vorhof (α) bewirken sie einen Kurvenanstieg

WEZLER erwähnt noch eine andere Möglichkeit. Es könnte sich bei der verlängerten Systole um eine *Superposition einer zweiten Kammererregung* handeln mit zu kurzer und daher nicht mehr erkennbarer diastolischer Relaxation. Er hat solche Beobachtungen am Froschherzen gemacht. Sie würde einem Tetanus bei der Skeletmuskulatur grundsätzlich entsprechen. Man müßte dann aber annehmen, daß im EKG die zweite rückläufige Erregung die normale rechtläufig geleitete Erregung ausgelöscht hat. Auf jeden

Fall ist der Ausfall der Herzrevolution eine sekundäre Erscheinung, primär tritt der systolische Verharrungszustand der Kammer auf.

In einem anderen Fall (Abb. 99) handelt es sich ebenfalls um Extrasystolen, die von der rechten Kammer ausgehen. Hier sieht man, daß die Extrasystole sich *an beiden Gefäßen verschieden auswirkt*. Während die Kurve der *Arteria pulmonalis* eine, wenn auch *kleine Austreibung* erkennen läßt, die zu einer Unterbrechung des diastolischen Abfalles und einem neuerlichen Kurvenanstieg führt, *fehlt die Austreibung an der Aorta* völlig. Während die Extrasystole in der Stromkurve auftritt, ist in der Randbewegung der

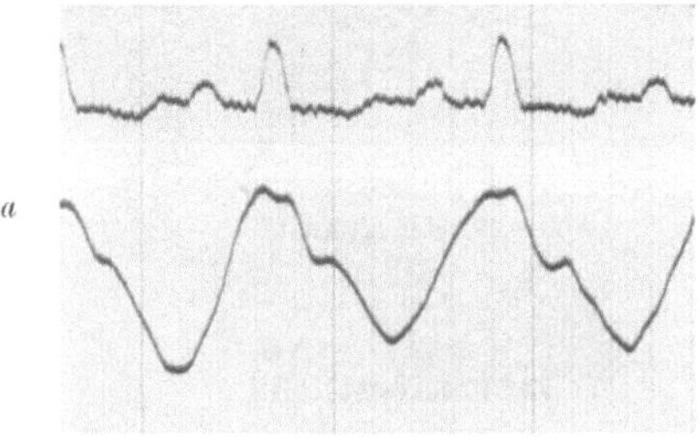

Aorta von dieser nichts erkennbar. Der diastolische Kurvenabfall der vorausgehenden Systole geht unverändert vor sich, daran schließt sich ein längeres Plateau, das bis zur nächsten Systole reicht. Der Druckanstieg in den Ventrikeln führt also in der rechten Kammer zu einer Semilunarklappenöffnung)*. Abb. 100 stammt von einem Fall von linksseitigem Schenkelblock mit polytopen ventri-

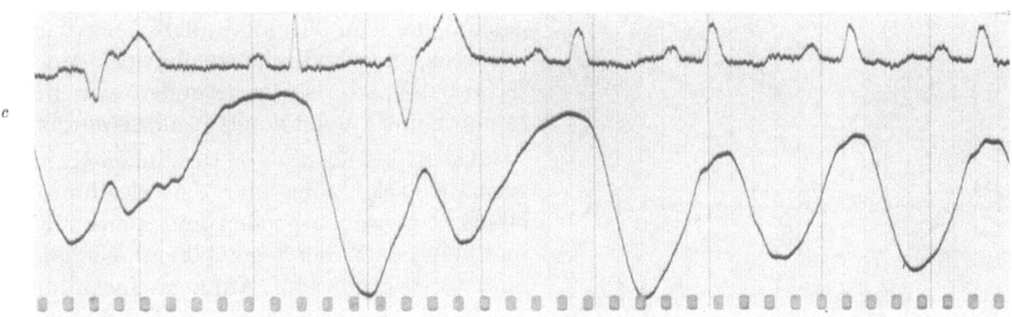

Abb. 100. Fall von linksseitigem Schenkelblock mit polytopen ventrikulären Extrasystolen. In Abl. a typische Stufe im systolischen Abstieg. In Abl. c bei den regelmäßigen Systolen sofortige Medialbewegung, bei den Extraschlägen initiale Linksverschiebung

kulären Extrasystolen. In Abl. a die typische Stufe im systolischen Abstieg. In Abl. c sieht man bei den regelmäßigen Systolen eine sofortige Medialbewegung auftreten, weil der Massenmittelpunkt sich, wie früher ausgeführt wurde, bei dieser Form des Schenkelblockes nach rechts verschiebt, während bei den Extraschlägen eine initiale Linksverschiebung auftritt. Wir ersehen aus diesen Beispielen daß die Bedeutung der Extrasystole für den Kreislauf eine sehr verschiedene sein kann und daß sie nicht durch das EKG allein, sondern wesentlich vollständiger durch das Elektro-Kymogramm erkannt wird.

4. Absolute Arrhythmie

Die Abb. 101 gibt einen Fall von schwerer Herzmuskelschädigung wieder, bei dem die tachykarde Form der absoluten Arrhythmie vorlag. Wir sehen die große *Variabilität der Kammerkomplexe*, die verursacht ist durch verschiedene Ventrikelfüllung, verschiedene Lokomotionsbewegung des Herzens und verschiedene Dauer der Latenzzeit (je stärker die Ventrikelfüllung wird, um so kürzer wird die Latenzzeit). An den großen Gefäßen sehen wir, daß einzelne Kammerkontraktionen nicht zur Semilunarklappenöffnung führen. Die Dauer der isometrischen Phase ist auch hier um so größer, je geringer die Ventrikelfüllung ist (s. S. 87).

Auf das sehr häufig gut erkennbare *Vorhofflimmern* oder *Flattern* wird bei Besprechung der Vorhofskurven eingegangen.

Die Befunde beim *Schenkelblock* sind auf S. 67ff. besprochen worden.

---

* Während der Drucklegung dieser Verröffentl. wurden auf der 65. Tag. der D. G. f. Inn. Med. von CADERMANN, JUNGMANN und SIEGEL ähnliche Beobachtungen mitgeteilt.

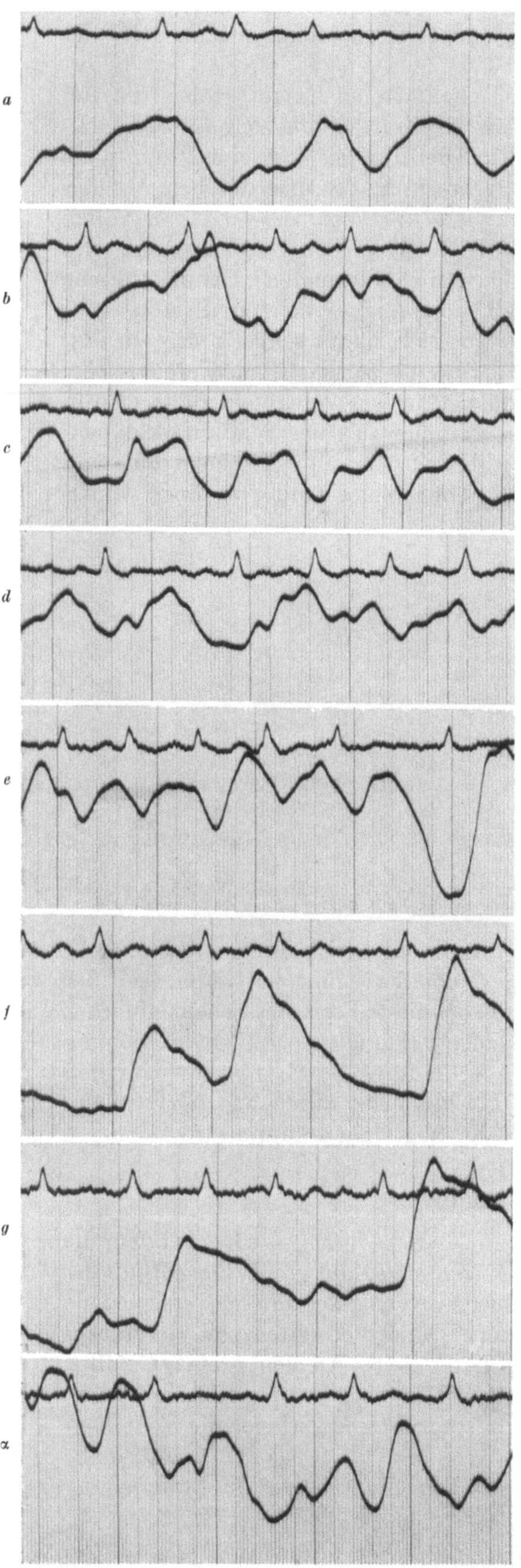

Abb. 101. Absolute Arrhythmie. Die Ventrikelfüllung, die Latenzzeit, der Beginn der Austreibung an den Gefäßen wechseln. Einzelne frustrane Systolen

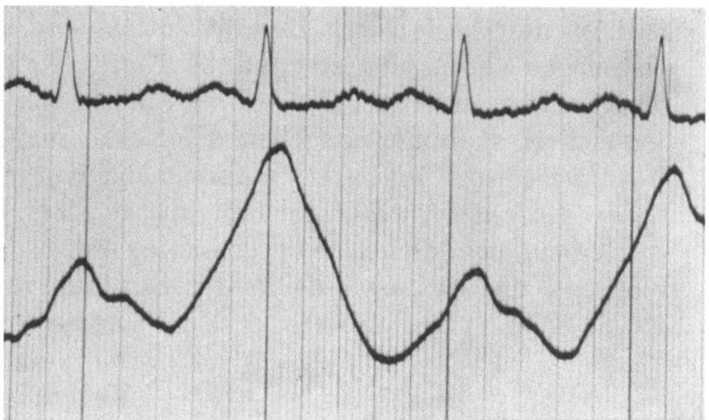

Abb. 102. Herzalternans

5. Herzalternans

Nach flächenkymographischen Untersuchungen von THURN und KAISER wurden elektrokymographische Beobachtungen von KUO u. Mitarb., sowie besonders von BLUMBERGER und zuletzt von HAUBRICH mitgeteilt.

Die Abb. 102, die von der linken Kammer stammt, zeigt sehr klar den rhythmischen *Wechsel* zwischen großen und kleinen Kammerkomplexen bei regelmäßiger Herzaktion und unveränderten Anfangsschwankungen im EKG. Das gleiche Alternieren findet sich an den großen Gefäßen. Es kann zu einer Pulshalbierung kommen. BLUMBERGER hat beobachtet, daß der Alternans an beiden Kammern verschieden ausgeprägt sein kann. Die Auffassung dieses Autors, daß der Herzalternans primär auf einer schweren Störung der Kontraktilität des Herzmuskels und nicht auf hämodynamischen Faktoren beruht, erscheint überzeugend.

6. av-Block

Bei völliger Dissoziation der Vorhöfe und Ventrikel lassen sich die Elemente beider Herzbewegungen gut voneinander abgrenzen (Abb. 103). Die Vorhöfe zeigen die mit der P-Zacke synchrone Senkung, diese ist *tiefer*, wenn sie in die *Periode der Kammerdiastole* fällt, weil das Vorhofsblut in die Ventrikel abströmen kann, sie ist *flacher*, wenn sie mit der *Ventrikelsystole zusammenfällt*. Sie ist jedoch auch dann ausgeprägt, ein Zeichen dafür, daß das Blut dann aus den Vorhöfen in die Venen zurückgeworfen wird.

Die Ventrikelkurven lassen einen beschleunigten Anstieg in der Diastole erkennen, wenn diese mit einer Vorhofssystole zusammenfällt, weil ihre Auffüllung dann beschleunigt wird. Die Gefäßkurven behalten ihr gleichmäßiges Aussehen bei.

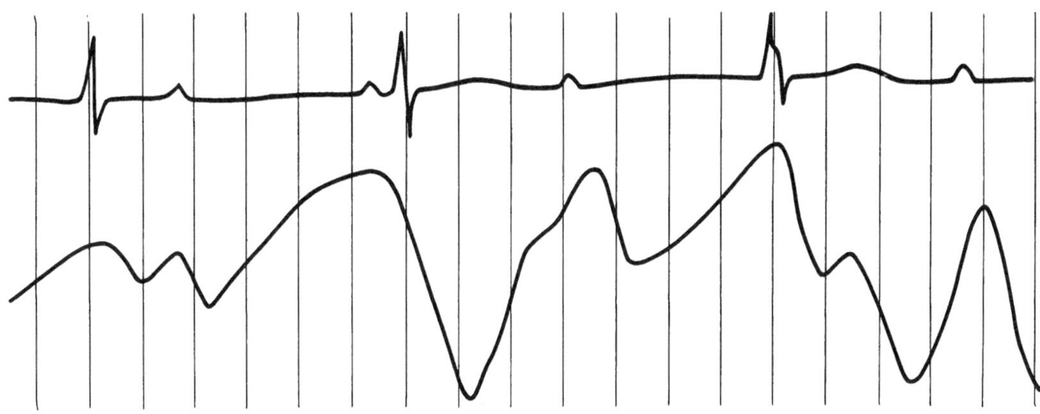

Abb. 103. av-Block (linkes Herzohr)

G. Pathologische Bewegungsformen der Vorhöfe

I. Linker Vorhof bei Mitralinsuffizienz

Bereits in der Ära der Flächenkymographie ist der *Reflux* durch die insuffiziente Mitralklappe von mir beschrieben worden. Von LUISADA und FLEISCHNER, ANDERSSON u. a. wurde dementsprechend ein steiler Kurvenanstieg in der Systole gefunden. Mit dem Verhalten des linken Vorhofes haben sich ferner MOLL und TUMMELEY, HAUBRICH, ROMANO und TORRE, DEUTSCH u. Mitarb., GADERMANN, DUSSAILLANT, McKINNON und FRIED-MANN, SOLOFF u. Mitarb., PHILIPPS, SOULIÉ u. Mitarb., DAVISON und EPPS, der Verfasser u. a. befaßt.

Die Abb. 104a stammt von einem Kranken mit schwerer Mitralinsuffizienz und wurde bei Untersuchung im Stehen vom rechten Herzrand, wo der stark dilatierte *linke Vorhof* randbildend war, abgeleitet. Man sieht, daß bereits in der Anspannungszeit ein *steiler Kurvenanstieg* beginnt und bis zum Ende der Systole anhält. Nach einem kuppelförmigen Gipfel erfolgt dann in der frühen Diastole ein ebenso steiler Kurvenabfall.

Es kann wohl keinem Zweifel unterliegen, daß der systolische Wellenberg durch das in den linken Vorhof zurückflutende Pendelblut bewirkt wird. Aber es wird mit Recht besonders von HAUBRICH darauf hingewiesen, daß in anderen weniger typischen Fällen angesichts der so außerordentlich häufigen Variabilität der normalen Vorhofskurven große Täuschungsmöglichkeiten bestehen. Diese sind darauf zurückzuführen, daß dem Vorhof oft unkontrol-

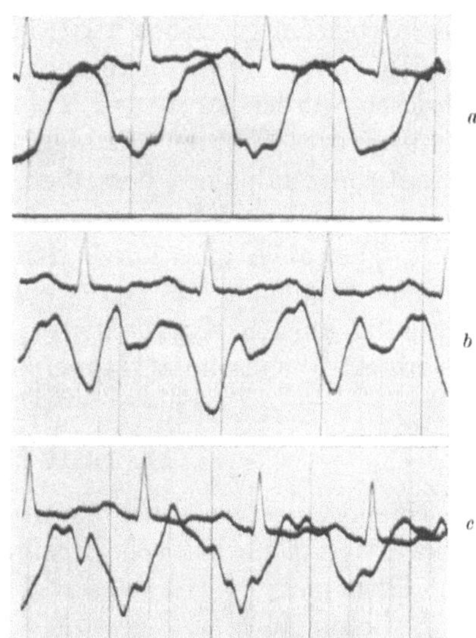

Abb. 104. *a* Kurve vom linken Vorhof am rechten Herzrand (A β) bei Mitralinsuffizienz: Kuppelförmiger Anstieg (Reflux) beginnend in der Anspannungszeit. *b* Kurve des gleichen Falles vom linken Herzohr (A e): doppelgipflige Kurve bei steilem systolischen Anstieg und zweitem Gipfel in der Diastole. *c* an der Hinterwand des linken Vorhofes (C e) ebenfalls frühzeitiger und steiler systolischer Anstieg. Überall fehlt die systolische Senkung

lierbare Bewegungen der Nachbarorgane und des Massenmittelpunktes des Herzens beigemischt sind. Wir haben es jedoch in der Hand, diese auszuschalten, wenn wir, was mir entscheidend wichtig zu sein scheint, *an mehreren Stellen des linken Vorhofes ableiten* und übereinstimmend die Refluxkurve nachweisen können. Das ist hier geschehen. Es wurde außer der obigen Kurve des rechten Herzrandes noch vom linken Herzohr (Abb. 104b) und von der Hinterwand des linken Vorhofes (Abb. 104c) abgeleitet. Interessant ist besonders die Ableitung des Herzohres (b), man erhält hier eine doppelgipflige Kurve wie sie DAVISON und EPPS beschreiben. Sie kommt hier meines Erachtens durch die elastische Pufferwirkung des Herzohres zustande, indem das Refluxblut einen steilen systolischen Gipfel bewirkt, der infolge Zurückflutens aus dem Herzohr zunächst absinkt, um dann nochmals anzusteigen. Auch im übrigen linken Vorhof (Hinterwand) sehen wir den steilen frühsystolischen Kurvenanstieg.

Wir haben damit meines Erachtens die Gewähr, daß nicht von anderen Herzabschnitten oder von Herzbewegungen induzierte Einflüsse diese Refluxkurve vortäuschen, denn die Nachbarschaftseinflüsse sind am rechten Herzrand, an der Hinterwand und am linken Herzohr niemals gleich. Wenn wir, wie hier, sehen, daß tatsächlich der ganze linke Vorhof eine frühsystolische sprungartige Volumzunahme erfährt, so bekommt die Diagnose einen hohen Grad von Sicherheit.

Diese im ganzen *kegelförmigen Kurven* sind in hohem Maße charakteristisch, da die Unterscheidung der beim Herzgesunden vorkommenden Kurven keine Schwierigkeiten bietet. Erstere beginnen *sofort mit dem Beginn der Kammerkontraktion* und erreichen ihren Gipfel bereits in der Mitte der Systole, während die Kegelkurve des Herzgesunden erst in der zweiten Hälfte der Systole ansteigt und den Gipfel erst in der Diastole erreicht (MOLL und TUMMELEY).

Trotzdem müssen, wie früher ausgeführt wurde, die übrigen Zeichen der Mitralinsuffizienz zur Sicherung herangezogen werden, nämlich die Verkürzung der Anspannungszeit der linken Kammer und die Auftreibung der Ausflußbahn der rechten Kammer infolge der Drucksteigerung im kleinen Kreislauf.

Im allgemeinen wird man sagen können, daß die typische Kurve am häufigsten am linken Herzohr gefunden wird; ich bin jedoch der Ansicht, daß die Diagnose nicht gestellt werden sollte, wenn nicht auch in anderen Vorhofsabschnitten die Refluxkurve nachgewiesen werden kann und wenn die Zeichen dieses Vitiums an den Kammern fehlen. Refluxkurven können gerade bei starker Überfüllung des Vorhofes infolge fehlender Erweiterungsfähigkeit desselben fehlen.

In manchen Fällen weist der Kurvenanstieg im Beginn der Austreibungszeit eine *Stufe* oder auch eine kurze Senkung auf infolge der in diesem Zeitpunkt erfolgenden raschen Bewegung des Atrioventrikularseptums. In anderen Fällen beobachtet man im Anschluß an den Kurvenanstieg in der zweiten Hälfte der Systole ein *Plateau*, welches bis zur Atrioventrikularklappenöffnung dauert.

II. Linker Vorhof bei Mitralstenose

Die im vorausgehenden Kapitel genannten Autoren haben sich auch mit diesem Vitium beschäftigt. Eine kritische Zusammenfassung stammt von HAUBRICH, sowie von MOLL und TUMMELEY.

Es kann auch hier gesagt werden, daß charakteristische Kurven *am häufigsten am linken Herzohr* abgeleitet werden können, daß man aber verlangen muß, daß sie auch an der Hinterwand des linken Vorhofes und wenn möglich am rechten Herzrand bei leichter Drehung des Untersuchten gefunden werden sollten, wenn hier der linke Vorhof abgeleitet werden kann. Ist das nicht der Fall, so ist der Nachweis, daß es sich um echte Bewegungen des Vorhofes und nicht um induzierte Bewegungen der Nachbarschaft (Arteria pulmonalis usw.) handelt, mitunter nicht zu erbringen. Der *Kurvenabfall in der Präsystole* ist besonders ausgeprägt, die Dauer dieser Periode ist in typischen Fällen bei diesem Vitium *verlängert* (über 0,12''). Die Amplitude derselben im Verhältnis zur Kurvenhöhe der übrigen Abschnitte ist groß (über die absolute Amplitude läßt sich meist nichts aussagen). *In der Systole* erfolgt sofort ein Kurvenanstieg, der in ein *Plateau* übergeht. Es fehlt oft der systolische Kollaps. In der Diastole schließt sich ein allmählicher oder stufenförmiger Abfall an. Der *diastolische Abfall ist geringer als normal*, oder es besteht auch hier ein Plateau.

Die Abb. 105 stammt vom linken Herzohr zweier Fälle von reiner Mitralstenose. Die vermehrte Tätigkeit (Hypertrophie) des linken Vorhofes ist erkennbar. Sie fehlt natürlich völlig bei Vorhofflimmern bzw. Flattern. Die systolische Plateaubildung ist der Ausdruck der Blutüberfüllung des Vorhofes, der fehlende diastolische Abfall zeigt Behinderung des Blutübertrittes in den lin-

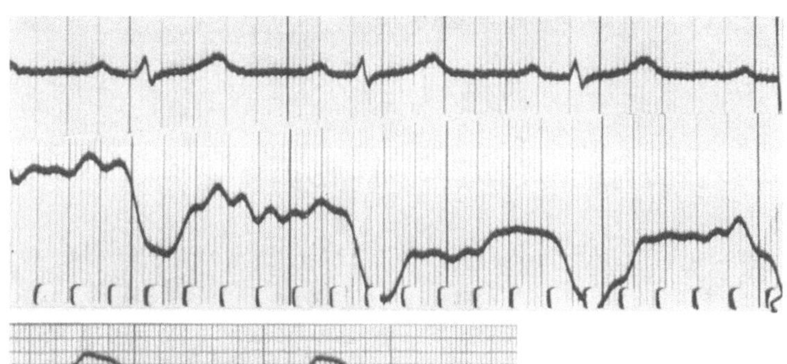

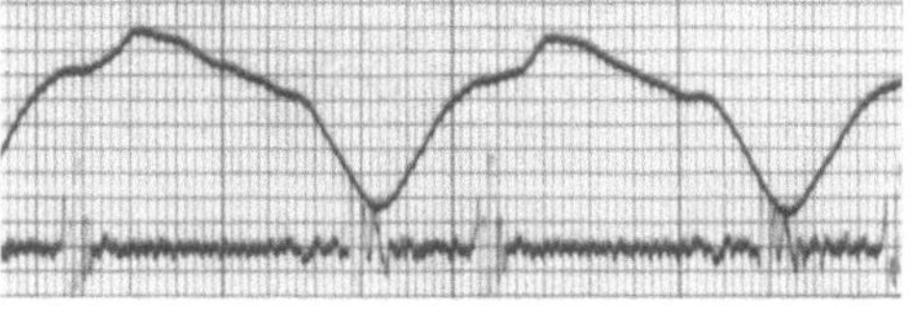

ken Ventrikel an. Es ist charakteristisch, daß die präsystolische und systolische Medialbewegung zu einem gemeinsamen Abstieg verschmelzen, an den sich sofort eine rasche Lateralbewegung anschließt. Darnach bleibt der Rand des Vorhofes in *maximaler Lateralstellung* (Plateau). Es ist also offenbar so, daß der überfüllte linke Vorhof sein Volumen nur kurzdauernd während der Präsystole und der ersten

Abb. 105. Zwei Fälle von Mitralstenose: systolisch-diastolisches Plateau am linken Herzohr (Cañon-Kurven)

Hälfte der Systole verkleinert, um dann sofort wieder maximal aufgefüllt zu werden. Die Kurven werden von mir wegen ihres Aussehens als *Cañon-Kurven* bezeichnet.

Anstelle des Plateaus findet man nicht selten *eine doppelgipflige Kurve* (Kamelrückenform). Der erste der beiden Gipfel dürfte der systolischen Aufstauung, der zweite, der in den Beginn der Diastole fällt, der behinderten Einströmung in den linken Ventrikel entsprechen (Davison und Epps, Haubrich). Sie kommt, wie bereits gezeigt wurde, auch bei Mitralinsuffizienz vor.

Von Haubrich wurden bei der Mitralstenose auch sonst Kurven gefunden, welche völlig denen der Mitralinsuffizienz gleichen, d. h. also lediglich einen steilen Kurvenanstieg zeigen, der in der Anspannungszeit beginnt und bis zum Ende der Systole dauert.

Ferner hat Haubrich in seltenen Fällen auch eine reine systolische Medialbewegung –

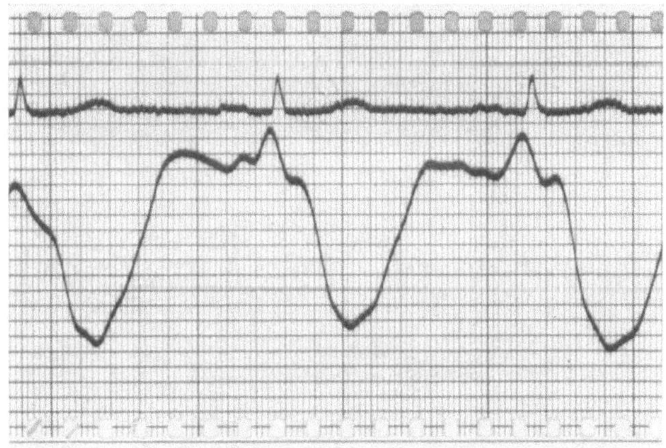

Abb. 106. Diastolisches Plateau am linken Herzohr mit zusätzlichem präsystolischen Kegel bei Mitralstenose

Kurvenabstieg während der ganzen Systole bei sicherer Mitralstenose gesehen. Der letzterwähnte Kurventyp läßt sich nur so verstehen, daß man annimmt, daß hier der Einfluß der Nachbarabschnitte (Ventrikel und Conus) dominierend geworden ist und die eigentliche Vorhofsbewegung nicht mehr zur Geltung kommt. Dies illustriert sehr deutlich die Notwendigkeit – wie oben ausgeführt wurde –, sich nicht auf einzelne Vorhofskurven zu beschränken, sondern durch mehrere Ableitungen den Versuch zu machen, die gesamte Volumänderung des linken Vorhofes zu erfassen. Die Abb. 106 stammt ebenfalls vom linken Vorhof in der Gegend des Herzohres bei Mitralstenose. Es handelt sich um ein *diastolisches Plateau*, dem im Augenblick der Vorhofskontraktion ein kleiner Kegel aufgesetzt ist, der dadurch entsteht, daß die Einströmung in die linke Kammer stark gedrosselt ist, so daß die Kontraktion des Vorhofes zu einer Auftreibung des Herzohres führt.

Von MOLL und TUMMELEY werden bei Mitralfehlern drei Kurventypen als „charakteristisch" angesehen (Abb. 107): 1. systolische Plateaukurven, 2. diastolische Plateaukurven, 3. Kegelform der Vorhofkurven. Als 4. möchte ich die systolisch-diastolischen Plateaukurven hinzufügen, die sich dann mit meinen „Cañon-Kurven" decken.

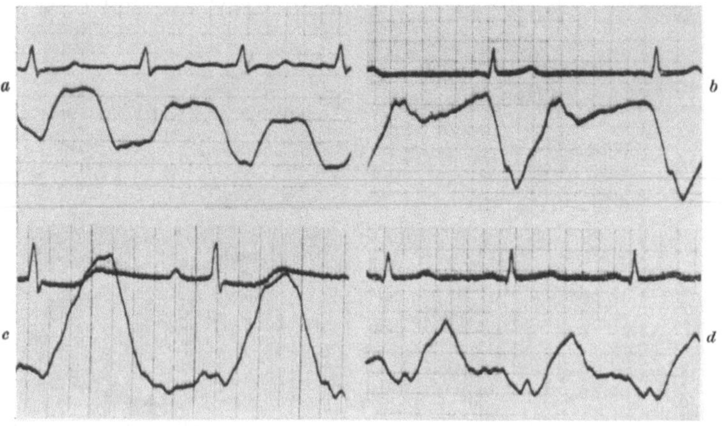

Abb. 107. Vorhofskurven bei Mitralfehlern (nach MOLL und TUMELEY): a systolische Plateaukurve (meist bei Insuffizienz), b diastolisches Plateau (meist bei Stenose), c Kegelform (meist bei Insuffizienz), d Spätanstieg, daher nicht beweisend

Bei der großen Variabilität dieser Befunde ist unbedingt HAUBRICH zuzustimmen, daß der Optimismus einzelner Autoren bezüglich der Differentialdiagnose zwischen Insuffizienz und Stenose, die in jedem Fall mittels der Kurve des linken Vorhofes möglich wäre, nicht gerechtfertigt erscheint. Es kann aber wohl gesagt werden, daß man doch in sehr zahlreichen Fällen typische Kurven bekommt, wenn kein Vorhofflimmern vorliegt und wenn vor allem an mehreren Stellen des Vorhofes abgeleitet wird.

III. Vorhofskurven bei Flimmern und Flattern

In diesen Fällen *hört* stets die *präsystolische Kurvensenkung auf* (LUISADA und FLEISCHNER). Es bleibt übrig die durch die Ventrikeltätigkeit bedingte Vorhofbewegung. Bei Vorhofflattern und Flimmern sind der Kurve deutliche *kleinere Wellen überlagert*. Abb. 108, a, b, c stammt von einem kombinierten Mitralfehler mit absoluter Arrhythmie.

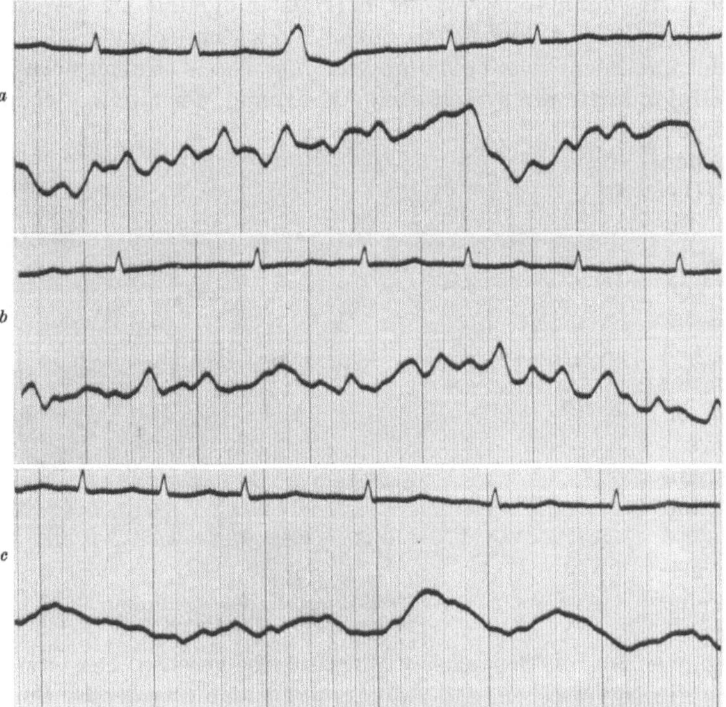

Abb. 108. Vorhof-Flimmern. Flimmerwellen am linken Herzohr (*a*) am deutlichsten

Die Flimmerwellen haben eine Frequenz von etwa 480. Sie entsprechen den Flimmerwellen des EKGs. Interessanterweise sind sie am linken Herzohr am deutlichsten (a), während sie am rechten Vorhof nur kaudal (b) angedeutet, kranial (c) nicht mehr sichtbar sind.

IV. Rechter Vorhof bei erschwerter Entleerung (Rückstauung)

Diese Veränderungen kommen vor bei allen Erkrankungen, welche zu einer *Blut-überfüllung des rechten Vorhofes* infolge behinderter Abströmung in den rechten Ventrikel führen, als bei Tricuspidalstenose, valvulärer und infundibulärer Pulmonalstenose, Vorhofs- und Ventrikel-Septumdefekt, Mitralstenose, Mitralinsuffizienz, Hypertension im kleinen Kreislauf, Perikardsynechie, sowie allen Vorgängen, welche zu ungenügender Leistung der rechten Kammer führen.

Die Kurve der Abb. 109 zeigt die Veränderungen in charakteristischer Weise. Diese Kurven ähneln den Kurven des linken Vorhofes bei Mitralstenose, etwa der Cañon-Kurve. Sie sind charakterisiert 1. durch eine kurze präsystolische Erhebung, 2. eine *vertiefte präsystolische Senkung,* die mit dem Beginn des ersten Herztones endet, sie ist meist größer als die diastolische Senkung, Sie geht oft in die systolische Senkung über, 3. verringerter diastolischer Kurvenabstieg, oder diastolisches Plateau.

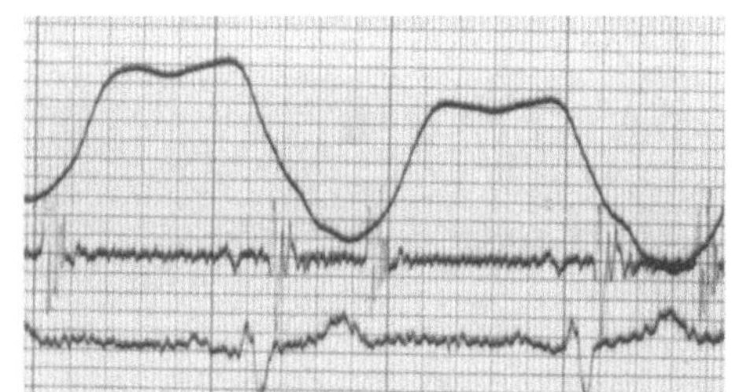

Abb. 109. Rechter Vorhof bei Rückstauung Vertiefte präsystolische Senkung, systolischer Anstieg betont, anschließend diastolisches Plateau

Ad 1: Die präsystolische Erhebung fehlt oft (je nach dem abgeleiteten Randpunkt des rechten Vorhofes). Sie ist wohl verursacht durch die Umformung des rechten Vorhofes bei seiner Kontraktion.

Ad 2: Der überfüllte rechte Vorhof entleert bei seiner Kontraktion eine vermehrte Blutmenge in die Kammer, wohl auch in die Hohlvenen rückläufig.

Ad 3: Der vertieften Entleerung entspricht eine vermehrte Auffüllung, daher große relative Amplitude in der späten Systole und Protodiastole.

Infolge verringerter Einströmung in die rechte Kammer kleine diastolische Senkung oder Plateau.

Ich möchte betonen, daß wir die hier beschriebene Kurve nur in jenen Fällen vorfinden und erwarten können, in denen die normalen Lokomotionsbewegungen des Herzens aufgehört haben und pathologische Bewegungen entweder nicht aufgetreten sind oder so verlaufen, daß sie der Entstehung dieses Kurventyps nicht entgegenwirken. Das scheint allerdings gelegentlich der Fall zu sein. Die *Lokomotionsbewegung* ist gerade am rechten Vorhof besonders zu berücksichtigen. Man kann dessen Bewegung nicht so beschreiben, als ob er für sich allein vorhanden wäre. Man ist immer wieder erstaunt, in welchem Maße das im bisherigen Schrifttum geschieht. Aus diesem Grunde habe ich auch darauf verzichtet, Veränderungen der Vorhofskurven im Stehen und in Rückenlage zu schildern, da mir ihre Interpretation und Zurückführung *allein* auf hämodynamische Faktoren nicht ausreichend gesichert erschien.

V. Der Vorhofseptumdefekt

Hier liegen nur wenige, z. T. widersprechende Angaben des Schrifttums vor. DACK und PALEY geben an, daß dabei die Vorhofswellen sehr tief seien, was der Vorhofs-Hypertrophie und Dilatation entspreche. PER ÖDMANN beschreibt ebenfalls einen verlängerten und vertieften Abstieg der Kurve bei der präsystolischen Kontraktion. DONZELOT u. Mitarb. fanden an der Arteria pulmonalis große Amplitude mit spitzem Kurvengipfel und tiefsitzende Incisur. HAUBRICH ist skeptisch gegenüber dem Versuch, ein typisches Elektrokymogramm dieses Fehlers aufzustellen.

Ich habe mich auf Fälle beschränkt, bei denen der Vorhofsseptumdefekt ohne sonstige Mißbildungen bestand und bin der Meinung, daß man dann hinreichend charakteristische

Kurven erhalten kann, wenn man sich nicht, wie dies meist geschehen ist, auf einzelne Herzabschnitte beschränkt, sondern *sämtliche Abschnitte* aufzeichnet.

Am *rechten Vorhof* finden sich in der Regel Zeichen *vermehrter Füllung* (Abb. 110a): Vertiefte präsystolische Senkung, längere Dauer derselben, etwa 0,16 sec, sowie ein diastolisches Plateau. Am *linken Vorhof* (Abb. 110b) ist ebenfalls der präsystolische Abstieg betont (Dauer etwa 0,10 sec), dagegen fehlt das diastolische Plateau, es ist im Gegen-

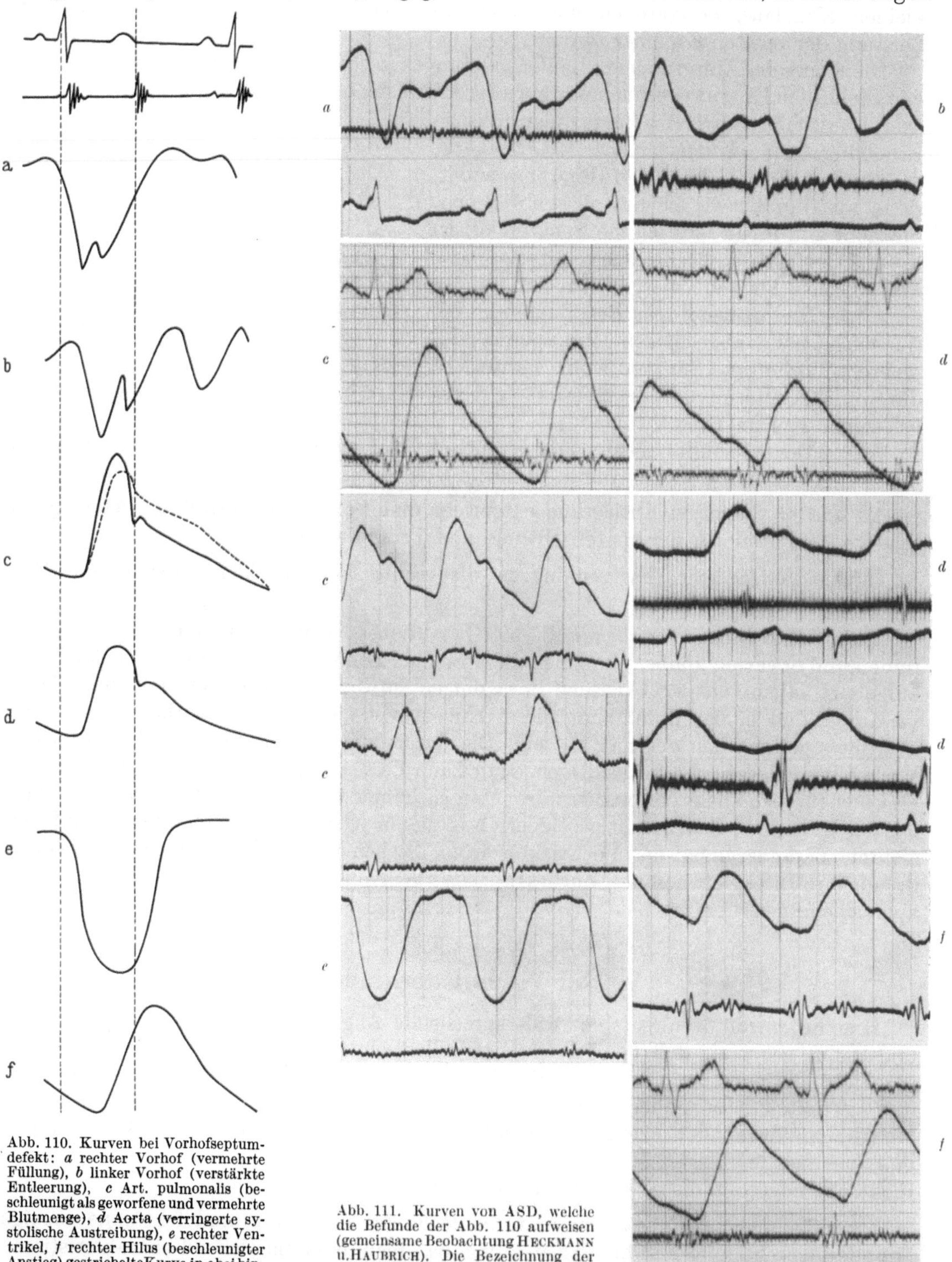

Abb. 110. Kurven bei Vorhofseptumdefekt: *a* rechter Vorhof (vermehrte Füllung), *b* linker Vorhof (verstärkte Entleerung), *c* Art. pulmonalis (beschleunigt als geworfene und vermehrte Blutmenge), *d* Aorta (verringerte systolische Austreibung), *e* rechter Ventrikel, *f* rechter Hilus (beschleunigter Anstieg) gestrichelte Kurve in *c* bei hinzukommendem pulmonalen Hochdruck

Abb. 111. Kurven von ASD, welche die Befunde der Abb. 110 aufweisen (gemeinsame Beobachtung HECKMANN u. HAUBRICH). Die Bezeichnung der Abbildungen entspricht der Abb. 110

teil eine *verstärkte diastolische Entleerung* festzustellen. Diese Kurven sind gut verständlich: links wird der venöse Zustrom um das shunt-Blut verringert, rechts vermehrt.

Die *Kammerkurven* sind mitunter nicht verändert oder wir bekommen am rechten Ventrikel den kuppelförmigen Anstieg, wie er bei beschleunigter diastolischer Einströmung zu beobachten ist; an der linken Kammer sieht man mitunter den diastolischen Kollaps der kranialen Abschnitte infolge verringerter Einströmung.

An den großen Gefäßen treten erhebliche Veränderungen auf, die diagnostisch beachtet werden müssen. An der *Arteria pulmonalis* (Abb. 110c) erfolgt ein rascher Steilanstieg mit *vorzeitigem Gipfel*, am Ende der Systole steiler Abfall mit sehr *tiefsitzender Incisur*. Es wird die vermehrte Blutmenge der rechten Kammer beschleunigt ausgeworfen, am Ende der Systole bewirkt die vermehrte Abströmung in die Peripherie einen raschen Kurvenabfall, so daß beim Semilunarklappenschluß der tiefste Punkt der Kurve schon beinahe erreicht ist. Auch die Äste der Pulmonalarterie *(rechter Hilus)* zeigen den gegenüber der Norm beschleunigten Anstieg. An der *Aorta* beobachtet man (Abb. 110d) infolge der verringerten ausgeworfenen Blutmenge ebenfalls ein *vorzeitiges Erreichen des Maximums*, daran schließt sich ein kuppelförmiger Abschnitt mit meist ausgeprägter und relativ tiefsitzender Incisur.

Im ganzen kann man also sagen, daß die Kurven dadurch charakterisiert sind, daß das *rechte Herz* (Vorhof, Ventrikel und Arteria pulmonalis) *vermehrte Füllung* erkennen lassen und daß im *linken Herzen* die *Füllung herabgesetzt* ist. Dabei lassen die Kammerkurven den für Ventrikelseptumdefekt sprechenden Befund (vorzeitige Volumabnahme und Stufe in der Systole) vermissen.

Beim *Lutembacher-Syndrom* erhalten wir analoge Veränderungen, nur bestehen am linken Vorhof die Zeichen der behinderten Kammereinströmung.

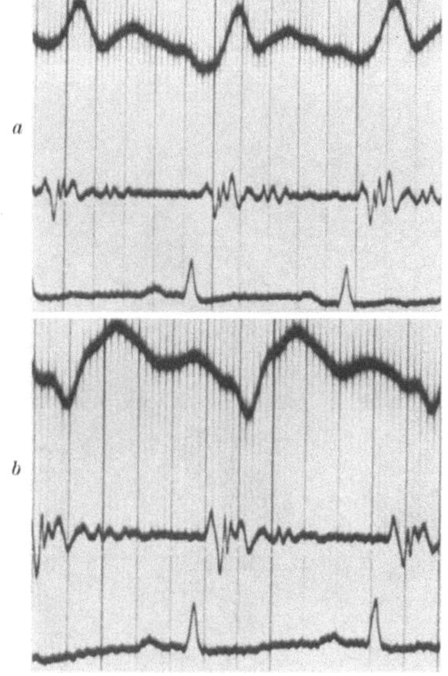

Abb. 112. Kurve des rechten (*a*) und linken (*b*) Vorhofes mit positiver und negativer shunt-Welle

Die Kurven der Abb. 111 stammen von Fällen von Vorhofseptumdefekt, die ich zusammen mit HAUBRICH untersuchen konnte. Sie weisen die oben von mir geschilderten Merkmale auf, die ich für dieses Vitium als typisch ansehen möchte: a rechter Vorhof, b linker Vorhof, c Arteria pulmonalis, d Aorta, e linke Kammer, f rechter Hilus. Nähere Ausführungen darüber am Schluß (S. 104).

Von besonderer Wichtigkeit ist natürlich der Vergleich beider Vorhöfe. In manchen Fällen wird man den Befund der Abb 112 erheben können. Man sieht am *linken Vorhof* (*b*) als hauptsächliche Bewegung eine tiefe *Kurvensenkung*, welche 0,10 sec nach der R-Zacke des EKGs auftritt. Sie korrespondiert mit einem kegelförmigen *Anstieg am rechten Vorhof* (*a*), der gleichzeitig damit auftritt und den Kurvenzug beherrscht. Ich möchte die Vermutung aussprechen, daß es sich sowohl bei der negativen Welle am linken, wie bei der positiven Welle am rechten Vorhof um die Manifestation des links-rechts gerichteten shunts handelt *(shunt-Welle)*.

Einen Fall von *Vorhofseptumdefekt mit pulmonaler Hypertonie* und shunt-Umkehr (Fall H. Sch.) bei einem 20jährigen Mädchen möchte ich hier anführen (Abb. 113). Die klinischen Befunde verdanke ich Herrn Priv.-Doz. Dr. BLÖMER der II. Med. Univ.-Klinik, München (Prof. Dr. BODECHTEL). Die Kranke litt seit dem frühesten Kindesalter an einer blassen Cyanose, verringerter Leistungsfähigkeit und gelegentlichen Ohnmachtsanfällen. Klappender zweiter Ton an der Basis und Systolicum. Im EKG Rechtstyp und P „pulmonale". Röntgenologisch vorgewölbter Pulmonalbogen und vermehrte Füllung der Pulmonaläste. Herzkatheterisierung: Der Katheter drang aus dem rechten in den

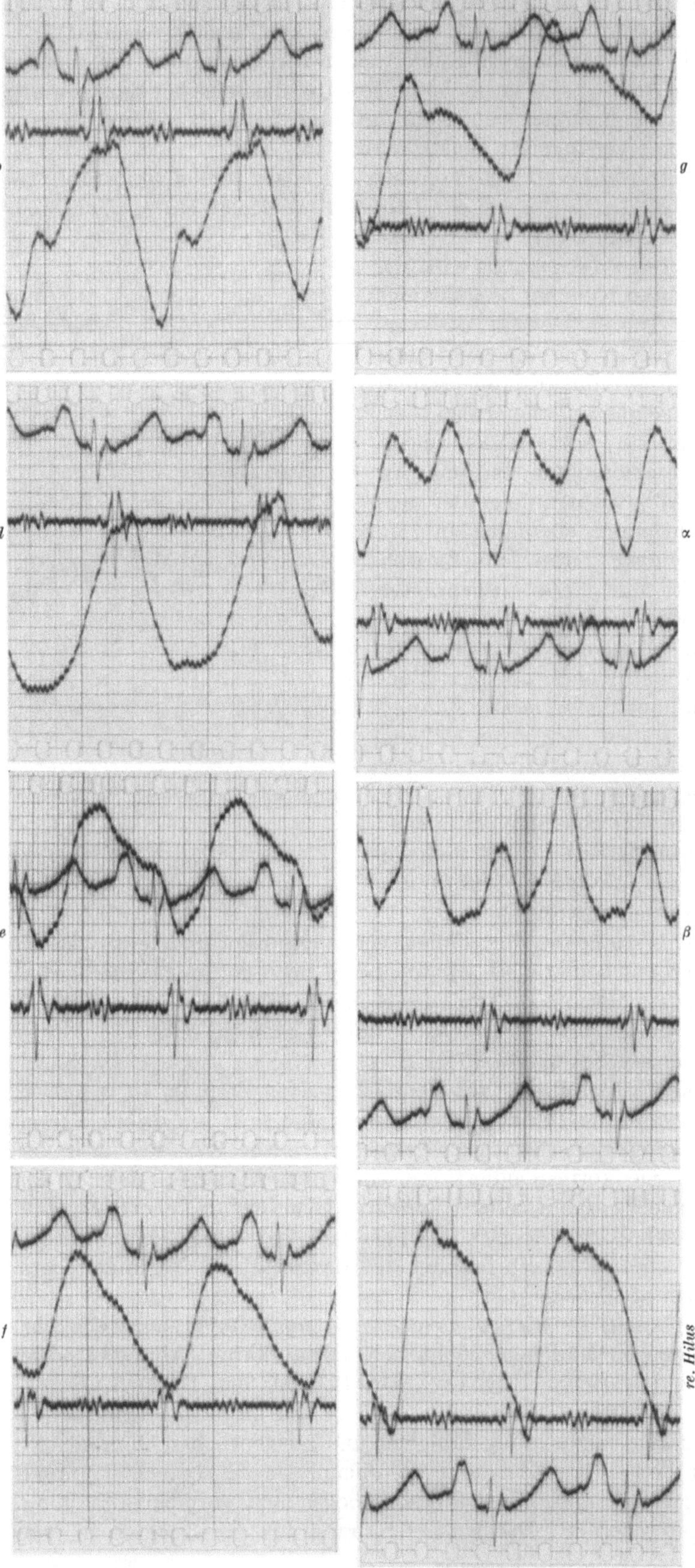

linken Vorhof ein. Sauerstoff-Vol.-% in der Cava sup., im rechten Vorhof, rechten Ventrikel und der Arteria pulmonalis nur wenig verschieden. Im linken Vorhof 24,2, in den Pulmonalvenen 27,0, im rechten Vorhof 16,8, in der Arteria femor. 21,4. Druck in beiden Vorhöfen gleich (5 mm Hg mittel), in der rechten Kammer 118/0, in der Arteria pulmonalis 112/65, in der Arteria femor. 87/72. Es bestand demnach infolge der pulmonalen Hypertension ein rechts-links shunt. Der Sauerstoffverbrauch betrug 231 ml/min, die A.-V. O$_2$-Differenz im kleinen Kreislauf 6,8, im großen Kreislauf 2,9. Das Minuten-Volumen ergab 3,4 l/min im kleinen und 8,0 l/min im großen Kreislauf. Der R-L-shunt betrug demnach 58%.

Das Elektrokymogramm des linken Ventrikels ergab normalen Kurvenverlauf, der *rechte Vorhof* zeigte eine sehr *tiefe*, 0,15 sec dauernde, *präsystolische Senkung* (doppelgipflige Kurve). Am *linken Vorhof* ist dagegen diese Senkung sehr gering und die diastolische Entleerung in die Kammer unverändert. Vorherrschend ist ein steiler Kurvenanstieg in der Systole.

Abb. 113. Vorhofseptumdefekt mit pulmonaler Hypertension. Rechter Vorhof (α): verstärkte Füllung, verlängerte Praesystole Art. pulmonalis (f) und Aorta (g) vertauschtes Kurvenbild, infolge RL-shunt linker Vorhof (e): verstärkter diastolischer Abfall der Kurve; rechter Hilus: beschleunigter Anstieg

Sehr markant sind die Kurvenänderungen der großen Gefäße. *Das Aussehen der Kurve der Arteria pulmonalis und der Aorta sind gegeneinander vertauscht.* An der Aorta sieht man ein Bild, das sonst der Pulmonalarterie zukommt mit tiefsitzender und ausgeprägter Incisur, an der letzteren ist die Incisur nur angedeutet und die rasche Austreibung hält bis zum Ende der Systole an. An der Aorta herrscht niedriger Druck bei hohem Schlagvolumen. Es kommt daher zu einem endsystolischen Abstieg mit tiefsitzender und verstärkter Incisur. Über das Zustandekommen der Kurvenformen an den großen Gefäßen verweise ich auf meine Ausführungen am Schluß (S. 104). *Zeichen des ventrikulären Septumdefektes sind nicht erkennbar.* Aber auch eine Pulmonalstenose läßt sich ausschließen, wenn man die Kurve des *rechten Hilus* berücksichtigt. Hier erfolgt ein *steiler Kurvenanstieg* und ein Erreichen des Kurvengipfels vor dem zweiten Herzton, was bei einer zentral gelegenen Stenose ausgeschlossen ist. Dieser Kurvenverlauf ist die Folge des pulmonalen Hochdruckes.

VI. Ebsteinsche Tricuspidalklappen-Anomalie

Für diese Anomalie ist nach meinen Beobachtungen charakteristisch, daß man bei Einstellungen, welche mit Sicherheit den proximalen Teil der rechten Kammer ableiten (C α) bei stärkerer Drehung *vorhofsähnliche Kurven* erhält, und zwar weisen diese diastolische Plateaus oder

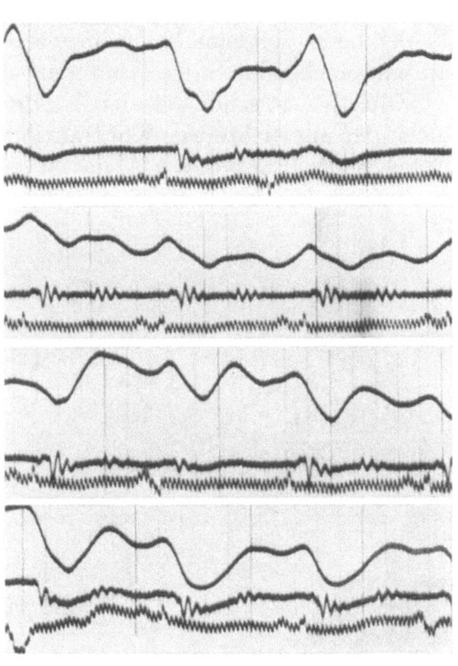

Abb. 114. Ebsteinsche Anomalie: Vorhofskurven in den Abl. der re. Kammer (HECKMANN und HAUBRICH)

Dreistufigkeit auf. Letztere findet sich auch in den Druckkurven (BAYER und WOLTER). Dies ist der elektrokymographische Ausdruck dafür, daß dieser Teil der rechten Kammer „atrialisiert" ist. In einem von mir gemeinsam mit HAUBRICH untersuchten Fall fanden sich im zweiten schrägen Durchmesser am rechten Herzrand die Kurven der Abbildung 114.

H. Pathologische Bewegungsformen an den großen Gefäßen

I. Die Dauer der Anspannungszeit gemessen an der Aorta und Arteria pulmonalis

Die Bestimmung der Dauer der isometrischen Phase an den beiden großen Gefäßen (R-Zacke im EKG-Beginn des Steilanstieges im EKG) ist von großer Bedeutung. (Es wurde auf S. 7 dargelegt, daß es zweckmäßiger ist, die R-Zacke statt der Q-Zacke des EKGs zugrunde zu legen.) An der Aorta ist die Dauer der Pulswellenausbreitungszeit von der Semilunarklappe bis zum Arcus abzuziehen. Nach REIN, WEZLER u. a. beträgt die Pulswellengeschwindigkeit an der Aorta 4—5 m/sec. Der Abstand von den Aortenklappen bis zur Ableitungsstelle der Aorta (Abl. g) kann mit 8 cm angenommen werden. Demnach beträgt die Verspätung des Anstieges etwa 0,015 sec.

Von KENNER und ALTH wird bezweifelt, daß die Anspannungszeit an den Gefäßen gemessen werden könne, da die Lokomotionsbewegungen der Gefäße zu Täuschungen führe. Das trifft, wie auch von mir (S. 35) angeführt wurde, vor allem für die Aorta asc.

zu. Dagegen ist diese Messung dann nicht mit einem Fehler verbunden, wenn die Lokomotionsbewegung und der Volumpuls parallel gehen. Das ist am Aorten- und Pulmonalbogen der Fall. Hier tritt eine Verfälschung dieser Werte daher nicht ein. Das geht eindeutig aus einem Vergleich der Druckkurve des betreffenden Gefäßabschnittes hervor.
Der Steilanstieg der Eky-Kurve und der Druckkurve erfolgt praktisch gleichzeitig bzw.
ist der Anstieg der Eky-Kurve nur durch die Massenträgheit des Blutes verzögert. Ein
Fehler beim Vergleich beider großer Gefäße entsteht also nicht, von Ausnahmen, welche
an entsprechender Stelle (Pulmonalstenose, Aortensklerose) geschildert sind, abgesehen.

Zunächst ist schon seit der Ära der Flächenkymographie bekannt, daß beim Schenkelblock der ungleichzeitige Kontraktionsbeginn beider Kammern nachweisbar ist. LUISADA,
FLEISCHNER, ELLINGER u. a. haben dies wesentlich einfacher mit der Elektrokymographie
nachweisen können (s. S. 68 und 70). SAMET, MEDNICK und SCHWEDEL haben bei 83 Fällen

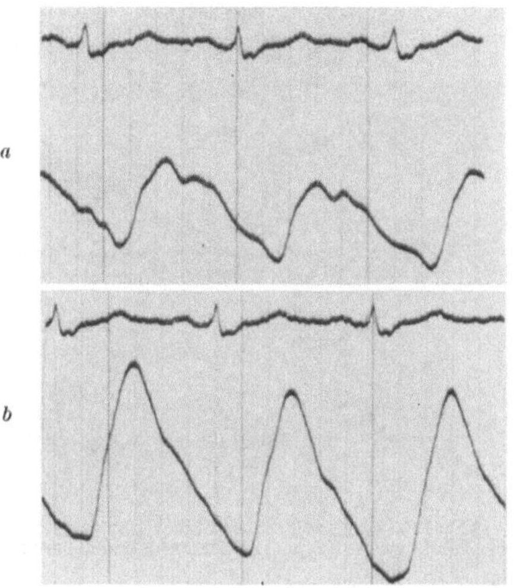

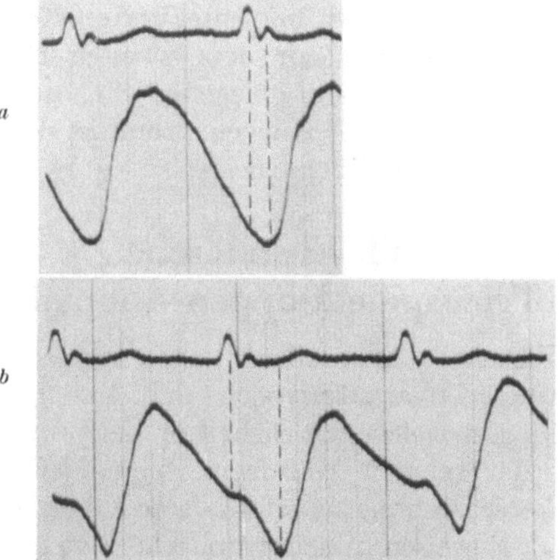

Abb. 115. Rechtsschenkelblock. Der Austreibungsanstieg
beginnt an der Art. pulmonalis 0,04 sec verspätet
a A. pulmon., *b* Aorta

Abb. 116. Linksschenkelblock. Verspätung der Austreibung
an der Aorta 0,07 sec (*b*)

von Schenkelblock gefunden, daß nur in 30% der Fälle der elektrische Asynchronismus
von einem mechanischen begleitet war. Es wird weiter unten ausgeführt werden, worauf
dies wahrscheinlich zurückzuführen ist. In meinen Fällen war dieser Prozentsatz allerdings
weit höher. Weiter haben sich mit diesem Phänomen ENGSTRÖM u. Mitarb., DACK u.
Mitarb., SEGERS u. a. beschäftigt. Abb. 115a und b gibt die Pulmonalis- und Aortenkurve
beim Rechtsschenkelblock wieder. Die Verspätung des Steilanstieges in der Arteria pulmonalis beträgt 0,04 sec. Abb. 116a und b stammen von einem Linksschenkelblock. Hier
erfolgt die Austreibung in der Aorta 0,07 sec später

Die Erscheinungen an den Ventrikelkurven und die Lokomotionsbewegungen beim
Schenkelblock wurden bereits S. 67ff. geschildert.

Wichtig ist auch der *Asynchronismus beider Gefäße*, der nicht mit einem elektrischen
Asynchronismus verbunden ist, da er uns hämodynamische Aufschlüsse gibt, die in
anderer Weise nicht zu erhalten sind und die ich hier beschreiben möchte. Es finden sich
darüber bei pathologischen Fällen nur vereinzelte Beobachtungen. Lediglich MAGISTRETTI
und FINK haben vergleichende Messungen der Dauer aller Abschnitte des Herzzyklus
angestellt.

Folgende Faktoren spielen dabei eine Rolle: 1. der diastolische Blutdruck in beiden
Gefäßen, 2. die Kontraktionsleistung beider Kammern, 3. die Menge des Blutes in den-
selben am Ende der Diastole.

Der Zeitpunkt des steilen Kurvenanstieges (rasche Austreibung), der mit der Öffnung
der Semilunarklappen zusammenfällt, wird um so *früher* eintreten, je *niedriger der Druck*

in dem entsprechenden Gefäß ist, da die Klappen sich öffnen, sowie der Druck in der Kammer den diastolischen Gefäßdruck überschreitet. Dieser Zeitpunkt wird ferner um so früher eintreten, je *besser die Kontraktionsleistung* des betreffenden Ventrikels und je *größer die Anfangsfüllung* desselben ist.

Das Nachlassen der Leistungsfähigkeit der Kammer bzw. eine ungenügende diastolische Füllung derselben (etwa des linken Ventrikels bei Mitralstenose) führt zur *Verlängerung* der Anspannungszeit, die in dem entsprechenden Gefäß bestimmt wird.

Eine *Verlängerung der Anspannungszeit* der linken Kammer finden wir *an der Aorta* bei *herabgesetzter Leistung des linken Ventrikels* bzw. *erhöhtem peripheren Widerstand* (Hochdruck), wenn dieser nicht mehr kompensiert werden kann. Maßgebend ist dabei nicht der absolute Wert, sondern der Vergleich mit der Arteria pulmonalis. Die Abb. 117 gibt die Kurve der Arteria pulmonalis und der Aorta bei einem 50jährigen Mann wieder, bei dem eine seit Monaten bestehende Coronainsuffizienz im EKG nachweisbar war. Er wies die Zeichen einer Linksinsuffizienz auf. Die Bestimmung der Anspannungszeit an der Arteria pulmonalis ergab 0,10 sec, an der Aorta dagegen 0,19 sec.

Ähnliche Verlängerungen der Anspannungszeit finden wir an der *rechten Kammer* bei Stauungszuständen im kleinen Kreislauf und *Nachlassen der Kontraktionsleistung der rechten Kammer.*

Wir müssen uns allerdings darüber klar sein, daß stets *viele Faktoren* hier *zusammenwirken* und sich häufig gegenseitig kompensieren. Die Auslöschung der Verkürzung der Anspannungszeit bei Aorteninsuffizienz bei Erlahmen des linken Ventrikels wird noch

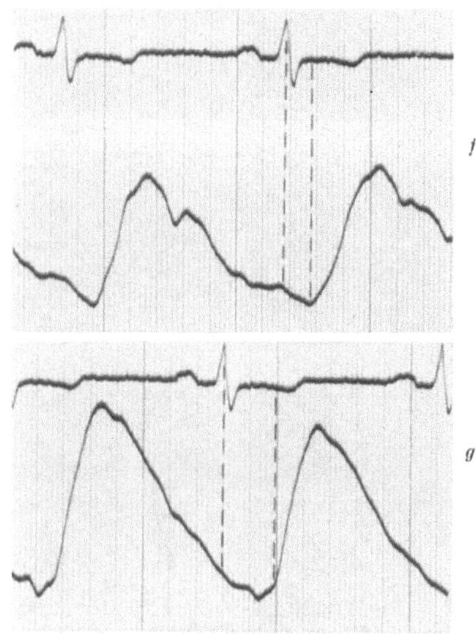

Abb. 117. Der Austreibungsanstieg an der Aorta (*g*) setzt verspätet ein. Es besteht eine Insuffizienz der linken Kammer *f* A. pulmonalis

erwähnt werden. Eine Verlängerung der Anspannungszeit an der Aorta bei Hypertonie tritt nicht ein, so lange die Hypertrophie der linken Kammer einen Ausgleich schafft. Bei *Mitralstenosen* kann oft eine relative Verlängerung der Anspannungszeit an der Arteria pulmonalis infolge Nachlassens der rechten Kammer und Stauung im Lungenkreislauf nicht eintreten, weil auch die linke Kammer infolge ihres herabgesetzten Blutgehaltes zu einem verspäteten Öffnen der Semilunarklappen führt. Es müssen also die hämodynamischen Verhältnisse beider Kammern und beider großen Gefäße in Betracht gezogen werden. Sie werden oft unübersichtlich bleiben, in vielen Fällen wird uns aber das Verhältnis der Dauer der isometrischen Phase in beiden Gefäßen wichtige Aufschlüsse geben.

Anschaulich zeigen Fälle von *absoluter Arrhythmie* (Abb. 101, S. 75), wie sich die isometrische Kontraktionsphase mit der Ventrikelfüllung und dem diastolischen Druck in den großen Gefäßen ändert. Ist die einer Systole vorausgehende Pause kurz, so enthält der Ventrikel wenig Blut, andererseits ist der Blutdruck in den großen Gefäßen noch relativ wenig abgesunken. Beide Faktoren führen zu einer Verlängerung der Anspannungszeit.

II. Die Dauer der raschen Austreibung

Bei nachlassender *Kontraktionsleistung des Herzmuskels*, etwa bei Stoffwechselstörungen desselben, findet sich eine Verkürzung der Dauer der raschen Austreibung.

Eine charakteristische Pulmonaliskurve konnte ich bei nachlassender Herzmuskelleistung der rechten Kammer beobachten. Abb. 118 stammt von einem 67jährigen Mann, der im EKG einen mittleren Knotenrhythmus aufwies. Wir sehen an der Kurve der Arteria pulmonalis, daß die *rasche Austreibung vorzeitig* – etwa in der Mitte der Systole –

beendet ist. Während die Austreibung in der Aorta noch anhält, erfolgt in der Arteria pulmonalis bereits ein rascher Kurvenabstieg zur Incisur, die hier noch vor dem Ende der T-Zacke des EKGs gelegen ist. Wir müssen also annehmen, daß die *Kontraktionskraft der rechten Kammer sich vorzeitig erschöpft.* Wir haben hier ein Analogon der „energetisch-dynamischen Insuffizienz" (Hegglin-Syndrom) im Elektrokymogramm vor uns.

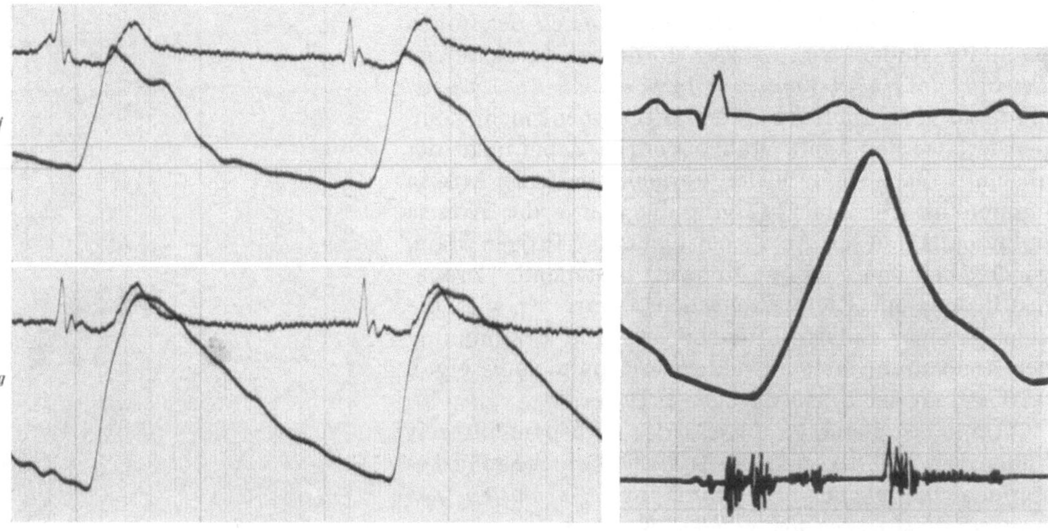

Abb. 118. Starke Verkürzung der raschen Austreibung an der Art. pulmonalis bei Insuffizienz der rechten Kammer. Spitzer Gipfel in der Mitte der Systole

f Art. pulmonalis, *g* Aorta

Abb. 119. Aorteninsuffizienz: verkürzte Anspannungszeit, bis zum Ende der Systole anhaltende rasche Austreibung, spitzer Kurvengipfel, fehlende Incisur, steiler Abfall (s. auch Abb. 139)

III. Aorta

1. Aorteninsuffizienz

Hier sind von Interesse die experimentellen Arbeiten von WIGGERS, der bei Hunden künstlich eine Aorteninsuffizienz herstellte und dann blutige Aortendruckmessungen vornahm. Er stellte Vergrößerung der diastolischen Ventrikelfüllung, Vermehrung des Schlagvolumens, ferner eine Erhöhung der Auswurfgeschwindigkeit fest, Er fand, daß 15–58% des ausgeworfenen Blutes während der Diastole in den Ventrikel zurückströmt. Die Ventrikelentleerung erfolgt in der ersten Hälfte der Systole schneller, in der zweiten langsamer als in der Norm. Er führte das darauf zurück, daß in der ersten Hälfte der Diastole der Ventrikel stärker gedehnt werde und daher reflektorisch anfangs eine intensivere Systole ausführe.

1950 wurden von HEYER, POULOS und ACKER eine Reihe von Kranken elektrokymographisch untersucht. Es wurde konstant eine Verkleinerung oder Fehlen der Incisur festgestellt, ferner wird angegeben rascher Kurvenabfall in der frühen Diastole. Die Austreibungszeit war deutlich verlängert. Die gleichen Ergebnisse hatten DACK u. Mitarb.

BRANDFONBRENNER und EISENBERG haben eine Verlängerung der isometrischen Kontraktionszeit festgestellt, was aber im Widerspruch zu den Befunden aller anderen Autoren steht.

HAUBRICH, WENGER, DEUTSCH, GMACHL, SCHACHINGER, SIEDECK fanden übereinstimmend einen raschen Anstieg, Verkleinerung der Incisur, raschen diastolischen Abfall. Von ANGEBRAND und MOLL wurden in eingehenden Untersuchungen diese Befunde fundiert und festgestellt, daß die Veränderungen vom Krankheitsgrad abhängen. In Frühfällen können Veränderungen fehlen.

Die Kurven weisen folgende Merkmale auf: 1. *vorzeitiger Steilanstieg* (Verkürzung der isometrischen Phase), 2. Steilanstieg besonders *rasch*, 3. *große Amplitude* und Dauer desselben (bei amplitudenrichtiger Aufzeichnung wie S. 8 geschildert), 4. *spitzer Kurvengipfel*, 5. die „verlangsamte Austreibung" ist meist nicht mehr abzugrenzen, 6. *Fehlen* oder Abflachung der *Incisur*, 7. beschleunigter diastolischer Abfall. Dazu kommt noch 8. *am linken Ventrikel* ein *diastolisches Plateau*.

Die Abb. 119 stammt von einer ausgeprägten Aorteninsuffizienz (RR 140/45). Sie zeigt alle erwähnten Veränderungen. Siehe auch Abb. 139g (Seite 103).

Im einzelnen wäre zu den Merkmalen der Kurven noch folgendes zu sagen. Zu 1: Die Verkürzung der isometrischen Phase ist entsprechend den Ausführungen auf S. 86 u. 87 gut verständlich. Sie ist um so größer, je niedriger der diastolische Druck ist. Die Anspannungszeit kann auf Werte von 0,02—0,01 herabgesetzt sein. Mit dem Nachlassen der Kraft der linken Kammer wird die isometrische Phase wieder länger. Tritt etwa unter Strophantin-Behandlung eine Besserung ein, so verkürzt sich die Anspannungszeit wieder. Dieses wechselnde Verhalten ist möglicherweise die Ursache für die oben erwähnten abweichenden Angaben einzelner Autoren. Die Verkürzung dieser Periode wurde vor der elektrokymographischen Ära von BLUMBERGER festgestellt, der sich auf WAITZ und WEBER stützte. Die elektrokymographische Bestätigung wurde von KJELLBERG u. Mitarb. erbracht.

Zu 2 und 3: Da die Schlagweite sehr groß ist (pulsus celer), wird die Kurve meist mit sehr geringer Verstärkung geschrieben, da gleichzeitig die Periode der „raschen Austreibung" verlängert ist, so kann der Kurvenanstieg manchmal flach erscheinen, wenn die Kurven nicht amplitudenrichtig geschrieben wurden. Man darf also nicht überrascht sein, wenn man die aus der Flächenkymographie bekannten „Schlagzacken" nicht vorfindet. Trotzdem erfolgt die Lateralbewegung beschleunigt.

Die Verlängerung der „raschen Austreibung", die ebenfalls von BLUMBERGER beschrieben wurde, ist mit dem erhöhten Schlagvolumen der linken Kammer zu erklären. Dieser Autor, sowie ANGEBRANDT und MOLL machen übrigens darauf aufmerksam, daß mit dem Nachlassen der Leistungsfähigkeit des Myokards die Verlängerung der Austreibungszeit wieder zurückgeht.

Zu 4 und 5: Die Periode der verringerten Austreibung verkürzt sich, dadurch wird der Kurvengipfel spitz. An diesen schließt sich ein scharfer Kurvenabstieg. Wir erhalten so eine rasche Volumenminderung der Aorta. Meist ist diese Periode nicht mehr abzugrenzen.

Zu 6: Das Fehlen bzw. die Verkleinerung der Incisur ist der Ausdruck des Defektes der Aortenklappen. Infolgedessen ist der Rückstoß infolge des Aufprallens auf die Klappen herabgesetzt, da ein Teil des Blutes in den linken Ventrikel zurückströmt.

Zu 7: Der beschleunigte diastolische Abfall infolge Rückströmung in den linken Ventrikel ist allgemein bekannt.

Zu 8: Aus dem gleichen Grund erfolgt eine beschleunigte Auffüllung der linken Kammer mit der charakteristischen Plateaubildung in der Diastole. Es gibt jedoch auch Fälle von Aorteninsuffizienz, bei denen das diastolische Plateau vermißt wird und im Gegenteil eine Verzögerung der diastolischen Füllung zu beobachten ist. Eine sichere Erklärung dieses eigentümlichen Phänomens ist natürlich nicht möglich. Man könnte vielleicht an einen Kompensationsvorgang denken, welcher das aus der Aorta rückströmende Blut hemmt.

2. Aortenstenose

Die Stenose der Aortenklappen (Abb. 120) führt zu einer *erschwerten Austreibung*. Am Aortenbogen (Abl. g) ist der Beginn der raschen Austreibung nicht verzögert. Der Kurvenanstieg erfolgt zunächst (0,10 sec) langsam, dann etwas steiler (0,10 sec), dann wieder langsamer (0,14 sec). Es entsteht dadurch ein *S-förmiger*, sehr charakteristischer Kurvenanstieg. Er hält bis zum Ende der Systole an. Die *Incisur fehlt*. Der Kurvenanstieg erfolgt anfangs rasch, später langsam, da die ausgeworfene Blutmenge geringer als normal ist. Wahrscheinlich ist der langsame Kurvenanstieg im Beginn der Systole nicht durch das ausströmende Blut, sondern durch die Aufrichtung der linken Kammer und die dadurch bewirkte Verschiebung der Aortenklappenebene, die sich auf die Aorta überträgt, bedingt.

WIGGERS nimmt an, daß der langsame Beginn des Initialanstieges einem Druckanstieg ohne Bluteinströmung entspricht.

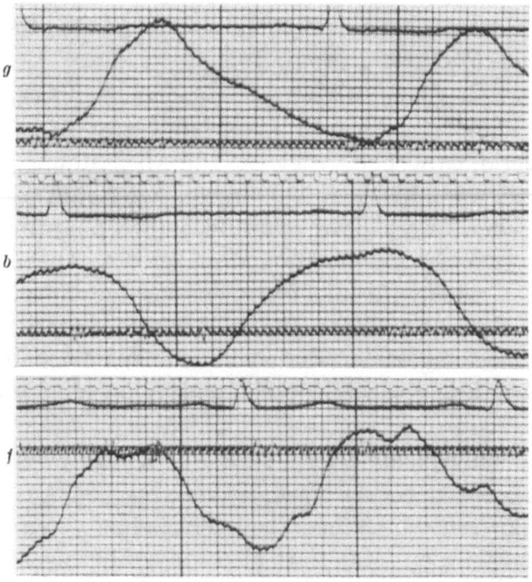

An der *Ventrikelkurve* (Abl. b) sieht man ebenfalls die Erschwerung der Austreibung an dem S-förmigen Kurvenabstieg in der Systole, die frühzeitig beginnt. Die Stauungsüberfüllung der linken Kammer kommt in dem kuppelförmigen Verlauf der Diastole zum Ausdruck. Der Unterschied des Kurvenverlaufes an der Arteria pulmonalis (Abl. f) ist deutlich. Der Beginn der raschen Austreibung setzt 0,10 sec nach der R-Zacke des EKGs ein.

Die von anderen Autoren (HAUBRICH, DEUTSCH u. a.) mitgeteilten Kurven zeigen sehr ähnliches Verhalten. Auch sie beschreiben eine Hemmung der Lateralbewegung am Aortenknopf und einen Knick am Ende der Systole. WEZLER und BÖGER fanden im Tierversuch u. a. das Fehlen der Incisur.

Abb. 120. Aortenstenose. *g* Aortenkurve: S-förmiger Anstieg, fehlende Incisur; *b* linke Kammer: S-förmiger systolischer Abstieg; *f* Art. pulmonalis

3. Aortenisthmusstenose

Untersuchungen darüber sind 1950 von PANIER u. a., sowie von KJELLBERG und RUHDE ausgeführt worden. Die klinischen Erscheinungen sind bereits in hohem Grade signifikant. Dies gilt besonders von der Blutdruckmessung an den oberen und unteren Extremitäten. Bereits 1870 hat SCHEELE auf die Änderungen der Pulswelle aufmerksam gemacht, die sie erfährt, wenn sie die stenosierte Stelle der Aorta passiert. Der Hochdruck an den oberen Extremitäten bei Unterdruck an den Beinen ermöglicht meist die Diagnose. Die oben erwähnten Autoren haben dieses Zeichen jedoch in seltenen Fällen vermißt. Die

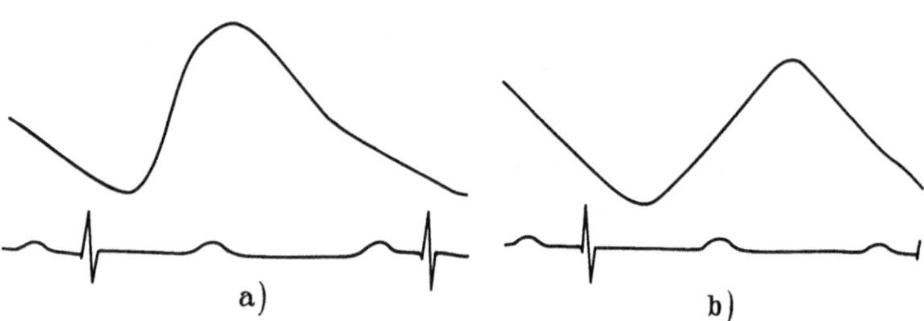

Abb. 121. Isthmusstenose. a oberhalb der Stenose (wie in Abb. 120), b unterhalb der Stenose: geradliniger, verzögerter Anstieg, Gipfel spät in der Diastole

grubigen Vertiefungen an den Rippen infolge der Ausbildung des Kollateralkreislaufes über die Intercostalarterien sind ebenfalls allgemein bekannt. Doch haben LAUBRY und HEIM DE BALSAC u. a. darauf hingewiesen, daß auch diese Veränderungen nicht pathognomonisch sind, da sie auch bei anderen pathologischen Zuständen beobachtet werden.

Bei der bekannten Schwierigkeit, die Stenose im Röntgenbild direkt nachzuweisen, so lange man nicht die Aortographie verwendet, erscheint es durchaus nicht überflüssig, noch andere Methoden zur Diagnose heranzuziehen. Dabei kann die Elektrokymographie wertvolle Hilfe leisten. Man kann dabei so vorgehen, daß man am *Aortenbogen* eine Kurve aufnimmt (die Aorta ascendens oberhalb der Semilunarklappen abzuleiten, halte ich aus den bereits angegebenen Gründen nicht für angebracht), darnach wird die *Aorta descendens* m zweiten schrägen Durchmesser abgeleitet. Man kann auch statt der ersten Kurve den *Carotispuls* schreiben, da die charakteristischen Eigentümlichkeiten hier auch zu erkennen sind.

Die Abb. 121 gibt in *a* die Kurve der zentralen, in *b* die des peripheren Aortenabschnittes wieder. Die Stenose liegt zwischen beiden Abschnitten. Die Kurve *a* zeigt die Eigenarten der Stenosekurve mit anfangs raschen, später verlangsamtem Anstieg mit spitzem oder kuppelförmigem Gipfel. In *b* beginnt der Anstieg wegen der verlängerten Laufzeit der Pulswelle später, die Kurve steigt *langsam* und *geradlinig* an, der Gipfel wird in der Protodiastole erreicht, der Abstieg erfolgt ebenfalls fast geradlinig. Eine Periode der raschen und der verlangsamten Austreibung ist also nicht mehr zu unterscheiden, das Blut durchströmt die Stenosestelle mit gleichbleibender Geschwindigkeit. Die Incisur fehlt völlig. Die Schreibung des Femoralispulses ist demgegenüber weniger aufschlußreich, weil bei der Eky-Kurve weiter peripher gelegene Stenosierungen mannigfacher Art nicht berücksichtigt werden müssen.

Die Abb. 122 stammt von einem 13jährigen, der an der juvenilen Form der *Isthmusstenose* litt (kein funktionierender Ductus Botalli). Die Hämodynamik war nur wenig geändert, Beschwerden bestanden nicht. Dementsprechend bot die Kurve der linken Kammer keine Veränderungen, linker Vorhof und Arteria pulmonalis o. B. An der Aortenkurve (*A g*) zentral von der Stenose, fällt ein in der zweiten Hälfte des Steilanstieges abnehmender Gradient auf. Spitzer Kurvengipfel am Ende der Systole; fehlende Incisur. An der *Aorta descendens* sehr *kleine Amplitude*, Beginn des Kurvenanstiegs 0,18 sec nach Beginn der Systole, *träger Anstieg*, verspäteter diastolischer Abstieg der Kurve. Die flache Welle am Beginn der Systole ist wahrscheinlich ein Überlagerungseffekt. Charakteristisch ist also der markante Unterschied der zentralen und peripheren Kurve der Brustaorta.

4. Aortenaneurysma

Die Aufzeichnung dieser Kurven ist besonders für die mitunter schwierige Differentialdiagnose gegenüber Mediastinaltumoren wichtig. Hier liegen besonders aus dem französischen Schrifttum Untersuchungen vor von KOURILSKY u. Mitarb., BARCELLO-ROUSSEAU, MARCHAL, ferner DUSSAILLANT, KARPATI und EBERLE, sowie HAUBRICH.

Die Besprechung soll an Hand des Falles der Abb. 123 durchgeführt werden. Es handelte sich um eine zylindrische Erweiterung des Aortenbogens mit starken Kalkeinlagerungen (Abb. 124 im transversalen Strahlengang bei Bariumfüllung des Oesophagus). Über dem Aneurysma selbst und über der Herzbasis bestand ein systolisches Geräusch und ein gespaltener, lauter 2. Herzton (Abb. 125).

Die Eky-Kurven (Abb. 126) wiesen, wie dies die Regel ist, einen *stark gedämpften Kurvenverlauf* auf. g_1 und g_2 wurden vom linken Rand des Aneurysmas, g_3 vom oberen

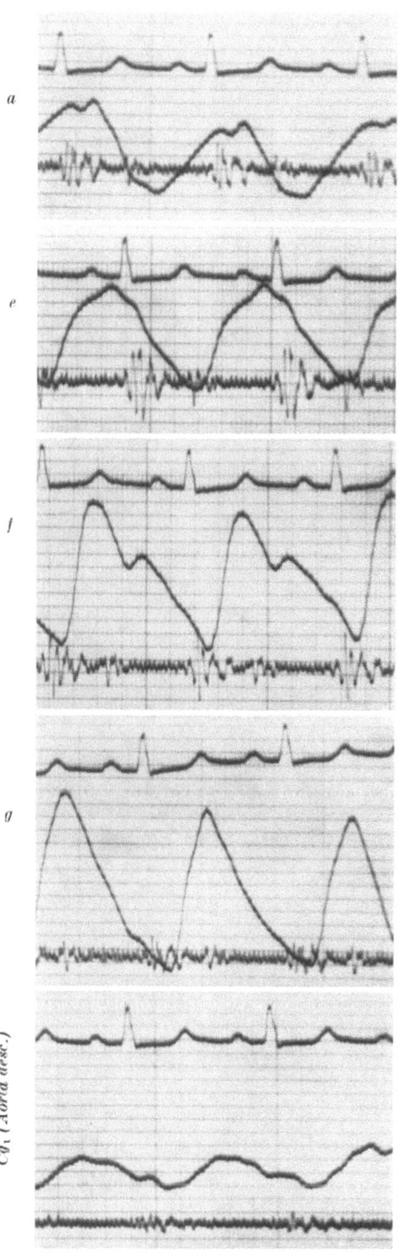

Abb. 122. Isthmusstenose (Fall E. St.): in g (Aorta zentral) in der zweiten Hälfte der Systole abnehmende Steilheit der Kurve, an der Aorta descendens verzögerter und kleiner systolischer Anstieg

Rand desselben abgeleitet. g_4 ist ein vom Zentrum des Arcus im sagittalen Strahlengang abgenommenes Densogramm. Hier waren die Dichteänderungen äußerst gering, so daß infolge der maximalen Verstärkung „Rauschen" des Multipliers auftrat, welches die Kurve überlagert und etwas deformiert. Die Randkurven zeigten eine verwaschene Gefäß-

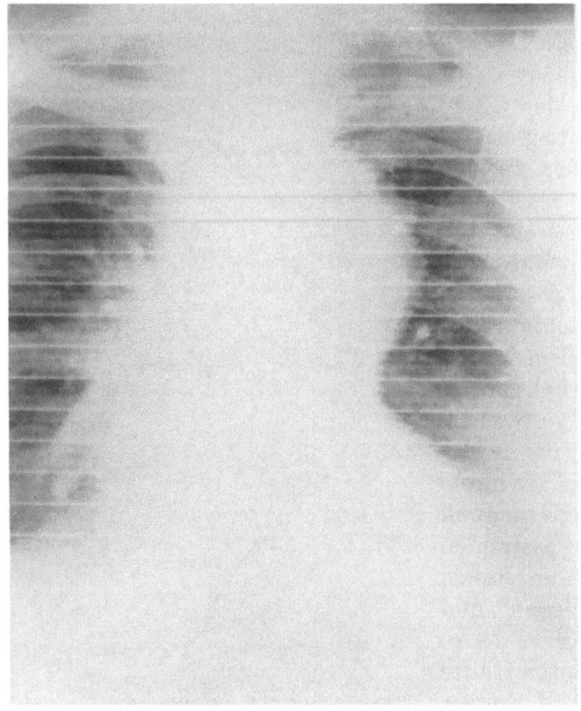

Abb. 123. Zylindrisches Aneurysma des Arcus aortae

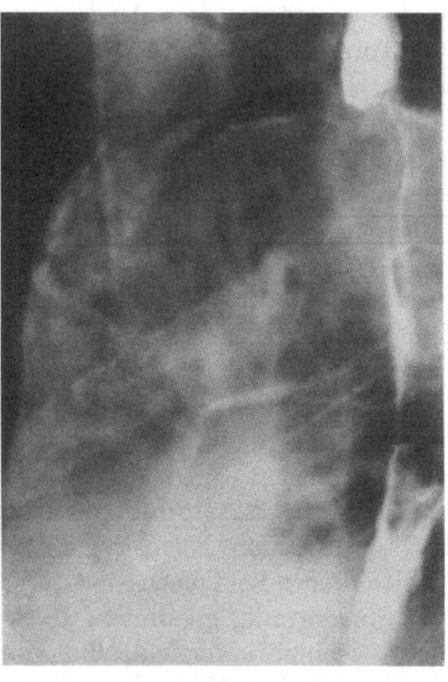

Abb. 124. Aneurysma transversal Verkalkung der Wand, Abgänge der Arterienäste als lochartige Defekte sichtbar

bewegung ohne Verlängerung der isometrischen Phase. Rascher diastolischer Kurvenabstieg. Sekundäre Wellen fehlten völlig. Bei der starken Verkalkung des Aneurysmas ist ein derartiger Kurvenverlauf zu erwarten, aber auch wenn diese fehlt, erhalten wir infolge der Thrombosierung und Erweiterung des Lumens ähnliche Kurven. Die Bewegungen dürften wohl nur durch die *Lageänderung* des Aneurysmasackes bewirkt werden. Mit einer Lokomotionsbewegung ist wohl auch die im Densogramm auftretende Kurvenumkehr (systolischer Abstieg) zu erklären. Ähnliche Kurven erhält man auch außerhalb des Aneurysmas an der Aorta descendens, was ich als ein Analogon zur THOMA-KIENBÖCKschen Regel ansehen möchte, welche besagt, daß auch die stromabwärts gelegenen Aortenabschnitte anatomische Veränderungen aufweisen.

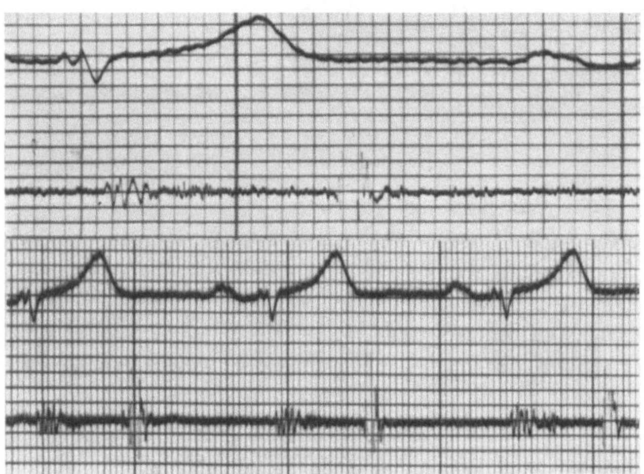

Abb. 125. Herzschallaufnahme über dem Aneurysma

Demgegenüber haben die anfangs genannten Autoren bei Lungen- und Mediastinaltumoren mitgeteilte Pulsationen und fehlende Dichteänderungen beschrieben. HAUBRICH hat in einem Falle in der Periode der systolischen Aortenfüllung eine Caudalverschiebung des Tumors gesehen.

5. Aortensklerose

Bei dieser Veränderung finden wir an der elongierten Aorta in Abl. A g (Aortenkopf) zunächst eine *Zunahme der Amplitude*, die bereits beim Durchleuchten sehr auffällig sein kann. Man kann sich dabei leicht davon überzeugen, daß der ganze Arcusteil eine ruckartige Verlagerung in der Systole nach links erfährt. Im fortgeschrittenen Stadium verkleinert sich dagegen die Amplitude der Randbewegung sehr stark und es kann zu einer völligen Bewegungsaufhebung und Starrwandigkeit kommen.

Diese Erscheinung ist darauf zurückzuführen, daß mit dem zunehmenden Elastizitätsverlust der Aorta

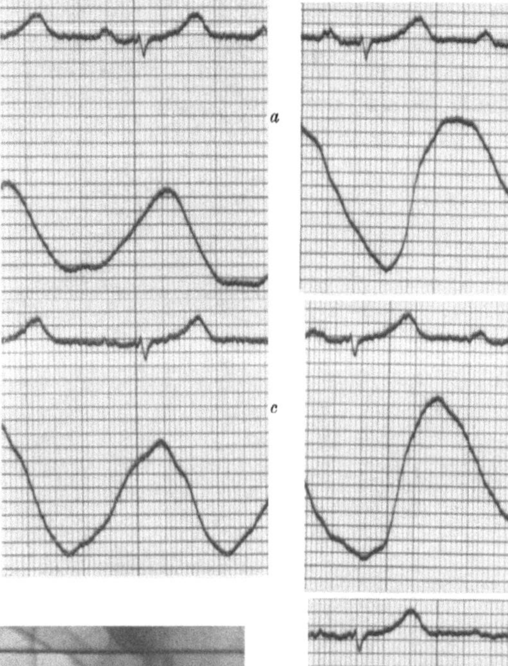

Abb. 126. Aortenaneurysma Eky-Kurven g_1—g_3 Randkurven mit stark gedämpfter arterieller Pulsation, g_4 Densogramm (Kurvenumkehr)

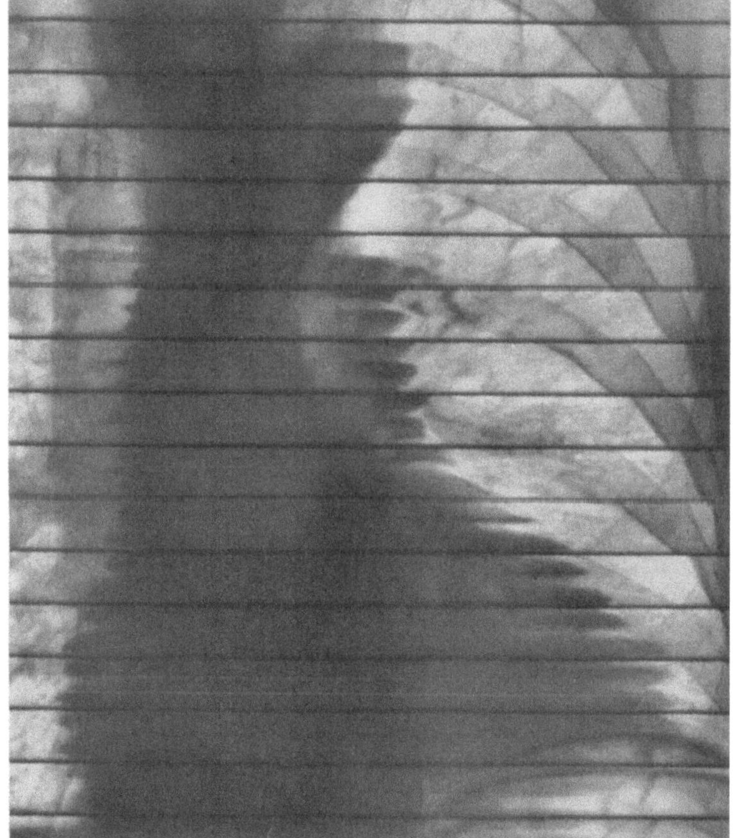

Abb. 127. Aortensklerose. Am Arcus aortae fast aufgehobene Bewegung im Flächenkymogramm

sich das Verhältnis der exzentrischen zur longitudinalen Pulsation immer mehr in Richtung auf die letztere verschiebt, wie bereits auf S. 36 ausgeführt wurde. Bei der Aortensklerose hat die *exzentrische Pulsation aufgehört*. Bei Bariumfüllung des Oesophagus kann man im Flächenkymogramm feststellen, daß eine systolische Zunahme der Breite des Arcus nicht mehr erfolgt, dafür wird die Lageänderung desselben immer größer, da die Windkesselfunktion der Aorta von der pulsatorischen *Längenzunahme der Aorta* übernommen wird. Die durch die hebelartige Linksverschiebung in der Austreibung bewirkte Randbewegung ist aber trotz gleichen Schlagvolumens viel größer als die durch die Volumänderung verursachte Randbewegung, daher die Zunahme der Amplitude. Hinzu kommt in vielen Fällen, daß die Elongation in der Austreibung sich auch auf die brachio-cephalen Gefäße erstreckt. Diese drücken den Aortenbogen nach caudal, er muß daher noch stärker nach links ausweichen.

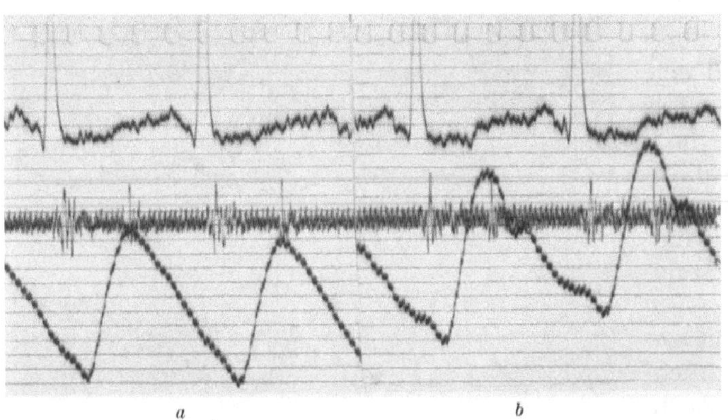

Abb. 128. *a* Aortenkurve (A g) bei Aortensklerose. Ähnlichkeit der Kurve mit der Aorteninsuffizienz. *b* Art. pulmonalis

Mit dem Fortschreiten der Erkrankung nimmt die Verlängerung des Aortenrohres immer mehr zu, damit rückt die Ausgangsstellung der systolischen Lateralbewegung immer mehr an die mögliche Maximalstellung heran, daher *nehmen die Amplituden wieder ab* und werden schließlich Null. Die Brustaorta ist dann in ein starres Rohr verwandelt, das seine Windkesselfunktion an weiter periphere Gefäßabschnitte abgegeben hat. Die Abb. 127 zeigt die fehlende Randbewegung der Aorta im Gegensatz zur Arteria pulmonalis.

Das Eky der Aorta (Abb. 128) in Abl. A g ist in der Regel auffallend detailarm [zum Vergleich die Arteria pulmonalis (f) des gleichen Patienten]. Die kleinen Wellen fehlen: *Fußzacke* und *Incisur* sind *nicht mehr erkennbar* oder höchstens angedeutet. Da die exzentrische Pulsation aufgehört hat, wird, wie oben gesagt wurde, das in der Austreibungsperiode einströmende Blut durch die longitudinale Pulsation (Streckung) aufgenommen. Diese ist aber eine stark gedämpfte Bewegung, so daß die kleinen Wellen unterdrückt werden. Wenn amplitudenrichtig geschrieben wurde, so findet sich im allgemeinen eine übergroße Randbewegung. Weder die Anspannungszeit noch die Austreibungsperiode sind verlängert. Der *Kurvengipfel* ist *spitz*. Die Unterscheidung der raschen und reduzierten Austreibung ist meist nicht möglich. Der diastolische Kurvenabstieg erfolgt völlig

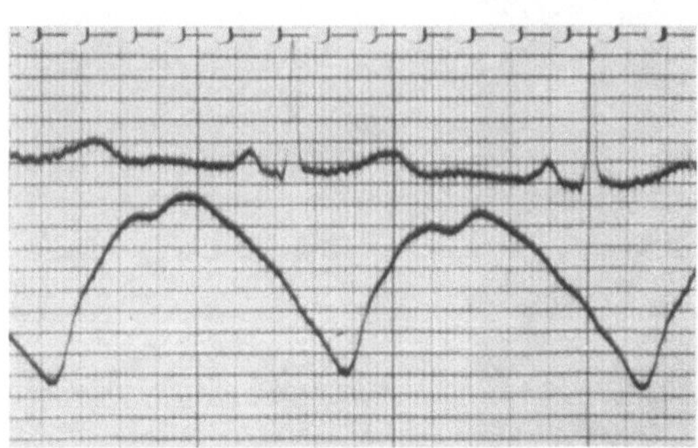

Abb. 129. Aortensklerose. Die Kurve steigt *nach* dem Semilunarklappenschluß nochmals an infolge Pendelns des Aortenbogens

geradlinig. In seltenen Fällen beobachtet man eine Kurve, die nach dem 2. Herzton einen *kurzen Anstieg* zeigt (Abb. 129). Eine Erscheinung, die meines Erachtens mit einem Pendeln des Aortenbogens zu erklären ist, d. h. dieser behält die ihm in der Systole erteilte *Lateralbewegung im Beginn der Diastole* noch kurze Zeit bei. Die Aorta schwingt über die systolische Endstellung hinaus.

Wesentlich charakteristischer ist jedoch die Kurve der Abb. 130, welche, wie S. 36 dargelegt wurde, im zweiten schrägen oder im transversalen Durchmesser vom oberen Rand des Aortenbogens geschrieben wurde (C g). Sie zeigt ein zunächst völlig ungewohntes Bild. In der ersten Hälfte der Systole erfolgt hier eine *Senkung*, die die Anspannungszeit erheblich überdauert, in der zweiten Hälfte tritt dann ein rascher Anstieg auf, der nach oben konvex verlaufen kann. Die Kurve ist also *doppelgipflig*, wobei der erste Gipfel mit dem Beginn, der zweite mit dem Ende der Systole zeitlich zusammenfällt bzw. eine geringe Verspätung aufweist. Dies ist meines Erachtens mit der *Streckung*

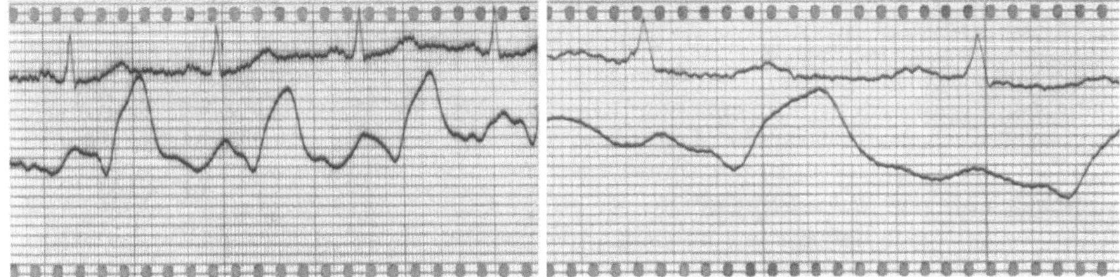

Abb. 130. Aortenbogen transversal (C g) bei Aortensklerose. In der Systole zunächst Kurvenabstieg bis zur Mitte der Systole, dann steiler Anstieg

des Aortenrohres zu erklären, wie aus der Skizze der Abb. 131 hervorgeht. In der ersten Hälfte der Systole nimmt das Aortenrohr den gestrichelten Verlauf infolge seines größeren Krümmungsradius und infolge der Rückwirkung der sich ebenfalls streckenden branchiocephalen Gefäße. Das hat zunächst eine Abwärtsbewegung des Aortenrandes im Schlitz der Perzeptionszelle zur Folge. Diese Kurve habe ich bei anderen Erkrankungen nicht beobachten können.

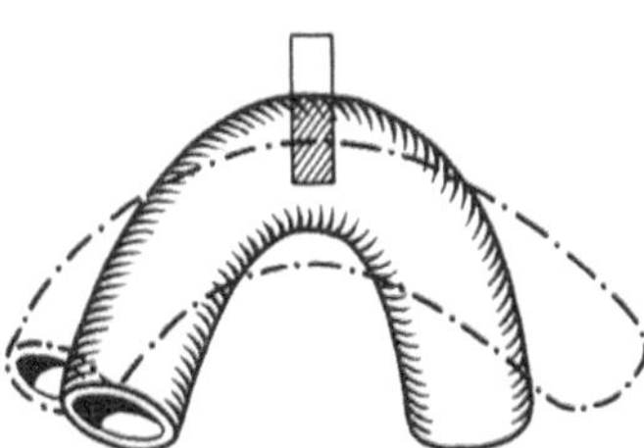

Abb. 131. Skizze zur Abb. 130. Infolge Streckung des Aortenrohres erfolgt auf der Höhe des Aortenbogens in der ersten Hälfte der Systole ein Abstieg des Aortenrandes

Die hier geschilderten Kurvenformen dürften für die Diagnose der beginnenden Aortensklerose gelegentlich von Bedeutung sei. Ich habe sie aber besonders deshalb — abweichend vom bisherigen Schrifttum — eingehender geschildert, weil sie bei differentialdiagnostischen Erwägungen eine Rolle spielen können, ich erinnere nur an das Fehlen der Incisur, welches man auch bei der Aorteninsuffizienz beobachtet. Bei dieser findet sich aber oft ein vorzeitiger Steilanstieg sowie eine Verspätung des Gipfels. Beides wird bei der Aortensklerose vermißt.

IV. Arteria pulmonalis

1. Pulmonalinsuffizienz

Da dieses Vitium sehr selten ist und dann meist mit anderen Vitien (Mitralfehler) gemeinsam auftritt, sind charakteristische Kurven nur selten beschrieben worden (ENGSTRÖM, KJELLBERG, PERSSON und RUHDE).

Es finden sich ähnliche Kurveneigentümlichkeiten an der Arteria pulmonalis wie bei der Aorteninsuffizienz an diesem Gefäß: 1. *Vorzeitiger Beginn des Steilanstieges* (der rapid ejection), entsprechend einer Verkürzung der isometrischen Phase, 2. Die *Amplitude* und Dauer des *Steilanstieges* ist *vergrößert*. Die Lateralbewegung ist demnach stark beschleunigt, was bei amplitudenrichtiger Schreibung nach dem früher geschilderten Verfahren besonders deutlich wird, 3. *Spitzer Kurvengipfel*, da nach Erreichung des Kulminationspunktes sofort ein Absinken der Kurve auftritt, 4. *Fehlen* oder Abflachung *der Incisur*, 5. Beschleunigter diastolischer Abfall.

Ebenso wie bei der Aorteninsuffizienz darf man wohl annehmen, daß diese Merkmale durch Nachlassen der Leistung der linken Kammer wieder verschwinden können, so ist besonders die Verkürzung der Dauer der isometrischen Kontraktionsphase an der Arteria pulmonalis abhängig von einer leistungsfähigen rechten Kammer.

Weitere Beobachtungen bei diesem Vitium sind noch nötig, besonders wäre der Nachweis des Pulsus celer an den Lungenarterien (re. Hilus und Peripherie) sowie der Regurgitation in den rechten Ventrikel (diastolisches Plateau) anzustreben.

2. Die valvuläre Pulmonalstenose

Es liegen Untersuchungen vor von ANDERSSON, DACK und PALEY, RUHDE, HAUBRICH, DONCELOT u. Mitarb.

Bei einer ausgeprägten Pulmonalstenose des Ostiums findet man charakteristische Kurven (Abb. 132), die folgende Merkmale aufweisen können, wenn man in der Mitte des Pulmonalisbogens in a. p. Strahlengang (A f) ableitet: 1. deutliches, aufsteigendes *anacrotes Segment*, dessen Beginn mit dem Einsetzen des systolischen Geräusches zusammenfällt, 2. der *Anstieg der Austreibung* verläuft *langsamer*, zeigt gegen Ende mitunter *konkaven Verlauf* und ist mitunter von flachen Wellen überlagert, 3. dem Kurvengipfel geht oft eine flache Stufe voraus, er ist spitz oder leicht abgerundet und fällt *spät in die Systole* (nach der Aortenkomponente des zweiten Tones), 4. dicrote Welle und *Incisur fehlen* oft oder sind nur angedeutet.

Zu diesen Kurvendetails ist folgendes zu sagen: Ad 1: die anacrote Welle ist charakteristisch, da sie normalerweise nur in Klappennähe vorkommt (ANDERSSON). Nach RUHDE ist sie mit der Bewegung des Klappenringes in Richtung zur Herzspitze zu erklären;

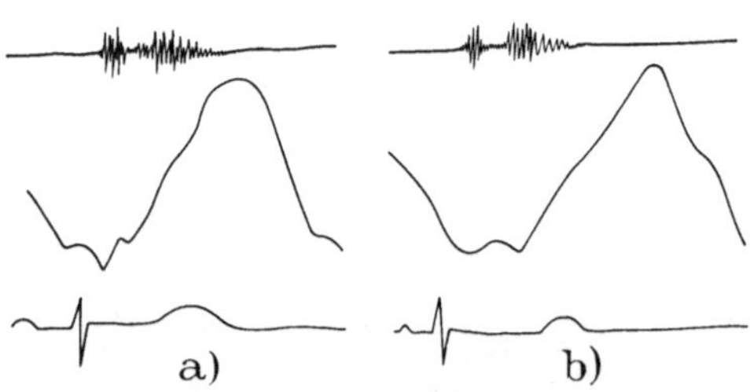

diese Bewegungsvorgänge sind bei der Klappenstenose verstärkt. Die erste Welle der Druckkurve fällt mit der anacroten Welle und dem ersten Herzton zusammen. Nach WIGGERS ist dagegen die anacrote Welle ebenso wie bei der Aortenstenose durch den initialen Druckanstieg ohne Bluteinströmung verursacht. Die unmittelbar darauf folgende Senkung sei die Folge des Zurückschwingens der Blutsäule infolge des Druckverlustes, der durch die Beschleunigung des Blutstromes bewirkt wird. Sehr wahrscheinlich kann die anacrote Welle mit der *Vorwölbung der Pulmonalklappe* in die Arterie unmittelbar

Abb. 132. Valvuläre Pulmonalstenose: *a* an der Art. pulmonalis (Mitte): anacrote Welle am Beginn des systolischen Anstieges. Dieser verläuft leicht geschwungen. Später Kurvengipfel (nach dem Ende der Systole). Fehlen der Incisur. *b* am rechten Hilus: verlängerter Anstieg. Gipfel etwa 0,14 sec nach dem Ende der T-Zacke

vor ihrer Öffnung in Zusammenhang gebracht werden (PER ODMANN). Es wäre auffallend, wenn dieser Vorgang in der Kurve nicht zum Ausdruck käme. Auch die nicht stenosierte Klappe kann wohl eine angedeutete Welle im Augenblick ihrer Öffnung bewirken. Sie ist dann aber sehr klein und findet sich nur selten. Degegen erscheint die Annahme, daß dieses Segment durch das linke Herzohr bewirkt wird, im Hinblick auf den wesentlich geringeren Vorhofsdruck wenig wahrscheinlich. Nach RUHDE sieht man in Angiokardiogrammen die Vorwölbung der stenosierten Klappe in das Lumen der Arterie während der isometrischen Phase. Es läßt sich zeigen, daß die anacrote Zacke je weiter distal abgeleitet wird, um so mehr verzögert in Erscheinung tritt. Die Verzögerung ist geringer bei schwerer Stenose, da dann die Druckdifferenz größer ist, nach der Formel $V = k \dfrac{\varDelta p}{L}$, wobei V Pulswellengeschwindigkeit, p Druckdifferenz, L Abstand von der Klappe ist. Ein systolischer Extraton soll gleichzeitig mit dieser Welle auftreten und wird daher als Austreibungston angesehen.

Die anacrote Welle verändert ihre Lage zum Hauptanstieg der Kurve je nach der Ableitungsstelle, und zwar rückt sie am aufsteigenden Ast um so höher, je weiter distal abgeleitet wird, während sie in Klappennähe der Fußzacke unmittelbar folgt. Es ist dies damit zu erklären, daß die anacrote Welle der Welle des Hauptanstieges überlagert ist. Beide Wellen besitzen eine verschiedene Pulswellengeschwindigkeit. Die anacrote Welle ist langsamer, sie tritt je weiter distal abgeleitet wird, um so später auf und wird daher von der rascheren Welle des Hauptanstieges überholt, so daß sie gewissermaßen an dessen aufsteigenden Schenkel hinaufklettert;

ad 2: daß die rasche *Austreibung* durch die Stenose *verlangsamt* wird, bedarf keiner Erörterung. Die Konkavität des Anstieges wird als Einziehungseffekt infolge Preßstrahlwirkung hinter der Stenose angesehen. Sie fällt mit dem Maximum des Geräusches zusammen. Die den aufsteigenden Schenkel überlagernden kleinen Wellen („Vibration") werden mit den *poststenotischen Stromwirbeln* erklärt;

ad 3: die Verlagerung des Kurvengipfels zum Ende der Systole bedeutet eine Verlängerung der raschen Austreibung. Die Druckkurve verhält sich ebenso;

ad 4: die Abnahme der dicroten Welle ist der Ausdruck eines herabgesetzten Rückpralles des in der Arteria pulmonalis befindlichen Blutes. Normalerweise erfolgt gegen Ende der Systole ein rasches Absinken des Kammerdruckes (s. Abb. 15), das zu einem abrupten Klappenschluß führt. Bei stenosierter Pulmonalklappe setzt offenbar der erhöhte Kammerdruck die Energie des Klappenschlusses herab. Der anatomische Zustand der Klappe mag ebenfalls mitspielen. Bei schwerer Stenose ist ferner oft der diastolische Pulmonaldruck herabgesetzt. Jeder dieser Faktoren bzw. ihr Zusammenwirken verringert den Effekt des Klappenschlusses und führt zu einer Verringerung der dicroten Welle und der Incisur.

Im ganzen muß aber gesagt werden, daß dem Verlauf der Pulmonaliskurve keine Beweiskraft zukommt, da sie ganz ähnlich auch bei anderen Veränderungen beobachtet werden kann. Das ist auch nicht anders zu erwarten. Ebenso wie wir dies von der Aorta gesehen haben, wird auch die Randbewegung des Pulmonalbogens nicht nur durch die reine Pulsation bewirkt, sondern mindestens ebenso durch eine *Lateralverschiebung des ganzen Gefäßes* in der Systole. Dies hat zur Folge, daß Druckkurve und Eky-Kurve, wie besonders der protodiastolische Kurventeil zeigt, bei der Pulmonalstenose voneinander abweichen können. Bei der Klappenstenose der Pulmonalis ist die Randbewegung des Pulmonalis stammes in einem großen Ausmaß durch den rechten Ventrikel verursacht, dessen Conusteil sich systolisch stark vorwölbt. Das gleiche ist aber bei anderen Veränderungen, z. B. bei Mitralfehlern der Fall, daher bekommen wir auch bei diesen ganz ähnliche Kurven. Es ist gesagt worden, daß eine präsystolische Vorhofs-Welle über dem absteigenden Kurventeil bei diesem Vitium zur Differentialdiagnose verwendet werden könne, es ist aber dieses Zeichen so selten und uncharakteristisch, daß es kaum einen praktischen Wert haben dürfte. Auch bei sonstiger pulmonaler Hypertension kann man eine anacrote Welle beobachten.

Entscheidend wichtig ist dagegen die Kurve der Pulmonaläste, insbesondere des *rechten Hilus* (Abb. 132b). Sie zeigt die Merkmale des hinter der Stenose gelegenen Arterienabschnittes: langsamen Anstieg (etwa 0,20 sec) und *spät erreichten Gipfel*; er fällt mitunter 0,16 sec nach dem Beginn des 2. Herztones. Die Kurve zeigt damit gegensätzliches Verhalten zur pulmonalen Hypertension (HECKMANN).

Die Befunde, welche man am *rechten Vorhof* bei Klappenstenose der Pulmonalis erheben kann, sind lediglich der Ausdruck der Rückstauung in den Vorhof und dessen behinderter Entleerung. Sie kommen daher in gleicher Weise vor bei allen Erkrankungen, die mit dieser hämodynamischen Veränderung einhergehen. Sie sind S. 81 besprochen worden. Begreiflicherweise ist daher ihre Bedeutung für die Diagnose einer Klappenstenose der Arteria pulmonalis nicht sehr groß.

Hier soll ein einschlägiger Fall (Josef G.) geschildert werden, dessen klinische Befunde mir dankenswerterweise von der II. Med. Univ.-Klinik München (Doz. Dr. BLÖMER) überlassen wurden. Es handelte sich um einen 19 Jahre alten Kranken. Lautes Systolicum über dem ganzen Herzen und der Lunge. Pulmonal konfiguriertes Herz mit starker Vorwölbung der Pulmonalisgegend, Hili schwach. Herzkatheterismus: O_2-Vol.-% in der Cava superior 11,7, im rechten Vorhof 11,0, in der Art. femor. 17,6. Druck im rechten Ventrikel 115/-1/3, im rechten Vorhof 3 (mittel), in der Art. femor. 95/50. Es bestand also kein Shunt, jedoch eine Drucksteigerung in der rechten Kammer.

Das Elektrokymogramm (Abb. 133) ergab folgende Befunde: am linken Ventrikel (a) und linken Vorhof (e) nichts Abnormes, auch am rechten Vorhof (α) keine Rückstauung (die starke Kurvensenkung in der Mitte der Systole ist der Ausdruck einer Lokomotionsbewegung des Herzens), dagegen zeigte die *Arteria pulmonalis* (f) die oben geschilderten Kurvenmerkmale: *anacrote Welle*, flache Schwingung des ansteigenden Schenkels, *verspäteter Kurvengipfel, fehlende Incisur*. Besonders bezeichnend war die Kurve des *rechten Hilus: verlängerter Anstieg, Gipfel in der Mitte der Diastole*. An der Aorta (g) infolge des niedrigen Druckes abnehmende Steilheit des systolischen Anstieges, ungewöhnlich tiefsitzende flache Incisur. Die *valvuläre Pulmonalstenose* konnte also aus der Kurve *f* im Zusammenhang mit dem rechten Hilus abgeleitet werden.

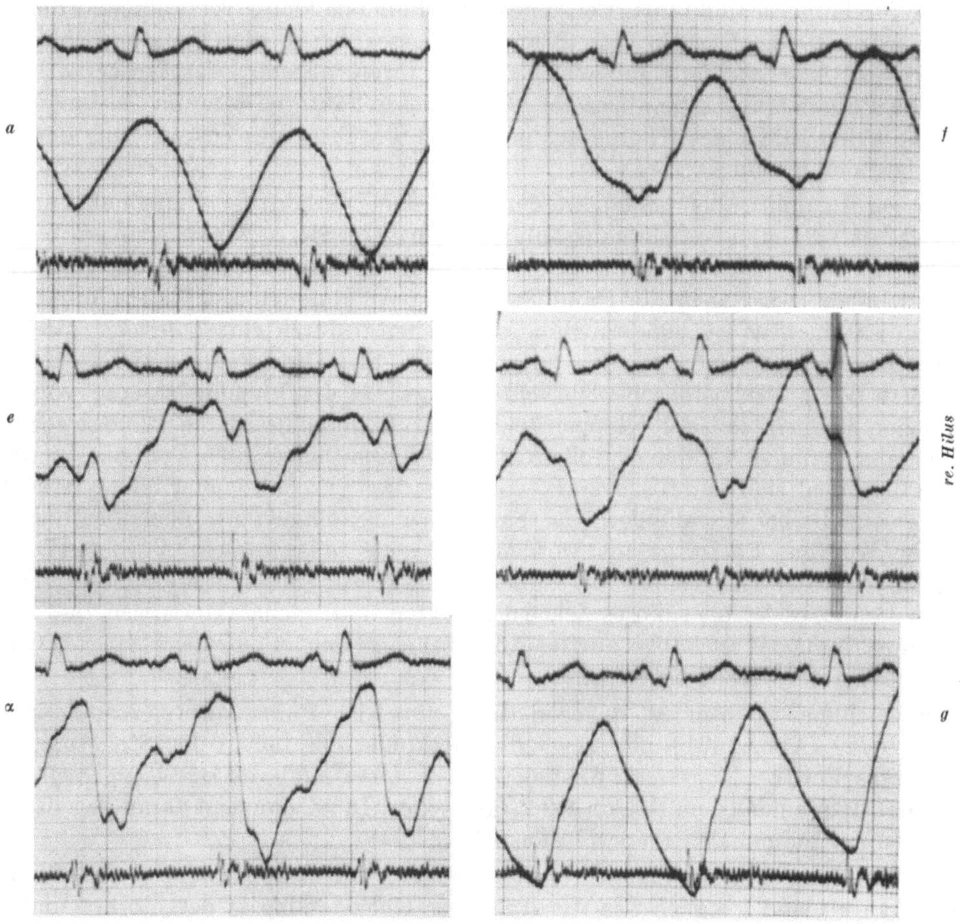

Abb. 133. Valvuläre Pulmonalstenose: die Kurven der Art. pulmonalis (*f*) und des rechten Hilus ermöglichen die Diagnose. Starke Verschiebung des Kurvengipfels in der peripheren Kurve

3. Infundibulumstenose

Bezüglich der Literatur siehe das vorige Kapitel.

Bei der reinen Infundibulumstenose erhält man folgende Kurvenmerkmale bei Ableitung A f (Abb. 134): 1. *vorzeitiger*, meist kurz nach dem ersten Ton einsetzender *Kurvenanstieg*, 2. *plateauförmige Kurve* in der Systole. Dieser Abschnitt zeigt mitunter eine Senkung auf der Höhe des Plateaus, so daß in der Systole eine M-förmige Kurve entsteht, und Überlagerung *kleiner Wellen* („Vibrationen"), 3. verlängerter absteigender Schenkel und ausgeprägte *dicrote Welle*. Je weiter distal abgeleitet wird, um so mehr verlängert sich der steil absteigende Schenkel der Protodiastole (die Incisur tritt tiefer). Übrigens ist die Grenze des Infundibulums oft nicht sicher erkennbar, zumal sie sich bei der Pulsation verschiebt.

Die Kurveneigentümlichkeiten sind hämodynamisch gut verständlich. Im einzelnen wäre dazu folgendes zu sagen: ad 1: infolge des relativ zum rechten Ventrikel *niedrigen Druckes* in der Pulmonalarterie und der Hypertrophie der rechten Kammer erfolgt die Pulmonalklappenöffnung und der rasche Kurvenanstieg früh, mit dem Beginn des ersten Herztones; ad 2: das systolische Plateau wird nach einem raschen Anstieg, der oft gegen

Ende leicht bogenförmig verläuft, erreicht. Der horizontale Kurvenverlauf besagt, daß der Blutzustrom so stark behindert ist, daß die *Abströmung* in die Peripherie *gleich groß* ist. Findet sich eine Einsenkung auf dem Plateau, so überwiegt sogar zeitweise im Verlauf der Systole die Abströmung, und erst nach Auffüllung der Peripherie steigt die Kurve wieder. Die Vibrationen werden durch *Wirbel hinter der Stenose* erklärt; es ist aber zu fragen, ob es sich nicht um eine technische Eigentümlichkeit des Multipliers handelt, der bei geringen Amplituden eigene Wellen hervorbringen kann. Auch hier wurde die Ansicht geäußert, daß der Kurvensenkung ein Einziehungseffekt infolge der Preßstrahlwirkung hinter der Stenose zugrunde liegt; ad 3: mit dem oft niedrigen Druck in der Pulmonalarterie ist der abrupte Abfall der Kurve mit dem Ende der Systole, entsprechend der Aortenkomponente des zweiten Tones und dem Ende der T-Zacke des EKGs zu erklären. Die dicrote Welle kann infolge Positionsänderungen mitunter die systolische Welle übersteigen.

Die verstärkte dicrote Welle mit tiefsitzender Incisur ist meines Erachtens dadurch verursacht, daß der Druck im Infundibulum peripher von der Stenose am Ende der Systole steil abfällt und so die Vorbedingung für einen vermehrten Rückprall des Blutes auf die Pulmonalklappe gegeben ist. Das unterschiedliche Aussehen der Kurve gegenüber der valvulären Stenose beruht zu einem großen Teil auf dem Fehlen der Verschiebung des Arterienstammes infolge fehlender Ausbauchung des Conus pulmonalis in der Systole.

Wenn eine valvuläre Stenose hinzukommt, soll dies in einer betonten anacroten Welle zum Ausdruck kommen.

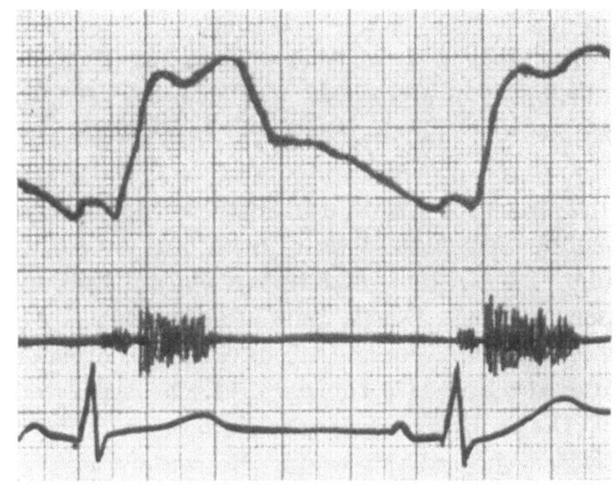

Abb. 134. Infundibulum-Stenose: vorzeitiger Steilanstieg in der Systole. Charakteristisches, breites Plateau mit Einsenkung in der Mitte. Dicrote Welle deutlich

Bei komplizierendem Ventrikel-Septumdefekt erhält man ähnliche Kurven. Bei gleichzeitig vorhandener Fallotscher Tetralogie ist die Plateaubildung besonders ausgeprägt. Eine Veränderung nach der Blalok-Taussigschen Operation wurde nicht beobachtet. Von Bedeutung ist auch hier die Kurve der Pulmonaläste *(rechter Hilus)*, welche das gleiche Verhalten zeigt wie bei valvulärer Pulmonalstenose.

Am rechten Vorhof findet man bei der Infandibulumstenose Kurven, welche nicht charakteristisch sind, da sie den früher bei der Entleerungsbehinderung desselben besprochenen entsprechen. Man sieht hier etwa ähnlich der valvulären Klappenstenose nach einem kurzen präsystolischen Anstieg einen relativ verstärkten Abstieg nach der P-Zacke, sowie beschleunigte systolische Auffüllung. In der Diastole plateauförmiger Kurvenverlauf oder allmählicher weiterer Anstieg.

Wir sehen im ganzen, daß sich zwar der Grad der Stenose sowie das gleichzeitige Bestehen anderer Fehlbildungen (reitende Aorta, Shunt, offener Ductus) nicht beurteilen lassen (sie müssen an anderen Ableitungsstellen nachzuweisen versucht werden), daß aber die Kurven des Stammes der Arteria pulmonalis und des rechten Hilus in hohem Grade charakteristisch sind, so daß sie für die Diagnose dieses Vitiums eine große Bedeutung haben.

4. Ductus arteriosus persistens

In der M. Abottschen Statistik macht diese Erkrankung als selbständige Anomalie 10,5% der kongenitalen Vitien aus; hinzu kommen 15%, in denen sie mit anderen Vitien kombiniert ist. Es kommt ihr daher und wegen der häufigen Notwendigkeit operativer Behandlung große Bedeutung zu. Nach Thurn, Grosse-Brockhoff, Neuhaus und Schaede werden dabei in der Arteria pulmonalis große Drucksteigerungen gemessen, die auf die Erhöhung des Stromvolumens sowie auf die begleitende Pulmonalsklerose bezogen werden müssen.

Bereits 1936 habe ich bei diesem Vitium an Flächenkymogrammen in der Gegend des Pulmonalisstammes *Doppelzacken* beschrieben, die für die Diagnose, wie THURN gezeigt hat, von Bedeutung sind. Die zweite Zacke fällt in den Beginn der Diastole und ist mit der aus der Aorta durch den Shunt einströmenden Blutmenge zu erklären. Dementsprechend haben u. a. E. DONZELOT, ANTONY, BUSTANY, METIANU und HEIM DE BALSAC im Elektrokymogramm der Arteria pulmonalis einen nochmaligen Kurvenanstieg infolge des Bluteinstromes aus der Aorta beschrieben.

In meinen mit HAUBRICH untersuchten Fällen traten charakteristische Kurven auf (Abb. 135, Fall M. La.): Nach etwas trägem systolischen Kurvenanstieg erfolgt an der Arteria pulmonalis in der Protodiastole statt des normalen Kurvenabfalles ein *weiterer Kurvenanstieg*, der bis zu 0,08 sec anhält. Erst dann tritt ein mehr oder minder rasches Absinken ein, das von kleineren oder ziemlich großen Wellen überlagert sein kann. Diesen Kurvenverlauf beobachteten wir in den *distalen Abschnitten* und im ersten schrägen Durchmesser (Abl. A f und B f). *Proximal*, d. h. in Nähe der Pulmonalklappe beobachtet man dagegen mitunter einen ganz anderen Kurvenverlauf (Abl. A f). Die Dauer der der Klappenöffnung vorausgehenden Periode ist nicht verlängert. Ebensowenig tritt eine anacrote Welle auf. Die rasche Austreibung ist 0,10 sec vor dem zweiten Herzton beendet, es schließt sich daran eine breite Kuppel, der ein Steilabfall in der Protodiastole folgt. Die *Incisur* sitzt tief (etwa auf halber Höhe der Amplitude). Es folgt eine deutliche dicrote Welle. Der anschließende diastolische Abfall ist unverändert. Die Abb. 136 stammt ebenfalls von einem Ductus Botalli persistens (Fall Mo. W.), sie zeigt proximal eine tiefsitzende, vertiefte Incisur und eine hohe und breite dicrote Welle.

Diese Kurveneigentümlichkeiten stimmen mit den hämodynamischen Merkmalen dieser Anomalie überein. Besonders der Kurvenanstieg in der frühen Diastole in den distalen Gefäßabschnitten des Stammes der Arteria pulmonalis ist pathognomonisch und der Ausdruck der *Bluteinströmung aus der Aorta* in die Arteria pulmonalis.

Wir dürfen wohl annehmen, daß auch die ungewöhnliche Vergrößerung der dicroten Welle in den proximalen Abschnitten durch die aus der Aorta einströmende Blutmenge bewirkt wird. Der Bluteinstrom aus der Aorta führt zu einem verstärkten Rückprall des Blutes auf die Pulmonalklappe. Er kommt im Angiokardiogramm zum Ausdruck in einer starken rhythmischen Lokomotionsbewegung der ganzen Pulmonalis, der von JANKER geschilderten Erscheinung des *Pulmonaliswedelns*. Proximal wirkt sich diese Bewegung stärker aus als in der Peripherie und den distalen Abschnitten, wo die Kurve von der Bluteinströmung beherrscht wird.

Die *Pulmonalisäste* (am besten wird vom *rechten Hilus* abgeleitet), weisen einen *weit in die Diastole hineinreichenden Kurvenanstieg* auf, auf den ich besonders hinweisen möchte (Abb. 137). Der systolische Anstieg geht mit einer flachen Welle in den zweiten (diastolischen) Anstieg über, der noch etwa 0,04 sec andauert. Gemäß dem S. 96 Gesagten, darf man sich wohl vorstellen, daß die Pulswellengeschwindigkeit der durch die aus der Aorta einströmende Blutmenge verursachten Welle nicht in allen Fällen mit der der Hauptwelle übereinstimmt. Es kann dann zu einem *Auseinanderlaufen der Wellen oder* auch zu einer *Verschmelzung derselben* kommen. Je nachdem wird man also, wenn man zentrale und periphere Abschnitte der Arteria pulmonalis untersucht, bald einen gemeinsamen, bald einen verdoppelten Gipfel beobachten.

Von Interesse ist auch das Verhalten der *Aortenkurve* (A g), wie sie Abb. 138 (Fall Et. K.) zeigt. Der steile Anstieg kommt hier vorzeitig zum Stillstand und es beginnt etwa 0,08 sec vor dem zweiten Herzton ein *horizontales Plateau* von etwa 0,08 sec Dauer. Dies ist meines Erachtens der Ausdruck dafür, daß am Ende der Systole die *Abströmung* des Blutes mengenmäßig dem *Blutzustrom entspricht*, weil das Blut nicht nur in die Peripherie, sondern auch durch den Shunt abströmt. Die Incisur ist in der Regel erhalten und sitzt tief am absteigenden Schenkel.

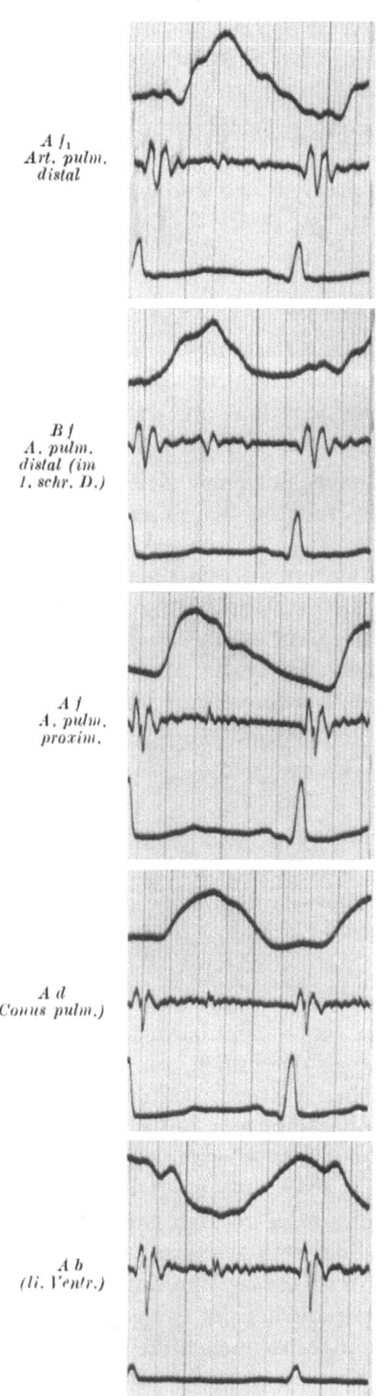

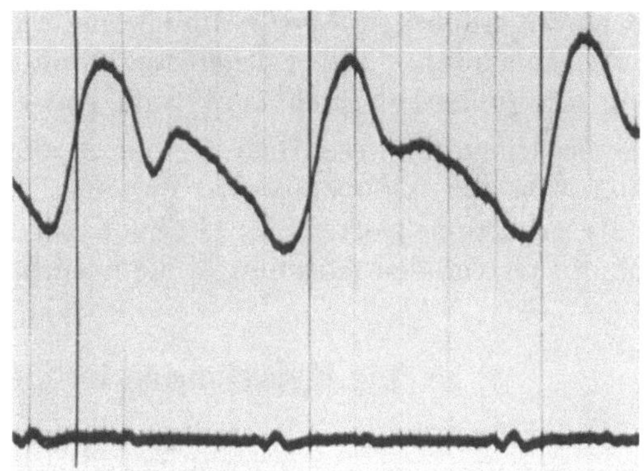

Abb. 136. Verstärkte dicrote Welle bei Ductus Botalli proximal an der Art. pulmonalis (in Klappennähe) nach HECKMANN und HAUBRICH

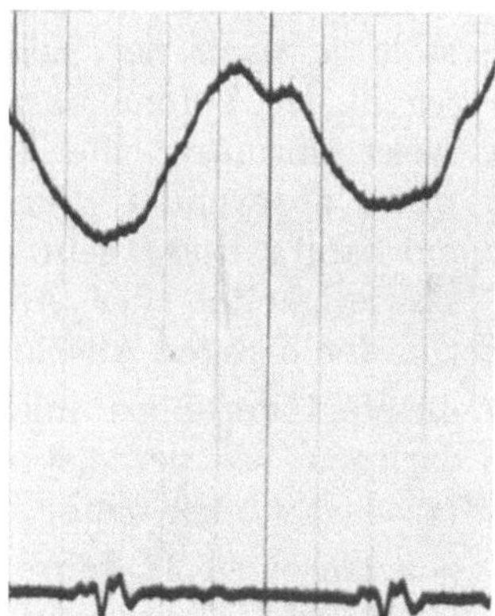

Abb. 137. Rechter Hilus bei Ductus Botalli persistens: Doppelgipfel. Die zweite Welle durch das Shunt-Blut verursacht

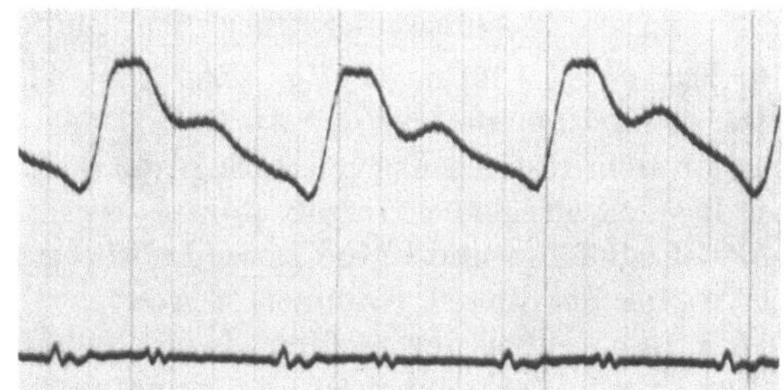

Abb. 138. Aorta beim Ductus Botalli persistens: systolischer Anstieg vorzeitig beendet. Anschließend Plateau (Abströmung durch den Ductus)

Abb. 135. Persistierender Ductus Botalli: an den distalen Abschnitten des Pulmonalisstammes (A f) und in rechter vorderer Schrägstellung (B f) sieht man nach Beendigung des systolischen Anstieges einen weiteren Anstieg in der Protodiastole infolge des aus der Aorta eingeströmten Blutes (gemeinsame Beobachtung HECKMANN und HAUBRICH)

Im Bereich der Einflußbahn der *linken Kammer* beobachteten wir *diastolische Plateaus*. Sie sind auf die übermäßige Volumbelastung des linken Ventrikels zurückzuführen. Diese beruht darauf, daß ein Teil des aus der linken Kammer ausgeworfenen Blutes über den Ductus Botalli und den Lungenkreislauf in das linke Herz zurückströmt. Am *Conus pulmonalis* (Abb. 135 A d) sieht man die dem erhöhten Druck im kleinen Kreislauf zukommende systolische Ausbauchung. Die Kurve steigt in der Systole an und erreicht ihren Gipfel mit dem Ende der Austreibungsperiode.

Die Eky-Kurven der *Vorhöfe* sind wenig aufschlußreich. Naturgemäß findet man am linken Vorhof infolge des vermehrten Blutzustromes eine verlängerte präsystolische Senkung mit großer relativer Amplitude, sowie ein diastolisches Plateau (PER ÖDMANN).

Für die Diagnose wesentlich ist der in der frühen Diastole erfolgende nochmalige Kurvenanstieg der klappenfernen Pulmonalisabschnitte. Die im Flächenkymogramm beobachteten Doppelzacken der Pulmonalisgegend entsprechen wohl der verstärkten Dicrotie der proximalen Abschnitte, die natürlich vieldeutig ist.

5. Die Hypertension im kleinen Kreislauf

Die Drucksteigerung im arteriellen Schenkel des kleinen Kreislaufes, wie wir sie bei Mitralfehlern, Einengung der Strombahn bei Lungenemphysem und Pulmonalsklerose sowie vermehrtem Zufluß, etwa in manchen Fällen bei atrialen und ventrikulären Septumdefekten mit links-rechts-Shunt finden, können typische Kurven liefern.

Der Kurvenanstieg erfolgt entweder verzögert oder nach normaler Zeit nach dem Beginn der Systole je nach der Leistungsfähigkeit der rechten Kammer gegenüber dem Druckanstieg in der Pulmonalarterie. Eine *anacrote Welle* ist oft erkennbar. Der Kurvenanstieg weist mitunter eine Änderung des Gradienten auf und ist *verlängert*. Der Gipfel ist meist abgerundet. Der folgende Kurvenabstieg läßt häufig die *Incisur* noch erkennen und kann *verzögert* sein. Aus diesem Kurvenverlauf ergeben sich die bereits geschilderten Schwierigkeiten der Abgrenzung gegenüber der valvulären Pulmonalstenose, die aber in den distalen Abschnitten einen anderen Kurvenverlauf bietet.

Ich möchte die Veränderungen anhand eines Falles schildern und bei dieser Gelegenheit nochmals darlegen, wie der elektrokymographische Status in die gesamte Hämodynamik des Herzens Einblick bietet.

Es handelt sich um einen 32 Jahre alten Mann (Pie. Jo.), bei dem nach einer Polyarthritis eine *Mitral-* und *Aorteninsuffizienz* aufgetreten war. Die Herzfigur entsprach diesem kombinierten Vitium. Über der Aorta ein leises diastolisches, über der Mitralis ein lautes systolisches Geräusch, Herztöne leise (RR 145/35). Keine Dekompensation und gute Leistungsreserve. Im EKG eher flache P-Zacken, Linkstyp, T-Senkung in Abl. 1 und 2, T-Abflachung über dem linken Präcordium.

Im Eky (Abb. 139) des *linken Ventrikels* sieht man an der Einflußbahn (A a) die *beschleunigte Einströmung* aus der Aorta und das vermehrte Blutvolumen aus dem linken Vorhof an dem raschen Kurvenanstieg und dem diastolischen Plateau, während sich die weiter kraniell gelegenen Herzabschnitte (Ausflußbahn) eher langsam auffüllen. In der Systole ist caudal (a und b) die ps-Senkung vertieft, was wohl als Ausdruck einer infolge Hypertrophie der linken Kammer *vermehrten Umformung* (s. S. 44) zu deuten ist. In Abl. A α (dicht über der rechten Zwerchfellhälfte) ist nur eine geringe präsystolische Senkung (Vorhof) erkennbar, in der Hauptsache erfolgt eine tiefe systolische Einwärtsbewegung als Ausdruck der *Totalverschiebung des Herzens nach links*. Wie auf S. 63 ausgeführt wurde, kann eine solche Lokomotionsbewegung gerade bei der Massenzunahme der linken Kammer mit Verschiebung des Kontraktionszentrums nach links beobachtet werden. An beiden *Vorhöfen* werden charakteristische Kurven vermißt, insbesondere fehlt am linken Herzohr (A e) die Refluxbewegung des durch die insuffiziente Mitralklappe regurgitierenden Blutes völlig. Wie bei Besprechung dieses Symptoms gesagt wurde (S. 78), ist dies in seltenen Fällen zu beobachten, möglicherweise dann, wenn der linke Vorhof infolge Überfüllung nicht erweiterungsfähig ist und das Refluxblut sofort an die Lungenvenen abgibt. An der *Arteria pulmonalis* (A f) sehen wir die für pulmonale Hypertension typischen Veränderungen. Der *Kurvenanstieg* erfolgt *vorzeitig* mit dem Beginn des ersten Herztones, er weist eine deutliche *anacrote Welle* auf, beides dürfen wir als Ausdruck der verstärkten Kontraktion der rechten Kammer ansehen. Der Steilanstieg zeigt eine leicht geschwungene Linie. Unmittelbar vor dem Ende der Systole (0,06 sec vor dem zweiten Herzton), geht er in eine kurze Plateaubildung über. Der diastolische Kurvenabfall läßt im oberen Drittel eine *flache Incisur* erkennen. An der *Aorta* (A g)

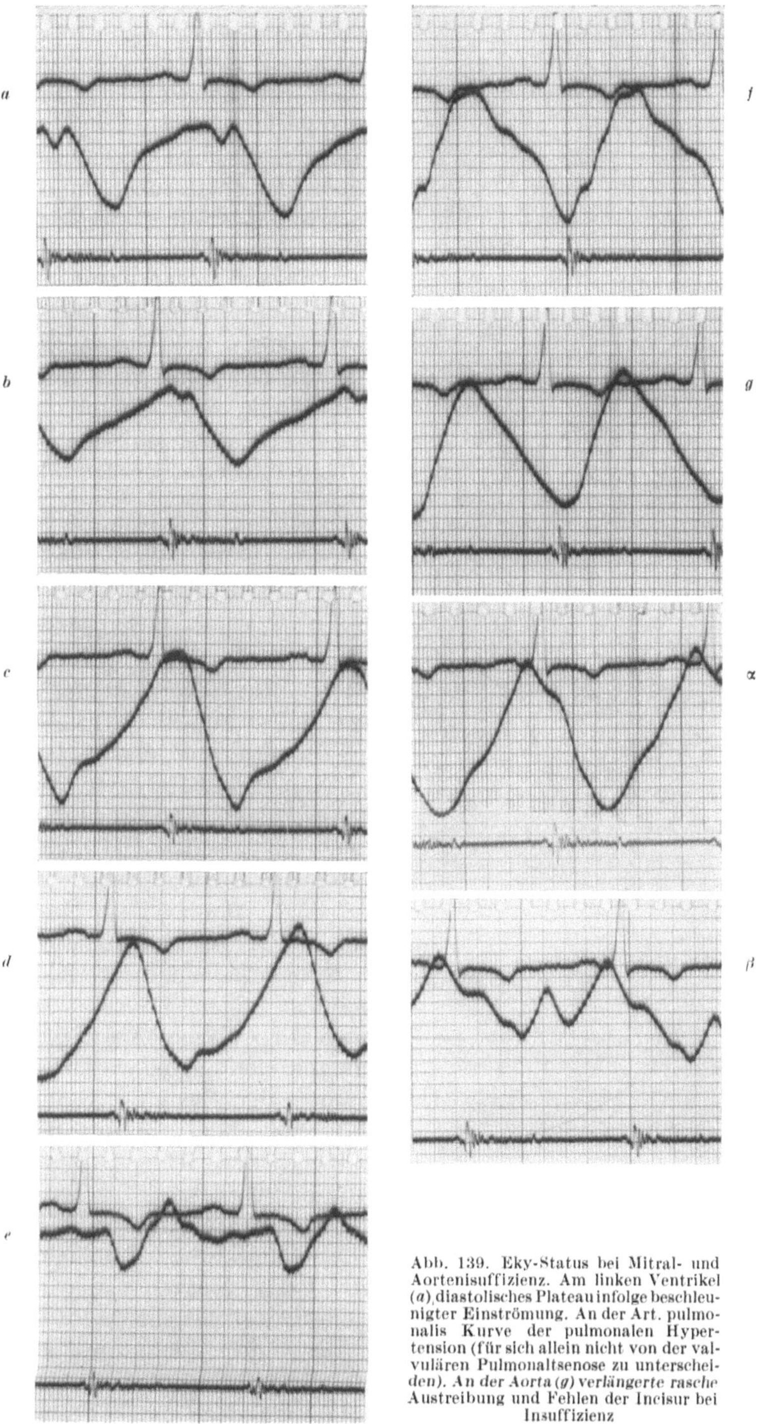

Abb. 139. Eky-Status bei Mitral- und Aortenisuffizienz. Am linken Ventrikel (*a*), diastolisches Plateau infolge beschleunigter Einströmung. An der Art. pulmonalis Kurve der pulmonalen Hypertension (für sich allein nicht von der valvulären Pulmonaltsenose zu unterscheiden). An der Aorta (*g*) verlängerte rasche Austreibung und Fehlen der Incisur bei Insuffizienz

sieht man die für Insuffizienz typischen Veränderungen mit Ausnahme der verkürzten *isometrischen Phase*, welche hier mit 0,10 sec etwa durchschnittliche Dauer aufweist. Das Ausbleiben dieser Verkürzung bei niedrigem diastolischen Druck in der Aorta muß als Zeichen nachlassender Leistung der linken Kammer angesehen werden. Der folgende *Steilanstieg* ist von *langer Dauer* (bis zum zweiten Herzton) und verläuft geradlinig. Der *Kurvengipfel* ist spitz (die Phase der verlangsamten Austreibung fehlt). Der diastolische *Abfall* läßt die *Incisur vermissen*, er verläuft *steil* und *geradlinig*. Zusammenfassend können wir sagen, daß das Elektrokymogramm folgende Aussagen erlaubt: Es bestehen die Merkmale der Aorteninsuffizienz, ferner eine Drucksteigerung in der Arteria pulmonalis, eine beschleunigte Auffüllung der linken Kammer, eine Massenzunahme und verstärkte Umformung derselben, wahrscheinlich auch eine erhebliche Herabsetzung ihrer Kontraktilität (relativ später Hauptanstieg in der Aorta), eine Hypertrophie der rechten Kammer und vielleicht auch eine extreme Stauungsüberfüllung des linken Vorhofes. Es ist natürlich klar, daß alle diese Befunde nur im Zusammenhang mit allen klinischen Untersuchungsergebnissen gewertet werden dürfen.

6. Kurvenform und Druckverlauf in den Ventrikeln und den großen Gefäßen

Im folgenden soll in schematischer Form dargelegt werden, in welcher Weise die unterschiedliche Kurvenform an den großen Gefäßen Rückschlüsse auf die Druckverhältnisse in den Kammern und den Gefäßen ermöglicht (Abb. 140).

1. In a sind die Beziehungen angegeben, wie wir sie bei der *Pulmonalstenose* finden. Ausgezogene Linie: Druck- und Eky-Kurve der Arteria pulmonalis. Gestrichelte Linie Druck in der rechten Kammer. Schraffierte Zone: Druckgradient rechte Kammer – Arteria pulmonalis. Die Stenose bewirkt starkes Druckgefälle, trägen Anstieg in der Arteria pulmonalis, der Gipfel wird spät erreicht (mit dem Ende der Systole). Dann erfolgt sofort der Klappenschluß. Incisur daher flach und hochsitzend, evtl. fehlend. *Rechter Hilus:* Verspätung des Gipfels.

2. In b Kurve bei *pulmonaler Hypertension* (Druckbelastung). Keine Zunahme des Gradienten. Träger Kurvenanstieg und später Gipfel infolge erhöhten peripheren Widerstandes. Nach Erreichung des Maximums sofort Klappenschluß, daher hochsitzende und flache Incisur.

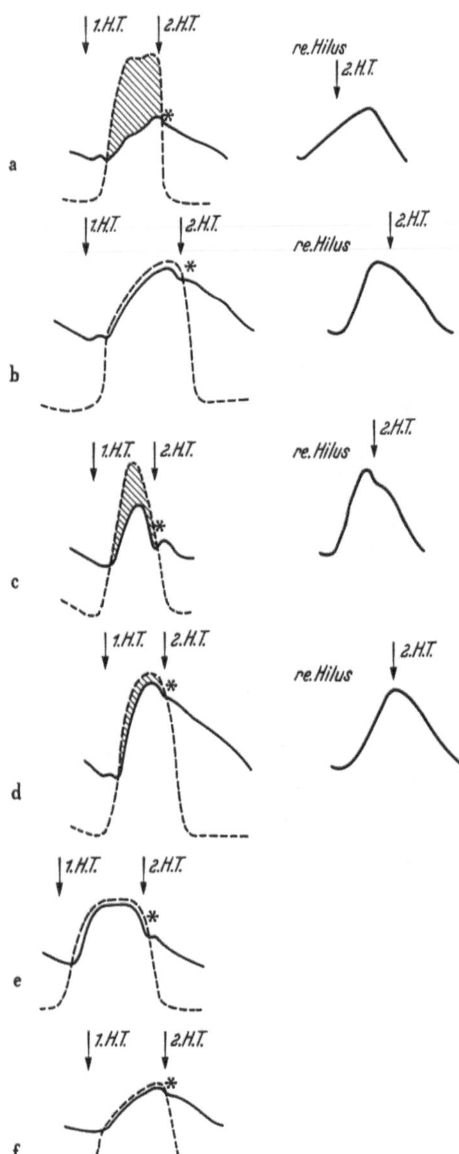

Abb. 140. Beziehungen der Gefäßkurven zum Kammer- und Gefäßdruck. Gestrichelte Kurve Kammerdruck, ausgezogene Kurve Eky-Kurve am Gefäß. Daneben die Kurve des rechten Hilus im Verhältnis zum zweiten Herzton (2. H.T.)* Semilunarklappenschluß. *a* Valvuläre Pulmonalstenose, *b* pulmonale Hypertension, *c* Vorhofseptumdefekt, *d* Ventrikelseptumdefekt mit l-r-Shunt, *e* Aorta bei l-r-Shunt, *f* Art. pulmonalis bei r-l-Shunt und pulmonalem Hochdruck

Die Kurve gleicht völlig der bei 1., Unterscheidung jedoch möglich am *rechten Hilus*. Hier steiler Anstieg und keine Verspätung des Gipfels.

3. Kurve c: bei erhöhtem Schlagvolumen und niedrigem pulmonalen Druck (Volumbelastung). Das entspricht der Pulmonaliskurve bei *Vorhofseptumdefekt mit links-rechts-Shunt*. Die rechte Kammer wirft die um das Shunt-Blut vermehrte Blutmenge aus. Der

Gradient ist infolge der Massenträgheit des Blutes, trotzdem keine Stenose besteht, erhöht (J. Lequime). Steiler Kurvenanstieg mit vorzeitigem Gipfel. Am Ende der Systole steiler Abfall. Rasche Abströmung in die Peripherie. Der Klappenschluß erfolgt, nachdem der Kammerdruck auf den Pulmonaldruck abgesunken ist, mit großer Energie. Daher Incisur vertieft und nahe der Nullinie. Am rechten Hilus vorzeitiger Gipfel (vor dem 2. Herzton).

4. Kurve d: erhöhtes Schlagvolumen bei erhöhtem pulmonalen Druck (Druck- und Volumbelastung). Dies entspricht einer Pulmonalkurve bei manchen Fällen von *Ventrikelseptumdefekt mit links-rechts-Shunt*, bei denen eine Shunt-Umkehr noch nicht erfolgt ist. Die Kurve ähnelt der der Aorta (Symptom der vertauschten Gefäßkurven). Geringer Druckgradient. Später Gipfel. Wegen des hohen peripheren Druckes hochsitzende und flache Incisur. Der Unterschied zum unkomplizierten Vorhofseptumdefekt beruht darauf, daß nicht nur das Schlagvolumen erhöht ist, sondern auch die größere Kraft der linken Kammer sich auswirkt. Wenn der Druck in der Pulmonalis wie in anderen Fällen von Ventrikelseptumdefekt (Kay u. Mitarb.) nicht erhöht ist, so resultiert die Kurve c. Bei ASD mit Einengung der pulmonalen Strombahn treten die gleichen Verhältnisse auf. Am rechten Hilus vorzeitiger Gipfel.

5. Kurve e: kleines Schlagvolumen bei niedrigem peripheren Druck. Diese Verhältnisse finden sich *an der Aorta bei links-rechts-Shunt*. Geringer Kurvenanstieg und verkürzte rasche Austreibung. Dann verlangsamte Austreibung mit breitem Kurvengipfel (Plateau). Trotzdem infolge erniedrigtem peripheren Druck am Ende der Systole längeres Absinken des Druckes bis zur Erreichung des Klappenschlusses. Tiefliegende Incisur und geringe Energie des Klappenschlusses. Kein Druckgradient Kammer-Aorta.

6. Kurve f: kleines Schlagvolumen bei hohem peripheren Druck. Dies findet sich an der *Arteria pulmonalis bei rechts-links-Shunt infolge Verengerung der Lungenstrombahn*. Träger Anstieg. Gipfel am Ende der Systole. Incisur flach und hochsitzend, da Klappenschluß sofort nach dem Aufhören des Druckanstieges und geringe Energie desselben. Verzögerter Kurvenabstieg.

Literatur

Abbott, M. E.: Congenital heart disease. In Nelsons Loose Leaf Medicine, 4. 155. New-York 1932.

Abelmann, W. H., L. B. Ellis and D. E. Harken: Amer. J. Med. 15, 5 (1953).

Abrahams, D. G., and P. H. Wood: Pulmonary stenosis with normal aortic rool. Brit. Heart J. 13, 519 (1951).

Akman, L. C., A. J. Miller, E. A. Silber, J. A. Schack and L. N. Katz: The ventricular electrokymogram. Circulation 2, 890 (1950).

Alessandri, N., G. Dusaillant et A. Lepe: Experencia clinica en Electrokymografia. 1er Congrès Mondial Cardiol. com.n° 166.1 vol. Paris: Baillière et Cie. 1950.

—, G. Dusailant et J. Gomez: Aspect hypercinètique de l'électrokymogramme auriculaire droit par suite de la difficultè de la fidange auriculaire. Acta cardiol. (Brux.) 9, 690 (1954).

Allanby, H. D., and M. Campbell: Congenital pulmonary stenosis with closed ventricular septum. Guys Hosp. Rep. 98, 18 (1949).

Allen, K. W. van: The Persistence of Fluoroscopic Screens. Publ. Hlth, Rep. 61, 1583 (1946).

Altmann, R.: Über den Nachweis der systolischen Ventrikelverschiebung am menschlichen Herzen. Fortschr. Röntgenstr. 82, 776 (1955).

Andersson, T.: Electrokymographic studies in pulmonary stenosis and tetralogy of Fallot. Acta radiol. (Stockh.) 36, 345 (1951).

— Electrokymographic studies of left auriculars movements in mitral stenosis and insufficiency. Acta radiol. (Stockh.) 38, 81 (1952).

— Electrokymographic examinations in mitral valve disease. Acta radiol. (Stockh.), Suppl. 106 (1953).

— Electrokymography with simultaneous electrocardiography. Acta radiol. (Stockh.) 30, 36 (1948).

— Electrokymographic recording of auricular movements. Acta radiol. (Stockh.) 32, 121 (1949).

— A design for an electrokymograph and some fundamental considerations on the electrokymogram. Acta radiol. (Stockh.) 32, 276 (1949).

Angebrand, W.: Dissertation Erlangen 1956.

— u. A. Moll: Arch. Kreislaufforsch. 23, 282 (1955).

Arvidson, H., J. Karnell and T. Möller: Multiple stenosis of the pulmonary arteries associated with pulmonary hypertension diagnosed by selective angiocardiography. Acta radiol. (Stockh.) 44, 209 (1955).

Assmann, H.: Die klinische Röntgendiagnostik der inneren Erkrankungen. Leipzig: F. C. W. Vogel 1924.

Babcock, W. W.: Newer surgical methods of treating diseases of the vascular system. Amer. J. Surg. 16, 401 (1932).

BAFFES, TH., F. JOHNSON, W. J. POTTS and S. GIBSON: Anatomic variations in the tetralogy of Fallot. Amer. Heart J. **46**, 657 (1953).

BARCELO, J.: La Cinédensigraphie, Thèse Faculté de Méd. Paris Nr. 396 (1950).

BARCELO-ROUSSEAU, G.: Diagnostie des Tumeurs médiastinales par la cinédensigraphie comparaison avec l'angiographie. Thèse, Faculté de Méd. Nr. 1084 (1951).

BARTLEY, O.: Patologisk förmakskontraktion, registrered med electrokymografi (schwedisch). Paper read at the meeting of the Northern association of Radiology. Gothenburg, Juni 1955.

BATTRO, A., E. BRAUN-MENENDEZ y O. ORIAS: Asincronismo de la Contracción Ventricular en la Bloqueo de Rama. Rev. argent Cardiol. **3**, 325 (1936).

BAYER, O., F. LOOGEN u. H. WOLTER: Der Herzkatheterismus bei angeborenen und erworbenen Herzfehlern. Stuttgart: Georg Thieme 1954.

—, F. GROSSE-BROOKHOFF, F. LOOGEN u. N. WOLTER: Z. Kreislaufforsch. **45**, 697 (1956).

BAYER, O., und H. WOLTER: Atlas intracard. Druckkurven. Thieme-Verlag 1959.

BAYLISS, R. I. S., M. J. ETHERIDGE and A. L. HYMAN: Pulmonary hypertension in mitral stenosis. Lancet **1950**, 889.

BECK, C. S.: Acute and Chronic Compression of the Heart. Amer. Heart J. **14**, 515 (1937).

— Compression of the Heart. Radiology **37**, 47 (1941).

BEDFORD, D. E., C. PAPP, J. PARKINSON: Atrial septal defect. Brit. Heart J. **3**, 37 (1941).

—, T. H. SELLORS, W. SOMERVILLE, J. R. BELCHER, E. M. M. BESTERMAN: Lancet **1957**, 1255.

BERNER, F.: Die kymographische Untersuchung der Pericarditis calculosa. Arch. klin. Chir. **194**, 458 (1939).

BEST, C. H., and N. B. TAILOR: Physiological basis of medical practice, p. 287. Baltimore: William and Wilkins Co. 1942.

BJÖRCK, G., O. AXEN, N. KROOK, L. ANDREN and H. B. WULFF: Studies in mitral stenosis. IV. The relative merits of various diagnostic methods in mitral valvular disease. Amer. Heart J. **45**, 13 (1953).

BJÖRK, V. O., G. MALMSTRÖM and L. G. UGGLA: Left Atrial and Pulmonary "Capillary" Pressure Curves during Vasalva's Experiment. Amer. Heart J. **47**, 635 (1954).

— — — Left auricular pressure measurements in man. Ann. Surg. **138**, 718 (1953).

BLOUNT, G., M. McCORD, S. KOMESU and R. LANIER: Roentgen aspects of isolated valvular pulmonic stenosis. Radiology **62**, 337 (1954).

— H. SWAN, G. GENSINI and M. C. McCORD: Circulation **9**, 801 (1954).

BLUMBERGER, K.: Die Herzdynamik bei erworbenen Klappenfehlern. Verh. dtsch. Ges. Kreislaufforsch., 20. Tagung, S. 43. Darmstadt: Dr. Dietrich Steinkopf 1954.

— Ar. Kreislaufforsch. **20**, 25 (1953).

— Münch. med. Wschr. **1940**, 823.

— Med. Mschr. **1952**, 284.

—, O. EICHINGER, G. KEMMERER, S. MEINERS u. L. WALZ: Z. Kreislaufforsch. **45**, 17 (1956).

—, W. BROMMER, S. MEINERS u. L. WALZ: Elektrokymographische Untersuchungen beim Herzalternans. Z. Kreislaufforsch. **43**, 521 (1954).

BÖHME, W.: Über die physiologischen und pathologischen Bewegungen der Vorhöfe. S.-B. nordwestdtsch. Ges. inn. Med. **1934**, 120.

— Zur Physiologie des Herzens mit besonderer Berücksichtigung seiner Funktion als Saugpumpe während der Systole. Klin. Wschr. **1935**, 17.

BOHNE, G.: Kymographische und Röntgenkinematographische Untersuchungen der Herzfunktion. Röntgenbl. **3**, 288 (1950); **4**, 12 (1951).

BOHNING, A., and J. PLAUT: Observations on the duration of the phase of the diastole in man. Amer. Heart J. **9**, 500 (1933).

BOONE, B. R., W. E. CHAMBERLAIN, F. G. GILLICK, G. C. HENNY and M. J. OPPENHEIMER: Interpreting the electrokymogram of heart and great vessels motion. Amer. Heart J. **34**, 560 (1947).

—, F. G. ELLINGER and F. G. GILICK: Electrokymography of the heart und great vessels. Principles and application. Ann. intern. Med. **31**, 1030 (1949).

—, E. F. RANDAK, F. G. ELLINGER and M. J. OPPENHEIMER: Electrokymographic studies of ventricular isometric relaxations phase of the cardiac cycle in man. J. appl. Physiol. **1**, 534 (1949).

BOONE, B. R.: Application of the Electrokymograph to the study of cardiovascular physiology. Abstracts of Communications. XVII. Int. Physiol. Congress 6. Oxford 1947.

—, F. G. GILICK, W. E. CHAMBERLAIN and M. J. OPPENHEIMER: Electrokymograms of heart border motions. Principles of record interpretation. Proc. Fed. Amer. Soc. exp. Biol. **5**, 9 (1946).

BOOTH, E., K. WILLIS, T. J. REEVES and T. R. HARRISON: The right auricular electrokymogram of normal subjects. Circulation **7**, 916 (1953).

BORDEN, C. W., R. V. EBERT, R. H. WILSON and H. S. WELLS: Studies of the pulmonary circulation. II. The circulation time from the pulmonary artery and the quantity of blood in the lungs in patient with mitral stenosis and patients with left ventricular failure. J. clin. Invest. **28**, 1138 (1949).

BORDET-FISCHGOLD: La Radiokymographie du Coeur. Paris 1937.

BOUCHARD, F. et C. CORNU: Etude de courbes de pressions ventriculaire droite et artérielle pulmonaire dans les rétrécissements, pulmonaires. Arch. Mal. Coeur **47**, 117 (1954).

BOURGAIN, A. et E. GERBAUX: Ètude Èlectrokymographique du retard d'éjection ventriculaire gauche dans l'infarctus du myocard à récuperation imparfaite. Acta cardiol. (Brux.) 8, 519 (1953).

BRADY, J. P., and F. TAUBMANN: The anomalies motions of the heart border in subjects with gallop rhythm or third heart sounds. Amer. Heart J. 39, 834 (1950).

BRAMWELL, C.: Brit. Heart J. 9, 100 (1947).

BRANDFONBRENER, M., and H. EISENBERG: The aortic electrokymogram in normal subjects and patients with syphilitic aortic insufficiency. Amer. Heart J. 48, 54 (1954).

BRAUNBEHRENS, H. v.: Röntgenkymogramme des Herzens. Münch. med. Wschr. 1933 II, Nr. 38.

— Die Röntgenkymographie und ihre derzeitige praktische Bedeutung für die Diagnostik. Z. ärztl. Fortbild. Nr. 22 (1934).

— Die Herzmuskelschwiele und das Herzwandaneurysma. Fortschr. Röntgenstr. 50, Kongreßh. (1934).

BRAUN-MENENDEZ, E., and L. A. SOLARI: Ventricular asynchronism in bundle branch block. Arch. intern. Med. 63, 830 (1939).

BREDNOW, W., u. U. SCHAARE: Kymographische Untersuchungen des normalen Herzens. Z. klin. Med. 125, 5 (1934).

— u. B. DEPPE: Kymographische und elektrokardiographische Untersuchungen bei Rhythmusstörungen des Herzens. Z. klin. Med. 128, 3 (1935).

BRIDGEN, W., and A. LEATHAM: Mitral incompetence. Brit. Heart J. 15, 55 (1953).

BRINTON, W. D., and M. CAMPBELL: Necropsia in some congenital diseases of the heart, mainly Fallot's tetralogy. Brit. Heart J. 15, 335 (1953).

BROCK, R. C.: Congenital pulmonary stenosis. Amer. J. Med. 12, 706 (1952).

— and M. CAMPBELL: Infundibular resection or dilatation for infundibular stenosis. Brit. Heart J. 12, 403 (1950).

BROWN, J.: Congenital heart disease. London: Staples Press 1939.

BUCHEM, F. S. P. VAN, J. NIEEVEN, B. HOMAN et J. B. VERHEY: Rétrécissement isolé de l'artère pulmonaire. Cardiologia (Basel) 19, 248 (1951).

BÜRGER, M., u. D. MICHEL: Funktionelle Engpässe des Kreislaufs. München: Lehmanns Verlag 1957.

BÜHLMANN, A.: Direkte Blutdruckmessung beim Menschen. Springer-Verlag. 1958.

BURCHELL, H. B., and M. B. VISSCHER: The changes in the form of the beating mammalian heart, as demonstrated by high-speed phothography. Amer. Heart J. 22, 794 (1941).

BUSCH, H.: Röntgenuntersuchungen bei Patienten mit Mitralstenose vor und nach Valvulotomie. Acta radiol. (Stockh.) 37, 3/4 (1952); ref. in Fortschr. Röntgenstr. 77, 507 (1952).

CAMPBELL, M.: Simple pulmonary stenosis. Brit. Heart J. 16, 273 (1954).

— and T. H. HILLS: Angiocardiography in cyanotic congenital heart disease. Brit. Heart J. 12, 65 (1954).

CARLBORG: Acta med. scand. Suppl. 151, 127, 1 (1944).

CARLOTTI, J. A.: Vor- und nachoperative Untersuchungen der Hämodynamik bei Mitralvitien. Sem. Hôp. Paris 1953, 2079; ref. Dtsch. med. Wschr. 1953, 1351.

—, FR. JOLY, I. R. SICOT, G. VOCI et F. CASALS: Arch. Mal. Coeur 45, 412 (1952).

CARLSTEN, A., and U. RUDHE: An electrokymographic study of auricular arrhythmie in total heart block. Acta radiol. (Stockh.) 41, 316 (1954).

CARR, B., and H. LEVI: Pulmonary conus stenosis with closed fetal passages. Amer. Heart J. 17, 243 (1939).

CASTELLANOS, A., et O. GARCIA: Classification des anomalies de l'artère pulmonaire et des ses branches. Arch. Mal. Coeur 44, 193 (1951).

CASTENFORS, H., J. G. PORJE and B. RUDEWALD: The hydrodynamics of aortic valve stenosis, experiments with special model. Cardiologia (Basel) 25, 37 (1954).

CERLETTI, A., u. W. WEISSEL: Z. Kreislaufforsch. 41, 241 (1952).

— — Acta Helv. Phys. 8, C 14 (1950).

CHAMBERLAIN, W. E.: Roentgen Electrokymography. Acta radiol. (Stockh.) 28, 847 (1947).

—, B. R. BOONE, F. G. ELLINGER, G. C. HENNY and M. J. OPPENHEIMER: Asynchronism of ejection of the ventricles as measured with the electrokymogram. Fed. Proc. 6, 88 (1947); zit. nach HEYER.

— Acta radiol. (Stockh.) 28, 847 (1947), and Proc. first Conf. on Electrokymography 1950; Nat. Heart Inst. Publ. Health Serv. Publication Nr. 59.

CHAMBERLAIN, W. E., and W. DOCK: Motion of the heart in disease of the mitral valve, Cinematographic Roentgen-Ray studies. Arch. intern. Med. 40, 521 (1927).

CIGNOLINI, P.: Nuovi metodi di chimografia. Riv. Radiol. (v. V. 1°) (1931).

— Roentgenmiografia cardiaca. Radiol. med. Nr. 4 (1932).

— Cardiac Kymographie, oblique displacement. Radiol. med. 19 (1933).

— Lo stato attuale della roentgenchimografia cardiaca. Nunt. radiol. (Firenze), 6 (1933).

— Cuore e costituzione. Radiol. med. 20, H. 2, 11 (1933).

— L'ondacontrattile del miocardo studiato con la roentgenchimografia. Accad. Med. Nr. 1 (1934).

— Chimigrafia cardiaca lo postamenta obliquo. Radiol. med. 21, H. 2, 12 (1943).

— Die Röntgenkymographie mit unterbrochenem Schlitz. Fortschr. Röntgenstr. H. 3, Nr. 49 (1934).

— Les résultats de ma methode de roentgenkymographie dans le normal et le pathologique. Ref. 4. int. Radiol. Kongreß, Zürich 2 (1934, Juli).

Cignolini, P.: Roentgenchimografia. Radiol. med. H. 8, 12 (1935).

— Illustrazioni di roentgenchimogrammi. Radiol. e Fisica med. 1, 1, H. 2.

— La sindrome roentgenchomografica. Gazz. sanit. Nr. 1 (1957).

— La Roentgenchimografia cardiaca. Atti XIX Congresso naz. Soc. ital. Radiol. med. Vol. I., Rel. I (1—38).

— Diagnostic Value of Kymoanalysis in Cardiovascular diseases. Soc. Suisse Radiol. 25, Nr. 5 (1956).

— Contributo roentgenchimografico alla dottrina. Folia Cardiol. 12, Nr. 1 (1954).

— Analytic Roentgenkymography (RKA). Acta radiol. (Stockh.) Suppl. 116 (1954).

— Polykymograph. Elettroiatria Genua.

Clagett, A. H.: The electrokymogram in angina pectoris. Delaw. State med. J. 22, 44 (1950).

Coblentz, B., R. M. Harvey, M. J. Ferrer, A. Cournand and D. W. Richards: The relationship between electrical and mechanical events in the cardiac cycle of man. Brit. Heart J. 11, 1 (1949).

Cooley, R. N.: Angiocardiography in the diagnosis of congenital cyanotic heart disease. J. Fac. Radiol. 2, 249 (1945).

Comberiati, L.: Studio elettrochimografico dell'atrio sinistro nei vizi mitralici. Cuore e Circol. 38, 121 (1954).

—, F. Balboni e V. Puddu: Valore della elettrochimografia per la valutazione clinica del soffio sistolico. Folia cardiol. (Milano) suppl. 11, 441 (1953).

— e A. Sensi: Studio elettrochymografioc dell'atrio sinistro. Folia cardiol. (Milano) suppl. 11, 453 (1953).

Conolly, D. C., R. G. Tomkins, R. Lew, J. W. Kirklin and E. H. Wood: Proc. Staff Meet. Mayo Clin. 28, 72 (1953); Auszug in Circulation 8, 6 (1953).

Cournand, A.: Recent observ. on dynamics of the pulm. circ. Bull. N. Y. Acad. med. 23, 27 (1947).

—, H. L. Motley, Himmelstein, D. Dresdale and J. Baldwin: Amer. J. Physiol. 150, 267 (1947).

—, J. Lequime et P. Regniers: L'insuffisance cardiaque chronique. Paris: Masson 1952.

Craford, C.: Brit. Heart J. 10, 71 (1948).

Cramer, H., u. L. Stehr: Ergebnisse der Kymographie bei Herzbeutelaffektionen. Fortschr. Röntgenstr. 56, 404 (1937).

Currens, J. H., Th. D. Kinney and P. White: Pulmonary stenosis with intact interventricular septum. Amer. Heart J. 30, 491 (1945).

Dack, S.: Proc. of first conference of electrokymography. Federal Security Agency 1950. Discussion p. 116.

— and D. H. Paley: Electrokymography. I. The ventricular electrokymogram. Amer. J. Med. 1ᴈ, 321 (1952).

— — Electrokymography II. The great vessels and auricular electrokymography. Amer. J. Med. 12, 447 (1952).

— — and M. L. Sussman: A comparison of electrokymography and roentgenkymography in the study of myocardial infarction. Circulation 1, 551 (1950).

— — — and A. M. Master: The Roentgenkymogram in myocardial infarction II. Amer. Heart J. 19, 464 (1949).

— — and S. S. Brahms: Ventricular contraction in Wolff-Parkinson-White Syndrome. An electrokymographic study. Bull. N. Y. Acad. Med. 26, 273 (1950).

— — — The electrokymogram in Wolff-Parkinson-White Syndrome. Amer. Heart J. 41, 437 (1951).

— The ventricular pulsation in myocardial infarction; a fluoroscopic and kymographic study. Dis. Chest 27, 282 (1955).

Davies, L. G., and D. R. Venning: Electrokymography — preliminary studies. Brit. Heart J. 14, 1 (1952).

Davison, P. H., and G. R. Epps: The left auricular electrokymogram in mitral stenosis. Brit. Heart J. 16, 49 (1954).

Delherm, P., Thoyer-Rozat, Codet et Fischgold: Nouvelle méthode pour enregister les batiments du coeur et des vaisseaux. Bull. Acad. Méd. Paris (1932).

— — — — La kymographie et ses applications cliniques. Arch. Élect. méd. (1933).

— — — — La radiokymographie. Aperçus cliniques dans es affections cardiovasculaires. Paris méd. 4. Febr. (1933).

— — — — Abrégé de la nouvelle technique radiokymographie. Bull. Soc. Radiol. méd. France (1933).

Denolin, H., A. De Coster et N. Salonikides: Aspects physiopathologiques de la circulation pulmonaire. Acta clin. Belg. 8, 647 (1954).

Deutsch, E., E. Gmachl, H. Siedek u. R. Wenger: Die Elektrokymographie. Z. Kreislaufforsch. 40, 129 (1951); Wien. klin. Wschr. 1951, 129, 432.

Dietlen, H.: Herz und Gefäße im Röntgenbild. Leipzig: Joh. Ambr. Barth 1923, und Ergebn. Physiol. 10 (1910).

Dock, W.: Mode of production of the first heart sound. Arch. intern. Med. 51, 737 (1933).

— Further evidence for purely valvular origin of first and third heart sounds. Amer. Heart J. 30, 332 (1945).

— Grandell, F., and F. Taubmann: The physiologic third heart sound, its mechanism and relation to protodiastolic gallop. Amer. Heart J. 50, 449 (1955).

Donzelot, E., et F. D'Allaines (éd.): Traité des cardiopathies congénitales. Paris: Masson et Cie. 1954.

— A. I. Antony, H. Bustang, C. Metiano et R. Heim de Balsac: Etude électrokymographique de la cinét. art. pulm. dans les cardiopath. congén. Arch. Mal. Coeur 48, 1009, 11 (1955).

Dotter, Ch., and L. Steinberg: J. Amer. med. Ass. 139, 566 (1949).

— — Angiocardiography. Ann. Roentgenol. 20 (1951), und Paul B. Hoeber, New York (1951).

Dow, J. W., H. D. Levine, M. Elking, F. W. Hayens, H. K. Hellems, I. W. Whittenberger, B. G. Ferres, B. G. Goodale, W. P. Harvey, E. C. Eppinger and L. Dexter: Studies of congenital heart disease. Circulation 1, 267 (1950).

Dusham, I. W., R. O. Brandenburg, E. H. Wood and I. W. Kirklin: 29th scientific Session Amer. Heart Ass. 1956.

Dussaillant, G., H. Alessandri et A. Lepe: Applications cliniques de la méthode électrokymographique. Acta cardiol. (Brux.) 7, 474 (1952).

— y A. Lepe: Rev. Med. Chile 77, 5 (1949).

— — u. G. Gomez: Acta radiol. (Stockh.) 7, 38 (1952).

Dussaillant, G., A. Lepe y M. Del Fierro: Electrokymografia. Rev. Med. Chile 77, 307 (1949).

— — y G. Gomez: Forma y amplitud del Electrokymograma Ventricular Izquierdo Normal. Rev. Med. Chile 79, 237 (1951).

— —, M. Gonsales, M. Aspillaga y G. Gomez: Cronometria Ventricular Izquierda, Aortica y Pulmonar. Rev. Med. Chile 79, 365 (1951).

—, H. Alessandri, A. Lepe et G. Gomez: 1er Congr. mondial de Cardiol. Paris 1950. Tome I, 414, 430, 431 (1951).

Eddleman, E. E. jr., K. Willis and H. E. Heyer: The effect of posture on the cardiac cycle, posteroanterior diameters, and apparent stroke volume as studied by electrokymography. Amer. Heart J. 40, 504 (1950).

— — — and Marion Greve: The effect of digitoxin on the apparent stroke volume, posteroanterior cardiac diameters, and the cardiac cycle in normal subjects as studied by the electrokymograph. Amer. Heart J. 41, 161 (1951).

— — — The effect of prolonged motionless standing on the phases of the cardiac cycle, stroke volumes, and the posteroanterior diameters of the heart as studied by the electrokymograph. J. appl. Physiol. 4, 156 (1951).

Edwards, I. E.: Functional pathology of certain cardiovascular malformations which may be treated surgically. A. M. A. Arch. Surg. 61, 1103 (1950).

Eich, R. H., Y. Citrin, A. Schreier, R. H. Lyons and P. Gabel: Use of a quant. electrokymogr. in evaluation of myocard contractility. Amer. J. med. Sci. 234, 6 (1957).

Eldridge, L., and N. H. Hultgren: Pulmonary stenosis with increased blood flow. Amer. Heart J. 49, 838 (1950).

Elkin, M., M. Sosman, D. Harken and L. Dexter: Systolic expansion of the left auricular mitral regurgitation. New Engl. J. Med. 246, 958 (1952).

Ellinger, G. F., F. G. Gillick, B. R. Boone and W. E. Chamberlain: Electrokymographic studies of asynchronism of ejection from the ventricles. Amer. Heart J. 35, 971 (1948).

Enderlé, J., W. Cassiman, J. van Heerswyngels et M. Segers: Balistocardiogramme et électrokymogramme dans des cas de dissociation auricolo-ventriculaire. Résumés des communications de IIe Congrés Mondial de Cardiol. Acta cardiol. (Brux.) 9, 679 (1954).

Engle, M. A., and H. B. Taussig: Valvular pulmonic stenosis with intact ventricular septum and patient foramen ovale. Report of illustrative cases and analysis of clinical syndrome. Circulation 2, 481 (1950).

Engström, B., S. R. Kjellberg, L. Persson and U. Rudhce: Some aspects of the use of electrokymography in cardiac investigation. Acta radiol. (Stockh.) 31, 435 (1949).

Eppinger, H., u. C. I. Rothenberger: Über die Sukzession der Kontraktion der beiden Herzkammern. Zbl. Physiol. 24, 1055 (1910).

Fabricius, B.: Acta radiol. (Stockh.) 29, 152 (1940).

Fischgold, H.: L'exploration fonctionelle du coeur par la Radiokymographie. J. Radiol. et Électrol. 18, 10 (1934).

Fleischner, F. G.: Proc. Soc. exp. Biol. (N. Y.) 66, 463 (1947).

—, F. J. Romano and A. A. Luisada: Studies of fluorocardiography in normal subjects. Proc. Soc. exp. Biol. (N. Y.) 67, 533 (1948).

— The value of the atrial electrokymogram in the diagnosis of mitral regurgitation. Circulation 10, 1 (1954).

—, W. H. Abelmann and R. Buka: The value of the atrial electrokymogram in the diagnosis of mitral regurgation. Circulation 10, 71 (1954).

Fowler, N. O., R. N. Westcott and R. C. Scott: Normal pressure in the right heart and pulmonary artery. Amer. Heart J. 46, 264 (1953).

Frank, O.: Zur Dynamik des Herzmuskels. Z. Biol. 32, 370 (1895).

— Gibt es einen Herztetanus? Z. Biol. 38 (1899).

— Isometrie und Isotonie des Herzmuskels. Z. Biol. 41 (1901).

— Hämodynamik. Leipzig 1911.

— u. O. Hess: Über das Cardiogramm und den 1. Herzton. Verh. dtsch. Ges. inn. Med. 25, 285 (1908).

— — Untersuchungen der Bewegungen des normalen und pathologischen Herzens. Ergebn. inn. Med. Kinderheilk. 14, 359 (1915).

Freedman, E.: Roentgenological diagnosis of cardiac compression due to Pericardial Scar. (Adhesive Pericarditis). Amer. J. Roentgenol. 37, 739 (1937).

Frederick, G., F. G. Gillick and W. F. Reynolds: Electrokymographic observations in constrictive pericarditis. Radiology 55, Nr. 1, 77—84 (1950).

Freeman, L. Rawson jr.: Proc. of the first conf. on Electrokymography May 1950. Publ. Health Serv. Publication 59.

Froment, R., A. Gonin et L. Galavardin: L'expansion systolique auriculaire peut-elle être prise comme critère d'insuffisance mitrale? Arch. Mal. Coeur 43, 678 (1950).

Gadermann, E.: Elektrokymographische Untersuchungen über das Verhalten der Herzpulsation bei Mitralvitien. Verh. dtsch. Ges. Kreislaufforsch. 20, 137—144 (1954).

— u. H. Groth: Elektrokymographische Untersuchungen über die Bewegungsabläufe in den verschiedenen Herzabschnitten. Arch. Kreislaufforsch. 22, 374—387 (1955).

— Verh. dtsch. Ges. Kreislaufforsch. 22, 224 (1956).

Gambaccini, P., G. Giannardi e L. Pozzi: La fluorografia. Nunt. radiol. (Firenze) 19, 964 (1953).

— — — La fluorografia cardiopolmonare. Nunt. radiol. (Firenze) 20, 137 (1954).

Gillick, F. G., and J. Schneider: J. Electrokymographie studies of lung field pulsations with exhalation against pressure. J. appl. Physiol. 2, 30 (1949).

— — Abnormal electrokymograms from the wall of the ventricle with and without evidence of myocardial infarction. Amer. J. med. Sci. 2, 19, 500 (1950).

— and W. F. Reynolds: Electrokymographic observations in constrictive pericarditis. Radiology 55, 77 (1950).

— — Clinical application of electrokymography. Calif. Med. 70, 407 (1949).

—, B. R. Boone, C. Henny and M. J. Oppenheimer: The electrokymograph; application as a photo-electric plethysmograph. Fed. Proc. 5, 33 (1946).

Glover, R., T. O'Neill, H. Gontigo, T. McAuliffe and R. Wells: The surgery of infundibular stenosis with intact ventricular septum. J. thorac. Surg. 28, 504 (1954).

Gött, P., u. J. Rosenthal: Über ein Verfahren zur Darstellung der Herzbewegung mittels Röntgenstrahlen (Röntgenkymographie). Münch. med. Wschr. 1912 II, 2033.

Goodwin, J. F., R. E. Steiner, J. P. D. Mounsey, A. G. McGregor and E. J. Waine: A critical analysis of the clinical value of angiocardiography in congenital heart disease. Brit. J. Radiol. 26, 161 (1953).

Golbin, V., C. Lian, S. Hanoune et M. Mandart: Le diagnostic radio-électrokymographique de l'insuffisance mitrale. Ier Congr. Mond. de Card., communications 1, 442 (1951).

Gould, S. E. (ed): Pathology of the heart. Springfield: Charles Thomas 1953.

Gray, F. D., and F. G. Gray: Some factors influencing the pulm. capill. pressure curves obt. by means of card. kath. Angiology 4, 436 (1953).

Gregg, D. E., and C. J. Wiggers: The circulatory effects of acute experimental hypervolemia. Amer. J. Physiol. 104, 423 (1933).

Greene, D. G., E. de F. Baldwin, J. S. Baldwin, A. Himmelstein, C. E. Roh and A. Cournand: Pure congenital pulmonary stenosis and idiopathic congenital dilatation of the pulmonary artery. Amer. J. Med. 6, 24 (1949).

Grishman, A., J. G. Kroop, M. F. Steinberg and S. Dack: Presystolic pulsation of the liver in the absence of tricuspid disease. Amer. Heart J. 40, 731 (1950).

Groedel, Th.: Z. klin. Med. 72, 310 (1911), und Die Röntgendiagnostik der Herz- und Gefäßkrankheiten. Berlin: Meusser 1912, und Verh. dtsch. Ges. Kreislaufforsch. 1933, 127.

— u. F. M. Groedel: Dtsch. Arch. klin. Med. 109, 52 (1912).

Gross, A., u. G. Neudert: Fortschr. Röntgenstrahl. 71, 428 (1949).

Grosse-Brockhoff, F. G., G. Neuhaus u. A. Schaede: Diagnostik und Differentialdiagnostik der angeborenen Herzfehler. Dtsch. Arch. klin. Med. 197, 610 (1950).

Grossmann, N., and E. Tiger: J. Lab. clin. Med. 34, 9 (1949).

Gubner, R., I. B. Grawford, W. A. Shmith and H. E. Ungeleider: Roentgenkymography of the heart. Amer. Heart J. 18, 729 (1939).

Haller, J. A. jr., and A. G. Morrow: Experimental mitral insufficiency. An operative method with cronic survival. Ann. Surg. 142, 37 (1955).

Hamilton, W. F., and J. H. Rompf: Movement of the base of the ventricle and the relative constancy of the cardiac volume. Amer. J. Physiol. 102, 559 (1932).

— The pulse pressure. Fulton: A textbook of physiology. Philadelphia: Ed. Saunders 1949.

—, R. A. Woodberg and M. T. Harper: Physiol. Rel. between intrath., intraspin. and art. pressure. J. Amer. med. Ass. 107, 853 (1936).

—, and E. Vogt: Diff. pressure in lesser Circ. of unanaesth. Dog. Amer. J. Physiol. 125, 130 (1939).

—, Remington, Dow, C. J. Wiggers et al.: Zit bei A. H. Salans and L. N. Katz.

Haring, O. M., H. D. Trace and A. A. Luisada: The diagnosis of mitral stenosis by electrokymography of the left atrium. In Cardiovascular Surgery, Dr. C. R. L. Lam, p. 156—160 1955. Philadelphia: W. B. Saunders Co. 1955.

Harris, P.: Some variations in the shape of the pressure curve in the human right ventricle. Brit. Heart J. 17, 173 (1955).

Harrison, M. B., and P. D. White: Chronic constrictive pericarditis; A. Follow-up Study of 37 cases. Ann. intern. Med. 17, 790 (1942).

Haubrich, R.: Zur Differentialdiagnose atypischer Aortenneurysmen. Fortschr. Röntgenstr. 74, 142 (1951).

HAUBRICH, R.: Der heutige Stand der Elektrokymographie. Ergebn. inn. Med. Kinderheilk. **6**, 639—694 (1955).
— Über Häufigkeit und Nachweis der Pericardobliteration. Dtsch. Arch. klin. Med. **199**, 79 (1951).
— Über die Herzveränderungen bei der Silikose. Fortschr. Röntgenstr. **75**, 303 (1951).
— Röntgenkymographische Studie an operierten Panzerherzen. Acta radiol. (Stockh.) **37**, 543 (1952).
—, u. P. THURN: Zur Röntgensymptomatologie der Pericardverschwielung. Fortschr. Röntgenstr. **73**, 288 (1950).
— — Über das Flächenkymogramm und Elektrokymogramm der Pericardobliteration. Fortschr. Röntgenstr. **80**, 355 (1954).
—, u. H. ODENTHAL: Der Herzinfarkt im Flächenkymogramm und Elektrokymogramm. Cardiologia (Basel) **24**, 225 (1954).
HAYCRAFT, J. B.: The movement of the heart within the chest cavity and the cardiogram. J. Physiol. **12**, 438 (1891).
HECKMANN, K.: Ein Verfahren zur Untersuchung der Pulsationen des Herzens und anderer Organe mittels Röntgenstrahlen. Klin. Wschr. **1936**, 13.
— Über das Verfahren der Actinocardiographie. Klin. Wschr. **1936**, 757.
— Graphische Darstellung der Helligkeitsänderungen des Leuchtschirmbildes des Herzens (Aktinocardiogramm) bei Mitralfehlern. Klin. Wschr. **1936**, 928.
— Moderne Methoden zur Untersuchung der Herzpulsation mittels Röntgenstrahlen. Ergebn. inn. Med. Kinderheilk. **52**, 545 (1937).
— Elektrokymographie. Z. Kreislaufforsch. **40**, 449 (1951).
— Die Untersuchung der Herzpulsation mittels der Elektrokymographie und Phasenanalyse. Z. Kreislaufforsch. **41**, 2 (1952).
— Elektrokymographie (Aktinocardiographie) und Phasenanalyse des Herzens. Fortschr. Röntgenstr. **76**, 60 (1952).
— Die „rückläufigen Bewegungen" in der Systole und Diastole des dilatierten Ventrikels. Untersuchungen mittels der Elektrokymographie und Phasenanalyse. Fortschr. Röntgenstr. **76**, 332 (1952).
— Die systolische zentrifugale Pulsation der Ventrikel und ihr Nachweis mittels der elektrokymographischen Phasenanalyse. Fortschr. Röntgenstr. **76**, 337 (1952).
— Die Umformung der Ventrikel während der Herzaktion. Untersuchungen mittels der elektrokymographischen Phasenanalyse. Fortschr. Röntgenstr. **76**, 513 (1952).
— Pathologische Pulsationsformen der Ventrikel. Untersuchungen mittels der Elektrokymographie und der Phasenanalyse. Fortschr. Röntgenstr. **76**, 518 (1952).
— Die dyskoordinierte Tätigkeit der Ventrikel. (Elektrokymographische Untersuchungen.) Fortschr. Röntgenstr. **77**, 343 (1952).
— Die elektrokymographischen Befunde bei Mitralfehlern. Verh. dtsch. Ges. inn. Med. **60**, 552—557 (1954).
— Grundriß der Elektrokymographie. Stuttgart: Georg Thieme 1952.
— Grundsätzliche Betrachtungen zur Elektrokymographie. Fortschr. Röntgenstr. **77**, 723 (1952).
— Kritisches zur Elektrokymographie. Fortschr. Röntgenstr. **77**, 443 (1952).
— Was ist Elektrokymographie? Röntgenbl. **2**, 61 (1953).
— Geschichte der Elektrokymographie. Fortschr. Röntgenstr. **75**, 473 (1951).
— Kymographische Untersuchungen normaler und pathologischer Aktionsformen der Ventrikel. Klin. Wschr. **1935**, 700.
— Die pulsatorischen Bewegungen im Pulmonalisgebiet und ihr Ausdruck im Flächenkymogramm. Klin. Wschr. **1937**, 733.
Die Symptome des Pericardergusses. Münch. med. Wschr. **1937**, 60.
— Symptome des Myocardschadens im Kymogramm. Wiener Ztschr. f. inn. Med. **10**, 424 (1946).
HEDMANN, CH., J. LIND and C. WEGELIUS: Veränderungen der Herzsilhouette nach angiocardiographischen Beobachtungen. J. Faculty Radiol. **4**, 190 (1953); ref. in Zbl. Radiol. **40**, 319 (953).
HEIER, H.: Herzwandveränderungen im Flächenkymogramm. Fortschr. Röntgenstr. **53**, 895 (1936).
HEIM DE BALSAC, R., et R. PANNIER: Rev. belge Sci. méd. **16**, 1 (1945).
— Arch. Mal. Coeur **38**, 170 (1945).
HENNY, G. C., and B. R. BOONE: Electrokymograph for recording heart motion utilizing the roentgenoscope. Amer. J. Roentgenol. **54**, 217 (1945).
— Electrokymograph: Apparatus for recording cardiovascular phenomena utilizing the roentgenoscope. Abstracts of communications, XVII. int. Physiol. Congr. Page 5. Oxford, July 1947.
—, B. R. BOONE and W. E. CHAMBERLAIN: The Elektrokymograph: An apparatus for recording motion. (For example, that of the heart border shadow.) Fed. Proc. Part II, 44 (1946).
— — Electrokymograph for recording heart motion, improved Type. Amer. J. Roentgenol. **57**, 409 (1947).
— Electrokymography. In Medical edited by J. GLASSER, p. 924—929. Chicago: Year-Book Publ. Inc. 1950.
HESS, W. R.: Dtsch. Arch. klin. Med. **132**, 69 (1920); zit. bei K. WEZLER u. W. SINN.
HESSE, H.: Klin. Wschr. **1949**, 709.
— u. R. MINKUS: Z. Kreislaufforsch. **88**, 19 (1940).
HEYER, H. E., E. POULOS and J. H. ACKER: Electrokymographic studies in insufficiency of the aortic und pulmonic valves. Circulation **1**, 1037 (1950).
—, K. WILIS and E. E. EDDLEMAN: Great vessels motion. Proc. first conference of electrokymography. **39** (1950).

HEYER, H. E., and B. R. BOONE: The present status of electrokymography. Amer. Heart J. **44**, 458 (1952).
—, C. H. HOWARD, K. W. WILLIS and A. C. PICKLE: Alterations of the rapid filling phase in congestive heart failure. Amer. Heart J. **43**, 206 (1952).
HJALMARE, G.: Registration of movements of the heart with Geiger-Müller counters and synchronous electrocardiography. Acta radiol. (Stockh.) **27**, 334 (1946).
HILARIO, J., J. LIND and C. WEGELIUS: Rapid biplane angiocardiography in the tetralogy of Fallot. Brit. Heart J. **16**, 109 (1954).
HIRSCH, J. S.: The examination of the heart by roentgenkymograph method. Brit. J. Radiol. **7**, 84 (1934).
HITZNBERGER, K., u. L. REICH: Ein Beitrag zur Röntgenkymographie. Fortschr. Röntgenstr. **31**, 17 (1923).
HOCHREIN, M.: Nachweis und Behandlung der Pericarditis adhaesiva. Z. Kreislaufforsch. **27**, 22 (1935
— Der Mechanismus der Semilunarklappen des Herzens. Dtsch. Arch. klin. Med. **154**, H. 2/3 (1927).
HOFF, H. E.: Howell's Textbook of physiol. by Fulton. Philadelphia: Ed. Saunders 1949.
HOLMANN, E.: On circumscribed dilatation of an artery immediately distal to a partially occluding band. Poststenotic dilatation. Surgery **36**, 3 (1954).
HOLMGREN, B.: The movements of the mitro-aortic ring recorded simultaneously by cineroentgenography and electrocardiography. Acta radiol. (Stockh.) **27**, 171 (1946).
HOLLDACK, K., u. T. D. GERTH: Über die zeitliche Verschiedenheit der Aktion des rechten und linken Ventrikels, untersucht mit der Herzschallregistrierung. Dtsch. Arch. klin. Med. **199**, 2 (1952).
— Lehrbuch der Phonocardiographie. Stuttgart 1955.
— Dtsch. Arch. klin. Med. **195**, 71 (1951).
HOLZMANN, M.: Klinische Elektrocardiographie. Stuttgart: Georg Thieme 1954.
HORNYKIEWITSCH, TH., u. H. ST. STENDER: Fortschr. Röntgenstr. **82**, 5 (1955); **83**, 1 (1955).
HOWARTH, S.: Atrial waves on aterial pressure records in normal rhythm, heart block and auricular flutter Brit. Heart J. **16**, 171 (1954).
HULL, E.: The cause and effects of flow through defects of the atrial septum. Amer. Heart J. **38**, 350 (1949).
HÜRTHLE, K.: Zit. bei K. WEZLER u. W. SINN.
JAKOBI, J., R. JANKER u. W. SCHMITZ: Untersuchungen mit dem gleichzeitig aufgenommenen Elektrocardiogramm, Röntgenkinematogramm und Ionogramm. Klin. Wschr. **1931**, 1294.
— — — Dtsch. Arch. klin. Med. **142**, 493 (1932).
JANKER, R.: Langenbecks Arch. u. Dtsch. Z. Chir. **266**, 322 (1950).
JANUS: Technik der Kymogrammaufnahmen. Verh. dtsch. Röntgenges. 1934.
JOHNSON, V., W. F. HAMILTON, L. N. KATZ and W. WEINSTEIN: Studies on dynamics of pulmonary circulation. Amer. J. Physiol. **120**, 624 (1937).
JORGENS, I., J. W. LA BREE, F. H. ADAMS and L. G. VEASY: An electrokymographic study of the pulmonary pulsations in congenital heart diseases. Bull. Minnesota Hosp. **21**, 243 (1950).
JÖNSSON, B.: Selective angiocardiography and thoracic aortography. Modern trends in diagnostic radiology. Second series. London: Butterworth & Co. 1953.
—, B. BRODEN and J. KARNELL: Angiocardiographic demonstration of pulmonary stenosis. Acta radiol. (Stockh.) **40**, 547 (1953).
KAISER, K., u. P. THURN: Beitrag zur Röntgenkymographie der Aorta. Fortschr. Röntgenstr. **77**, 28 (1952).
KALOCSAY, P. v.: Verfahren zur fortlaufenden Aufnahme der Herztätigkeit mittels Röntgenstrahlen an beliebig gewählten Einzelstellen des Herzens. Z. ges. exp. Med. **89**, 626 (1933).
— Kln. Wschr. **1936**, I, 310.
KARPATI, A.: Über das röntgenmorphologische und röntgenkinetische Bild der Stamm- und Lungengefäße. Med. Mschr. **12**, 784 (1957).
— Experimentelle Untersuchungen in einer ionographischen Versuchsanordnung und dem neuzeitlichen Stand der Elektrokymographie. (In Vorbereitung.)
—, u. H. EBERLE: Das elektrokymographische Kurvenbild der Art. pulmonalis und ihrer Zweige. Med. Mschr. **7**, 7 (1953).
— — u. F. WALTER: Ärztl. Forsch. **7**, 5 (1953).
KAPAL, E., F. MARTINI u. E. WETTERER: Zbl. Biol. **104**, 256 (1951).
KATZ, L. N.: The asynchronisms of right and left ventricular contraction and the independent variations in their duration. Amer. J. Physiol. **72**, 655 (1925).
— and H. S. FEIL: Clinical observations on the dynamics of ventricular systole: III°. Aortic stenosis and insufficiency. Heart J. **12**, 171 (1925).
— and M. L. SIEGEL: The cardiodynamic effects of acute mitral stenosis. Amer. Heart J. **6**, 672 (1931).
— and C. J. WIGGERS: The influence of high systemic blood pressure on the right ventricle and pulmonary circuit. Amer. J. Physiol. **82**, 91 (1927).
—, E. P. RALLI and N. N. CHEER: The cardiodynamic changes in the aorta and left ventricle due to stenosis of the aorta. J. clin. Invest. **5**, 205 (1928).
—, H. LANDT and H. BOHNING: The delay in onset of ejection of the left ventricle in bundle branch block. Amer. Heart J. **10**, 681 (1935).
KAY, C. F., J. W. WOODS, H. F. ZINSER and J. M. BENJAMIN: The validity of the electrokymographic method for measurement of diameter change of the aorta and pulmonary artery during circulatory disturbance. J. clin. Invest. **28**, 228 (1949).

KENNER, TH., u. G. ALTH: Zur Beurteilung electrokymographischer Kurven. Z. Kreislaufforsch. **47**, 15 (1958).

KJELLBERG, S. R., and U. RHUDE: Electrokymographical studies of coarctation of the aorta. Acta radiol. (Stockh.) **34**, 145 (1950).

— — u. T. SJOSTRAND: Acta physiol. scand. **24**, 333 (1952).

— — u. B. ENGSTRÖM: Acta radiol. (Stockh.) **6**, 31 (1949).

— Electrokymography of the pulmonary art. in case of pulmonary stenosis. Acta radiol. (Stockh.) **36**, 133 (1951).

—, E. MANNHEIMER, U. RHUDE and B. JONSSON: Diagnosis of congenital heart disease. Chicago: The Yearbook Publ. 1955.

KIENLE, F.: Diätbehandlung bei Herzkranken und das Kymogramm. Dresden und Leipzig 1943.

KIESEL: Die Beziehungen zwischen Schlagvolumen, systolischem Rückstand und diastolischem Kammerinhalt und ihrer Abhängigkeit vom venösen und art. Druck. Pflügers Arch. ges. Physiol. **198**, 1 (1923).

KIRCH, E.: Pathogenese und Folgen der Dilatation und Hypertrophie des Herzens. Klin. Wschr. **1930I**, 769.

— Der Entwicklungsverlauf der rechtsseitigen tonogenen Herzdilatation bei Mensch und Versuchstier usw. Virchows Arch. path. Anat. **219**, 3 (1933).

— Über tierexperimentelle Erzeugung von tonogener Dilatation usw. Naunyn-Schmiedebergs Arch. exp. Path. Pharmak. **171**, H. 6 (1933).

KIRKLIN, J. W., D. C. CONNOLY, H. ELLIS, H. B. BURCHELL, J. EDWARDS and E. WOOD: Problems in the diagnosis and surgical treatment of pulmonary stenosis with intact ventricular septum. Circulation 8, 849 (1953).

KISCH, B.: Der Herzalternans. Ergebn. inn. Med. Kinderheilk. **19**, 294 (1921).

KLIONER, J., u. N. IVANOW: Die normale Herzkurve und die physiol. Veränderungen im Flächenkymogramm. Fortschr. Röntgenstr. **51**, H. 5 (1935).

KOCH, E.: Kontraktionsablauf an der Kammer des Froschherzens. Pflügers Arch. ges. Physiol. **181**, 16 (1921); Münch. med. Wschr. **1923**, 1316.

KOPPERMANN, E., E. WAGNER u. M. ST. STENDER: Elektrokymographische kreislaufanalytische Untersuchungen bei Panzerherzen. Ärztl. Forsch. **11**, 9, I/462 und I/474 (1957).

KOURILSKY, R.: Etude cinédensigraphie de la circulation artérielle du poumon dans différentes affections pathologiques du poumon, des bronches et du médiastin. J. franç. Méd. Chir. thor. **7**, 2 (1953).

—, and M. MARCHAL: Exploration de la circulation pulmonaire au moyen de la cinédensigraphie. 1er Congr. int. Biol. clin. (1951); Ann. Med. **20** (1952).

— — La contribution de la cinédensigraphie au diagn. du cancer du poumon. Presse méd. **1954**, 1296.

— — et J. BARCELO: Un nouveau mode d'exploration de la circulation pulmonaire: La pneumodensigraphie. J. franç. Méd. Chir. thor. **3**, 556 (1949).

— — et DECOISY: La détection par la cinédensigraphie des troubles de la pulsatilité artérielle pulmonaire dans les cancers broncho pulmonaires. J. franç. Méd. et Chir. thorac. **6**, 297 (1952).

KREUTZER, R.: VII. int. Congr. Paediat. 1953; zit. bei CAMPBELL (1954).

KUO, P., E. A. HILDRETH and C. F. KAY: The mechanism of gallop sounds, studied with the aid of the electrokymograph. Ann. intern. Med. **35**, 1906 (1951).

LAGERLÖFF, H.: Tryckregistrering i Karlsystemet (schwedisch) Svenska Läkartidn. **1948**, 1093.

— and L. A. WERKÖ: Studies on the circulation in man. III. The auricular pressure pulse. Cardiologia (Basel) **13**, 241 (1948) and Scand. J. clin. Lab. Invest. **1**, 147 (1949).

—, A. HOLMGREN u. L. A. WERKÖ: Tidsrelationerna mellan hjärtats elektriska, mekaniska och akustika impulser hos människa (schwed.) Nad. med. **3**, 1422 (1949).

LANARI, A., et M. MOLINS: Insufficiencia mitral experimental. Medicina **9**, 165 (1949).

LANDOWNE, M.: Proc. first conf. on electrokymography May 1950. Bethesda. Publ. Health Serv. Publication Nr. 59.

LARSSON, Y., E. E. MANNHEIMER, T. MÖLLER, H. LAGERLÖFF and L. A. WERKÖ: Congenital isolated pulmonary stenosis. Acta paediat. (Uppsala) **38**, 484 (1949).

LAUBRY, C., P. COTTENOT et R. HEIM DE BALSAC: Étude kymographique du cœur normal. Bull. Soc. med. Hôp. Paris **49** (1933).

— — D. ROTIER et R. HEIM DE BALSAC: Radiologie Clinique du coeur et des Gros Vaisseaux. Paris 1939.

— et C. PEZZI: Les Syndromes cardiaques. Les rythmes de Galop. Paris: Doin 1926.

— — Considérations cliniques et physiol. à propos cinq cas de maladie congénitale du coeur droit étudiés graphiquement. Arch. Mal. Coeur **6**, 433 (1913).

— Traité des maladies congénitales du coeur. Paris: J. B. Baillière et fils 1921.

LAURELL, H.: Röntgenologische Herzstudien. Uppsala Läk. för Förh. **34**, 495 (1928).

LEATHAM, A., and L. VOGELPOEL: The early systolic sound in dilatation of the pulmonary artery. Brit. Heart J. **16**, 21 (1954).

LEQUIME, J.: Isolierte Vorhof- und Kammerseptumdefekte. Triangel **3**, 5 (1958).

— Sem. Hôp. Paris **1954**, 632.

— Bull. Acad. med. Belg. **20**, 355 (1955).

—, P. COURTOY, H. DENOLIN u. J. KENIS: Cardiologia (Basel) **21**, 529 (1952).

LEQUIME, J., P. COURTOY, H. DENOLIN u. J. KENIS: Second World Congress of Cardiology. Washington 1954.
— et H. DENOLIN: Acta cardiol. (Brux.) **4**, 158 (1949).
—, P. COURTOY et J. KENIS: La dynamique circulatoire au cours de la péricardite constrictive. Acta cardiol. (Brux.) **8**, 621 (1953).
— et H. DENOLIN: Physiopathologie de la sténose mitrale. France méd. **2**, 5 (1954).
—, H. DENOLIN, P. COURTOY et J. KENIS: La dynamique circulatoire au cours de la sténose mitrale. Acta cardiol. (Brux.) **8**, 353 (1935).
LENZI, S., A. LURA e T. POSTELI: Osservazioni su un caso di stenosi aortica calcificata. Minerva med. (Torino) **45**, 49 (1954).
LEWIS, J. L. JR., and L. L. TERRY: Electrokymography. An appraisal of its present clinical status. Ann. intern. Med. **32**, 36 (1950).
— et G. MINOT: La Radio-életro-kymographie. Arch. Mal. Coeur **39**, 339 (1946).
— — Arch. Mal. Coeur **32**, 497 (1939).
—, J. FACQUET et G. MINOT: Arch. Mal. Coeur **41**, 727 (1948).
— et J. J. WELTI: Arch. Mal. Coeur. **30**, 946 (1937).
— et P. DANSET: Notions cardiologiques nouvelles, p. 114: la Radio-électro-kymographie, résultats physiologiques et applications cliniques, en particulier dans le problème de l'insuffisance mitrale. Paris: Masson1951.
LITTLE, R. C.: Effects of atrial systole on ventricular pressure and closure of the a—v valves. Amer. J. Physiol. **166**, 289 (1951).
—, D. E. OPDYKE and J. G. HAWLEY: Dynamics of Experimental Atrial-Septal Defects. Amer. J. Physiol. **158**, 241 (1949).
—, J. HILTON and R. SCHAEFFER: The first heart sound in normal and ectopic ventricular contractions. Circulation Res. **2**, 48 (1954).
LONG, H. J.: Correlation of border motion of the heart and great vessels as recorded by the electrokymograph. With intracardiac. pressure changes. Proc. first conf. of Electrokymography. Fed. Sec. Agency **1950**, 29.
LOO, A. VAN, R. PANNIER, K. VUYLSTEEK, K. D'HEER, C. VAN BEYLEN u. A. BLANCQUERT: Etude hémodynamique de six cas de sténose pulmonaire infundibulaire. Acta cardiol. (Brux.) **8**, 252 (1953).
LUISADA, A. A.: Atrial phenomena. Proc. first conference of Electrokymography. Fed. Sec. Agency **1950**, 53.
— Cuore **32**, 125 (1948).
— Pulsations of the pulmonary vessels. Proc. of the first conference of Elektrokymography. Fed. Sec. Agency **1950**, 65.
LUISADA, A. A.: The heart beat. New-York: P. Hoeber 1953.
— and F. G. FLEISCHNER: Fluorcardiography (Electrokymography). Amer. J. Med. **6**, 756 (1949); **37**, 648 (1949).
— — Temporal relation between contraction of right and left side of the normal human heart. Proc. Soc. exp. Biol. (N.Y.) **66**, 436 (1947).
— — Dynamics of the left auricle in mitral valve lesions. Amer. Heart J. **4**, 791 (1948).
— — Simultaneous fluorocardiography and recording of intracardiac pressure. Proc. Soc. exp. Biol. (N.Y.) **70**, 730 (1949).
— — Studies of fluorocardiography: Tracings of ventricle in myocardial infarction. Acta cardiol. (Stockh.) **4**, 308 (1948).
— — Fluorocardiography (electrokymography) during normal respiration. Proc. Soc. Biol. (N.Y.) **72**, 155 (1949).
— — Attempts at clinical measurement of pulmonary arterial pressure. Exp. Med. a. Surg. **8**, 251 (1950).
— — Proc. Soc. exp. Biol. (N.Y.) **66**, 436 (1947).
— — Rev. argent. Cardiol. **15**, 243 (1948).
— — and M. B. RAPPAPORT: Fluorocardiography (Electrokymography). Technical Aspects. Amer. Heart J. **35**, 336 (1948).
— — — Fluorcardiography (Electrokymography) Observation on normal subjects. Amer. Heart J. **35**, 348 (1948).
— — — Studies presented before the New England. Heart Ass. Boston, Mass. Febr. 24 (1947).
— — and M. M. ALIMURUNG: U.S.T. Med. **5**, 1 (1950).
— and G. MAGRI: Amer. J. Med. **15**, 25 (1953).
—, F. J. ROMANO and J. M. TORRE: Isometric relaxation period of the left ventricle in normal subjects and in patients with mitral stenosis. Proc. Soc. exp. Biol. (N.Y.) **69**, 23 (1948).
— and CHI KONG LIU: Left atrial Electrokymograms and pressure pulses in mitral valve disease. Amer. J. Cardiol. **1**, 68 (1958).
LUTEROTTI, M. V., u. A. MOLL: Cardiologia (Basel) **18**, 73 (1951).
MacLEOD, J. J. K.: MacLeods Physiology in modern medicine, p. 377. St. Louis: Ed. C. V. Mosby 1941.
MADEIRA PINTO, P., et A. SALDANHA: Valeur clinique de l'électrokymographie dans l'étude des infarctus du myocarde. lll Congr. Mondial de Cardiol. Paris 1950; zit. nach DUSSAILANT.
MADOFF, J. M., E. A. GAENSLER and J. W. STRIEDER: Congenital absence of right pulmonary artery. Diagnosis by angiocardiography with cardiorespiratory studies. New Engl. J. Med. **247**, 149 (1952).
MAGISTRETTI, M., et A. FINK: L'électrokymographie dans les Cardiopathies congénitales et acquises. Acta cardiol. (Brux.) **11**, 5 (1956).

MANNHEIMER, E.: The diagnostic value of cardiac catheterization in isolated pulmonary stenosis and large interventricular septal defects. Arch. Dis. Childh. **24**, 264 (1949).
— and B. JONSSON: Heart sounds and murmurs in congenital pulmonary stenosis with normal aortic root. Acta paediat. (Uppsala) Suppl. 100 (1954).
MARCHAL, M.: De l'enregistrement des phénomènes radiologiques invisibles et en particulier des pulsations des artérioles pulmonaires. Cinédensigraphie. C. R. Acad. Sci. (Paris) **222**, 973 (1946).
— De l'engistrement des pulsations invisibles du parenchyme pulmonaire, ainsi que les pulsations cardio-vasculaires, par le cinédensigraphie. Arch. Mal. Coeur **39**, 345 (1946).
— Méthode de mesure de la pression artérielle de l'artère pulmonaire, chez l'homme par les rayons X (cinédensigraphie). C. R. Acad. Sci. (Paris) **225**, 394 (1947).
— Nouvelle méthode de diagnostic différentiel des tumeurs du médiastin par la cinédensigraphie. C. R. Acad. Sci. (Paris) **228**, 268 (1949).
MARCHAL, M.: Nouvelle application pratique de la cinédensigraphie. Résumé J. de Radiol. **31**, 486 (1951); Arch. Mal. Coeur **43**, 14 (1950).
MARIOUS, OLLE u. PER ÖDMAN: Electrokym. observ in myxoma of the left atrium. Acta radiol. (Stockh.) **47**, 6 (1957).
McCORD, M., S. KOMESU and G. BLOUNT: The characteristics of the right atrial pressure wave associated with right ventricular hypertrophy. Amer. Heart J. **45**, 709 (1953).
McKINNIN, J. B., and B. FRIEDMAN: Electrokymographic studies of the left atrium in normal and diseased hearts. Circulation **2**, 572 (1950).
McKUSICK, V. A.: Chronic constrictive pericarditis I. Some clinical and laboratory observations. Bull. Johns Hopk. Hosp. **90**, 3 (1952).
— II. Electrokymographie studies and correlations with roentgenkymography, phonocardiography and right ventricular pressure curves. Bull. Johns Hopk. Hosp. **90**, 27 (1952).
— The study of mitral regurgitation by roentgenkymography. Amer. J. Roentgenol. **71**, 961 (1954).
MEDNICK, H., J. B. SCHWEDEL and P. SAMET: Electrokymographic studies of the normal cardiac cycle. Circulation **2**, 250 (1950).
MOLL, A.: Ärztl. Prax. **7**, 16 (1955).
— Med. Klin. **1955**, 1365.
— u. G. TUMMELEY: Das Vorhofelectrokymogramm bei Herzgesunden und bei Kranken mit Mitralfehlern. Arch. Kreislaufforsch. **26**, 217 (1957).
MORGAN, R. H.: Electrokymography. Amer. J. med. Sci. **218**, 587 (1949).
— Amer. J. Roentgenol. **48**, 220 (1942).
— and R. E. STURM: The quantitave Electrokymograph. Circulation **4**, 604 (1951).
MUMMENTHALER, M.: La radio-électro-kymographie et son applic. à l'étude des bruits de galop. Cardiologia (Basel) **26**, 6 (1955).
NAUMANN, D.: Arch. klin. Med. **193**, 33 (1953).
NOBLE, F. M.: Proc. first conference on Electrokymography, May (1950) Bethesda. P. H. Serv. Publication Nr. 59.
NORDENSTRÖM, B.: Pulmonary circulationstime. Acta radiol. (Stockh.) **41**, 209 (1954).
—, M. M. FIGLEY and H. SLOAN: Controlled puncture and contrast injection into the left ventricle of the heart. Acta radiol. (Stockh.) (to be published).
—, J.-P. STAMER, M. FIGLEY and H. SLOAN: Selective Roentgenographic contrast exam. and electrokymographic contrast exam. and electrokymography of the left heart in experm. mitral insufficiency. Circulation **15**, 5 (1957).
ÖDMAN, P.: Electrokymographic studies of normal and abnormal right auricles. Acta radiol. (Stockh.) **44**, 353 (1955).
ÖCCAN et al.: Istanbul Contr. Clin. Sci. **3**, 44 (1954).
OPDYKE, D. F., J. DUOMARCO, W. H. DILLON, H. SCHREIBER, R. C. LITTLE and R. D. SEELY: Study of simultaneous right and left atrial pressure pulses under normal and experimentally altered conditions. Amer. J. Physiol. **145**, 258 (1948).
OPPENHEIMER, M. J., u. W. E. CHAMBERLAIN: Roentgen Electrokymograph, Methods in Medical Research 1, p. 232. Chicago: The Yearbook Publ. Inc. 1948.
—, G. C. RING and H. RUDEL: Proc. first conf. on Electrokymography May 1950, Bethesda Nat. Heart Institute, Fed. Sec. Agency. Publ. Health Serv. Publication 59.
OPPENHEIMER, B. S., W. M. HITZIG and H. NEUHOF: Chronic. constrictive pericarditis. Medical and Surgical Aspects. J. Mt Sinai Hosp. **7**, 270 (1941).
PALEY, D. H., and S. DACK: Electrokymographic studies of the isometric relaxations phase; zit. nach HEYER u. BOONE.
— — The Electrokymogram in constrictive pericarditis. (To be published.).
PAPACHARALAMPOUS, N., u. H. U. ZOLLINGER: Morphologie und Pathogenese des subtotalen und totalen Coronarverschlusses. Schweiz. med. Wschr. **1953**, 859.
PANNIER, R., A. VAN LOO et CH. VAN BEYLEN: L'électrokymographie. J. Belge Radiol. **33**, 1 (1950).
PETIT, A.: Rétrécissement pulmonaire. In Traité de medice de Charcot. Paris: Buchard et Brissand 1902; zit. nach SPRAGUE (1954).

PHILIPS, E.: The electrokymogram in valvular heart disease. Permanente Found M. Bull. **7**, 25 (1949).
— Electrokymographic studies of ventricular border movements in aortic insufficiency and ventricular Hypertrophy. Ann. West. Med. Surg. **5**, 563 (1951).
POLLACK, A. A., B. E. TAILOR, H. M. ODEL and H. B. BURCHELL: Pulmonary stenosis without septical defect. Proc. Staff Meet. Mayo Clin. **23**, 516 (1948).
POSTELI, T.: Studi di elettrochimografia. Radioter. Radiobiol. Fis. Med. **11**, 112 (1949).
POZZI, L., P. GAMBACCINI e G. GIANNARDI: La fluorografia cardiopolmonare. Registrazione e studio analitico dei tracciati fluorografici nel normale. Nunt. radiol. (Firenze) **20**, 3 (1954).
PRINZMETAL, M., E. CORDAY, J. C. BRILL, R. W. OBLATH and H. E. KRUGER: The auricular arrhythmias. Springfield: Charles Thomas 1952.
PUDDU, V., e L. COMBERIATI: Ricerche fluorografiche (e elettrochimografice nella cardiopathia congenitale. Premier Congrès Mondial Cardiol. Com. Nr. 201, 1, 527. Paris: Baillière 1950.
— e D. SIBILIA: Cuore e Circol. (1942).
RANDAK, E. F., B. R. BOONE, G. F. ELLINGER and M. J. OPPENHEIMER: Ventricular isometric relaxation phase as measured on the electrokymogram. Fed. Proc. **7**, 97 (1948).
RAPPAPORT, M. B., and H. B. SPRAGUE: Physiologic and physical auscultation and their clinical application. Amer. Heart J. **21**, 257 (1941).
— — The graphic registration of the normal heart sounds. Amer. Heart J. **23**, 591 (1942).
—, P. D. VOIR WHITE: Heart diseases, p. 141. New York: Ed. Macmillan C. 1951.
REIN, H.: Lehrbuch der Physiologie des Menschen. 10. Aufl. 1949.
REINDELL, H.: Größe, Form und Bewegungsbild des Sportherzens. Arch. Kreislaufforsch., 117 (1940).
— Diagnostik der Kreislauffrühschäden. Stuttgart 1949.
RIGLER, L. G., O. H. WANGENSTEIN and H. L. FRIEDELL: Roentgenkymography in constrictive pericarditis. Amer. J. Roentgenol. **46**, 765 (1941).
RING, G. C., M. BALABAN and M. J. OPPENHEIMER: Measurements of heart output by electrokymography. Amer. J. Physiol. **157**, 343 (1949).
—, E. M. GREISHEIMER, H. N. BAER, M. J. OPPENHEIMER, A. SOKALCHUK and S. J. FRIDAY: Electrokymograph for estimation of heart output: Comparison with direct fick in dogs. Amer. J. Physiol. **161**, 231 (1950).
—, A. SOKALCHUK, H. N. BAIER, H. W. RUDEL, M. J. OPPENHEIMER, S. J. FRIDAY and G. J. NAVIS: Electrokymograph for estimation of heart output: Comparison with stewart in dogs. Amer. J. Physiol. **161**, 236 (1950).
RING, G. B., A. SOKALCHUK, G. J. NAVIS and H. W. RUDEL: Positional changes of the heart and their effects on electrokymographic recordings. Amer. J. Physiol. **163**, 468 (1950).
—, C. R. MICHIE and M. J. OPPENHEIMER: Starling's Law and X rays density changes of heart shadow. Amer. J. Physiol. **156**, 339 (1949).
—, G. J. NAVIS and L. L. BELL: Amer. J. Physiol. **168**, 557, III (1952).
ROBERTS, F.: The lumitation of Kymography. Brit. J. Radiol. **1939**, 838.
RODBARD, S., and F. WILIAMS: The dynamics of the mitral insufficiency. Amer. Heart J. **48**, 521 (1954).
ROESLER, H.: Clinical roentgenology of the cardio-vascular system. Springfield: Charles Thomas 1943.
ROSENBAUM, M., and E. LEPESCHIN: The effect of ventricular systole on auricular rhythm in auricoloventricular block. Circulation **11**, 240 (1955).
ROUTIER, D.: Cardiologie. Paris: Maloine 1949.
— Arch. Mal. Coeur **43**, 770 (1950).
—, HEIM DE BALSAC et L. ALESSANDRIO: Sem. Hôp. Paris **1950**, 60.
RUDEL, H. W., A. SOKALCHUK, G. C. RING and G. J. NAVIS: Movements of the dogs heart in the closed chest. Fed. Proc. **9**, 111 (1950).
RUDHE, U.: Den röntgenologiska diagnosen vid constrictiv pericardii (schwedisch). Nord. med. **1954**, 968.
— Electrokymography with special refenece to valvular pulmonary and infundibular stenosis. Acta radiol. (Stockh.) Suppl. 134 (1956).
RUSHMER, R. F.: Physiol. Rev. **36**, 400 (1956).
— and D. K. CRYSTAL: Changes in configuration of ventricular chambers during the cardiac cycle. Circulation **4**, 211 (1951).
—, —, R. A. TIDWELL and J. A. HENDRONN: Cinefluorographic studies of cardiovascular diseases. Amer. J. Roentgenol. **69**, 385 (1953).
— and N. THAL: A cinefluorographic study. Circulation **4**, 219 (1951).
SABAT, B.: Fortschr. Röntgenstr. **50**, 3 (1934).
SALANS, A. H., J. A. SCHACK and L. N. KATZ: Correlation of simultaneously recorded electrokymograms and pressure pulses of human heart and great vessels. A preliminary report. Circulation **2**, 900 (1950); Amer. Heart J. **35**, 529 (1948).
—, L. N. KATZ, G. R. GRAHAM, A. GORDON, E. J. ELISBERG and K. GERBER: Circulation **4**, 510 (1951).
SALTZMANN, G. F.: The conventional roentgenogrami in the commonest congenital malformation of the heart und great vessels in adults and juveniles. Acta radol. (Stockh.) Suppl. (1954).
SAMET, P., H. MEDNICK and J. SCHWEDEL: Electrokymographic studies of electrical and mechanical asynchronism in the cardiac cycle. Proc. first conference of electrokymography **1950**, 83.

SAMET, P., H. MEDNICK and J. SCHWEDEL: Amer. Heart J. **39**, 841 (1950).
— — — Electrokymographic studies of the relation between the electrical and mechanical events of the cardiac cycle in Wolff. Parkinson-White Syndrome. Amer. Heart J. **40**, 430 (1950); Proc. exp. Biol. (N.Y.) **73**, 591 (1950).
— — — Electrokymographic studies in aneurism of the left ventricle. Amer. Heart J. **39**, 749 (1950).
— — — Electrokymographic studies in abnormal left ventricular pulsation. Amer. Heart J. **39**, 841 (1950).
SCHAEDE, A., u. P. THURN: Zur röntgenologischen Diagnose der angeborenen Herzfehler mit vorspringendem Pulmonalisbogen. Fortschr. Röntgenstr. **76**, 306 (1952); **78**, 253 (1953).
SCHERF, D., u. L. U. BOYD: Herzkrankheiten und Gefäßerkrankungen. Wien 1951.
SCHLEGEL, B.· Röntgenkymographische Untersuchungen des linken Vorhofs bei Lagewechsel. Z. Kreislaufforsch. **42**, 213 (1953).
SCHMITZ, W.: Dtsch. Arch. exp. klin. Med. **172**, 483 (1931); Naunyn-Schmiedebergs Arch. exp. Path. Pharmak. (1931).
— u. H. SCHÄFER: Die zeitlichen Beziehungen der Tätigkeitsäußerungen des Herzens. Z. Kreislaufforsch. **27**, 513 u. 550 (1935); Z. ges. exp. Med. **96**, 257 (1935); Fortschr. Röntgenstr. **45**, 475 (1932).
SCHNEIDER, J., u. F. G. GILLICK: Electrokymographie. Cardiologia (Basel) **14**, 110 (1949).
SCHOENMACKERS, J., u. H. VIETEN: Fortschr. Röntgenstr. **76**, 1 u. **77**, 1 (1952).
SCHÖLMERICH u. Mitarb.: Med. Klin. **1956**, 583 u. 589.
SCHUHMACHER, H., and P. LURIE: Pulmonary valvulotomy. Description of a new operative approach with comments about diagnostic characteristics of pulmonic valvular stenosis. J. thorac. Surg. **25**, 173 (1950).
SCHWEDEL, J. B., P. SAMET and H. MEDNICK: Electrokymographic studies of the relationship between electrical and mechanical events of the cardiac cycle. Proc. Soc. exp. Biol. (N.Y.) **73**, 591 (1950).
— — — Electrokymographic studies of abnormal left ventricular pulsations. Amer. Heart J. **40**, 410 (1950).
SEGERS, M., R. PANNIER, A. VAN LOO et C. VAN BEYLEN: Répercussion à distance de l'activité auriculaire dans les traces électrokymographiques. Acta cardiol. (Brux.) **7**, 399 (1952).
— Nouvelles méthodes d'exploration de l'activité cardiaque: l'électrokymographie et la rhéocardiographie. Brux. Med. **32**, 15 (1952).
— C. R. Soc. Biol. (Paris) **143**, 570 (1949).
— Le diagnose de l'insuff. mitral. Bull. Acad. roy. Méd. Belg. **6**, T. XV, 11 (1950).
— et J. HENDRICK: Etudes électrokymographiques du délai d'éjection dans les blocs intra-ventriculaires. Acta cardiol. (Brux.) **6**, 2 (1951).
—, M. REGNIER et H. DENOLIN: Acta cardiol. (Brux.) **5**, 156 (1950).
SELZER, A., and A. E. LEWIS: Amer. J. med. Sci. **218**, 616 (1949).
— Defects of the cardiac septum. J. Amer. med. Ass. **154**, 129 (1954).
—, W. H. CARNES, C. A. HIGGINS and R. O. HOLMES: The syndrome of pulmonary stenosis with patent foramen ovale. Amer. J. Med. **6**, 3 (1949).
SHIPLEY, R. E., D. E. GREGG and E. F. SCHROEDER: An experimental study of flow pattern in various periph. arteries. Amer. J. Physiol. **138**, 718 (1942/43).
SJÖSTRAND, T.: XVIII. int. Physiol. Congr. Copenhagen 1950.
SIEDECK, H., R. WENGER u. E. GMACHL: Verh. dtsch. Ges. Kreislaufforsch. **17**, 170 (1951).
SMITH, H. L., H. E. ESSEX and E. J. BALDES: A study of movements of heart valves and of heart sounds. Ier Congres Mondial de Cardiol. **1950**, 242.
SMITH, P. W., H. A. GREGG and K. P. KLASSEN: The diagnosis of mitral regurgitation by cardioangiography. Circulation **12**, 777 (1955).
SOBIN, S. S., M. J. CARSON, J. L. JOHNSON and C. BAKER: Pulmonary valvular stenosis with intact ventricular septum. Isolated valvular stenosis and valvular stenosis associated with interatrial shunt. Amer. Heart J. **48**, 416 (1954).
SOLOFF, L. A., J. ZATUCHNI and H. STAUFFER: The atrial border electrokymogram in mitral regurgitation. Circulation **5**, 96 (1952).
SONDERGARD, T.: Coarction of the pulmonary artery. Dan. med. Bull. **1**, 46 (1954).
SOULIE, P., J. DI MATTEO and M. MARCHAL: La cinédensigraphie dans les valvulités mitrales. Régurgitation systolique auriculaire. Arch. Mal. Coeur **43**, 14 (1950).
— — — La cinédensigraphie dans l'insuffisance tricuspidienne. L'expansion auriculaire. La fois systolique. Arch. Mal. Coeur **44**, 1 (1951).
—, P. CHICHE et G. VOCI: Etude anatomique de l'infundibulum, de l'orifice pulmonaire et de l'artère pulmonaire dans la tétrade de Fallot. Sem. Hôp. Paris **1951**, 699.
—, F. JOLY, J. CARLOTTI, A. PITON et B. THUILLEY: Sténoses valvulaires pulmonaires modérées. Arch. Mal. Coeur **40**, 695 (1953).
—, A. PITON et M. TOUCHE: L'andiocardiographie dans le diagnostic des cardiopathies congénitales. Arch. Mal. Coeur **44**, 1057 (1951).
SPRAGUE, H.: The clinical value of phonocardiography. Circulation **9**, 127 (1954).
STASSEN, M.: De l'ordre de succession des différentes phases de la pulsation cardique chez les chiens. Arch. int. Physiol. **5**, 60 (1907).
STAUFFER, H. M., and J. JORGENS: Electrokymography of the heart and great vessels. Correlation with roentgenkymography in clinical case studies. Radiology **52**, 488 (1949).

STAUFFER, H. M.: Electrokymography. Univ. Minn. Staff. Meeting Bull. 18, 462 (1947).

STEAD, E. A., J. V. WARREN, A. J. MERVILL and E. S. BRANNON: The cardiac output in male subjects as measured by the technic of right artial catheterization. Normal values with the effect of anxiety and tilting. J. clin. Invest. 24, 326 (1945).

STEHR, L.: Röntgenbeobachtung. Pathologie und Klinik des Panzerherzens. Z. klin. Med. 133, 371 (1938).

STEWART, H. J., J. R. CARTY and J. R. SEAL: Contributions of Roentgenology to the diagnosis of chronic constrictive pericarditis. Amer. J. Roentgenol. 49, 349—365 (1943).

STRANO, A., G. FILOCAMO et F. TESTONI: Sur la durée de la phase isométrique de la contraction du ventricule droit. Cardiologia (Basel) 24, 65 (1954).

STRAUB, H.: Druckablauf in den Herzhöhlen. Pflügers Arch. ges. Physiol. 143, 69 (1911).

— Zur Dynamik der Klappenfehler des linken Herzens. Dtsch. Arch. klin. Med. 122, H. 2/3 (1917).

— Die Dynamik des Herzens. In BETHE-BERGMANN, Handbuch der normalen und pathologischen Physiologie, 7, I, S. 273 . Berlin 1926.

STUMPF, PL., WEBER u. WELTZ: Röntgenkymographische Bewegungslehre innerer Organe. Leipzig: Georg Thieme 1936.

— Kymographische Röntgendiagnostik. Stuttgart: Georg Thieme 1951.

— Densographie. Fortschr. Röntgenstr. 36, H. 3 u. 49, 240 (1934).

SUNDBERG, C. G.: Kymographische Untersuchungen eines Herzens mit verkalktem Annulus fibrosus. Acta radiol. (Stockh.) 22, 834 (1941).

SUSSMAN, M. L.: A Physiologic Approach to cardiovascular Roentgenology. Minnesota Med. 30, 1041 (1947).

—, S. DACK and D. H. PALEY: Some clinical applications of electrokymography. The findings in myocardial infarction and heart block. Radiology 53, 500 (1949).

—, — and A. M. MASTER: The Roentgenkymogram in myocardial infarction I. The abnormalities in left ventricular contraction. Amer. Heart J. 19, 453 (1940).

SWAN, H., H. B. BURCHELL and E. H. WOOD: Proc. Staff Meet. Mayo Clin. 28, 452 (1953).

—, J. ZEAVIN and S. G. BLOUNT: J. Amer. med. Ass. 153, 1081 (1953).

TAHAN, P.: Electrokymograph. Sth. Afric. med. J. 24, 52 (1950).

— Electrokymography: A study of heart border motion in health and disease. Radiology 27, 45 (1953).

TAHAN, R. J., and S. F. OOSTHUISEN: Sth. Afric. med. J. 27, 1005 (1953).

TAQUINI, A.: Exploración del Corazón por via Esofagica. Buenos Aires 1936.

TESCHENDORF, W.: Lehrbuch der röntgenologischen Differentialdiagnose. 2. u. 3. Aufl. Stuttgart: Georg Thieme 1952.

TESTONI, F., A. STRANO et G. FILOCAMO: Les rapports chronologiques entre les phénomènes électriques et acoustiques et les changements de pression des cavités doites dru coeur et le l'artère pulmonaire. Cardiologia (Basel) 24, 72 (1954).

THIELEN, E., and L. E. JANARY: Stenosis of the pulmonary conus without associated defects. A case report. J. Jowa med. Soc. 41, 88 (1951).

THOYER-ROZAT, P., P. H. CODET et G. BONTE: L'etude radiokymographique de la configuration cardio-vasculaire et médiastinale. Ref. 4. int. Radiol. Kongress, Zürich Juli 1934.

THURN, P.: Röntgenkymographische Befunde bei Herzfehlern. Fortschr. Röntgenstr. 74, 151 (1951).

— u. A. SCHAEDE: Zur röntgenologischen Diagnostik der angeborenen Herzfehler mit vorspringendem Pulmonalisbogen. (Pseudoformen.) Fortschr. Röntgenstr. 79, 476 (1953).

THURNHER, B.: Klin. Fortschr. inn. Med. Hrsg. v. K. FELLINGER, Wien-Innsbruck 1950.

— u. W. WEISZEL: Cardiologia (Basel) 16, 78 (1950).

TOURLAIRE, A., et J. BLUM: Courbes de pressions intracardiaques dans le symphyse péricarde et la péricardite. Presse méd. 1953, 1440.

TUMMELEY, G.: Diss. Erlangen 1956.

TURANO, L.: La malattia mitralica nella moderna indagine radiologica. Nunt. radiol. (Firenze) 21, 1 (1955).

VOGELPOEL, L., and V. SCHRIRE: The role of auscultation in the differentiation of Fallot's tetralogy from severe pulmonary stenosis with intact ventricular septum and right to left interatrial shunt. Circulation 11, 714 (1955).

VOLHARD, F.: Klin. Wschr. 1923, H. 1 u. 2.

WAGNER, R.: Zbl. Biol. 88, 25 (1928); 96, 410 (1935); Verh. dtsch. Ges. Kreislaufforsch. 13.7. Dresden 1940.

— u. E. KAPAL: Zbl. Biol. 104, 169 (1951); 105, 263 (1952).

WARDEN, H. E., D. J. FERGUSON, R. A. DEWALL, R. C. ADAMS, R. L. ANDERSON, R. L. VARGO and C. W. LILLEHEI: 29 th Scientific Session Amer. Heart Ass. 1956.

WEISSEL, H.: Cardiologia (Basel) 21, 411 (1952); Circulation 8, 13 (1952).

WEITZ, W.: Studien zur Herzphysiologie und -pathologie auf Grund kardiographischer Untersuchungen. Erg. inn. Med. Kinderheilk. 22, 402 (1922).

WEITZMANN, D.: The mechanisms and significance of the auricular sound. Brit. Heart. J. 17, 70 (1955).

WELTZ, G. A.: Fortschr. Röntgenstr. 50, 2 (1934); 51, 2 (1935).

WENGER, R.: Die Elektrokymographie als Methode der Diagnostik. Wien. Z. inn. Med. 33, 1 (1952).

WENKEBACH, K. F., u. H. WINTERBERG: Die unregelmäßige Herztätigkeit. Leipzig 1927.

WERKÖ, L., C. BLÖRCK, H. CRAFOORD, H. WULFF, H. KROOK and H. ELIASCH: Pulmonary circulatory dynamics in mitral stenosis before and after commissurotomy. Amer. Heart J. 45, 477 (1953).

Westermark, N.: A Study of the cariac movements simultaneously recorded by roentgenkinematography and electrocardiography. Acta radiol. (Stockh.) **22**, 393 (1941).
— Circulation through the heart, the big vessels and the pulmonary circulation, simultaneously recorded by cinematography and electrocardiography. Acta radiol. (Stockh.) **23**, 473 (1942).
Wetterer, E.: Zbl. Biol. **100**, 260 (1940).
— u. Deppe: Zbl. Biol. **99**, 320 (1939); Verh. dtsch. Ges. Kreislaufforsch. **15**, 91 (1949).
Wezler, K.: Z. Kreislaufforsch. **27**, 21, 721 (1935).
— u. A. Böger: Ergebn. Physiol. **41**, 292 (1938); **41**, 359 (1939); Naunyn-Schmiedebergs Arch. exp. Path. Pharmak. **180**, 381 u. 401 (1938).
— — Zur Mechanik der Aortenstenose. Naunyn-Schmiedebergs Arch. exp. Path. Pharmak. **183**, 4/5 H. (1936).
— u. W. Sinn: Das Strömungsgesetz des Blutkreislaufs. Aulendorf: Ed. Cantor. K.G. 1953.
Whyte, P. D.: Chronic constrictive pericarditis (Picks Disease). Treated by pericardial resection. Lancet **1935** II, 539 u. 597 .
Wiggers, C. J.: The physiology of the mammalian auricle. I. The auricular myogram and auricular systole. Amer. J. Physiol. **40**, 218 (1916).
— The physiology of the mammalian auricle III. The time relations of the auricular systole. Amer. J. Physiol. **42**, 141 (1917).
— Studies of the consecutive phase of the cardiac cycle. Amer. J. Physiol. **56**, 415 u. 439 (1921).
— Physiology in health and disease. 5. edition. Philadelphia: Lea und Febiger 1949.
— Spezielle hämodynamische Gesichtspunkte exper. Herzklappenfehler. Verh. dtsch. Ges. Kreislaufforsch. 20. Tagung. Darmstadt: Steinkopf 1954.
— The pressure pulses in the cardiovascular system. London, New York, Toronto: Longmans, Green u. Co 1928.
— Circulatory dynamics. New York: Grune and Stratton 1952.
— and H. Feil: The cardiodynamics of mitral insufficiency. Amer. Heart J. **9**, 149 (1949).
— and L. N. Katz: The contour of the ventricular volume curves under different conditions. Amer. J. Physiol. **58**, 439 (1922).
— and H. D. Clough: A physiologic investigation into dynamic action of heart in functional cardiac disorders. J. Lab. clin. Med. **4**, 624 (1919).
— and M. G. Banus: On the independence of electrical and mechanical activity in the mammalian ventricle. Amer. J. Physiol. **76**, 215 (1926).
Wilder, C. J., H. L. Moscovits and M. M. Ravitsch: Transventricular and aortic angiocardiography and physiology studies in dogs with experimental mitral und aortic insufficiency. Surgery **40**, 86 (1956).
Willis, K., E. E. Edleman, J. Acker, E. Poulos and H. Heyer: Variations in the duration of the phases of the cardiac cycle in normal hearts as studied by the electrokymograph. Amer. J. Med. **9**, 407 (1950); Amer. Heart J. **40**, 485 (1950).
Wolferth, C. C., and A. Margolies: Movements of Roentgen-opaque deposits in heart valve areas. Amer. J. med. Sci. **197**, 197 (1939).
— — Asynchronism in contraction of the ventricles in the so-called Common Type of Bundle-Branch-Block. Amer. Heart J. **10**, 425 (1935).
—, — and S. Bellet: The side of the significant lesion in the Common Type of Bundle-Branch-Block. A. Amer. Physicians **48**, 187 (1933).
Wolter, H. H., O. Bayer, F. Loogen u. R. Rippert: Die sog. Pulmonalkapillardruckkurve und ihre Beziehung zur Druckkurve des rechten und linken Vorhofs. Acta cardiol. (Brux.) **22**, 319 (1935).
Wood, P.: Congenital heart diseases. A review of its clinical aspects in the light of experience gained by means of modern techniques. Brit. med. J. **2**, 639, 693 (1950).
— Pulmonary hypertension. Brit. med. Bull. **8**, 348 (1952).
— An apprication of mitral stenosis. Brit. med. J. **1**, 1051 (1954).
—, O. Magidson and P. A. O. Wilson: Ventricular septal defects with a note on acyanotic Fallot's tetralogy. Brit. Heart J. **16**, 387 (1954).
Weyman, S. M.: Congenital absence of a pulmonary artery. Its demonstration by roentgenography. Radiology **62**, 321 (1954).
Yates, W. M.: Tumeurs of the heart and pericardium, pathology, symptomatology and report of nine cases. Arch. intern. Med. **48**, 627 (1931).
Zdansky, E.: Röntgenkymographische Untersuchungen am Herzen. Ref. int. Radiol. Kongress, Zürich, Juli 1934.
— u. E. Ellinger: Analyse der kymographischen Kurven des rechten und linken Herzrandes. Fortschr. Röntgenstr. **47**, 668 (1933).
— — Röntgenkymographische Untersuchungen am Herzen. Fortschr. Röntgenstr. **49**, H. 3 (1934).
— Röntgendiagnostik. Erg. 1952—1956, Schinz u. Mitarb. Stuttgart: Georg Thieme 1957.
— Röntgenologie des Herzens und der gr. Gefäße. Wien 1949.
Zinsser, H. F., C. F. Kay and J. M. Benjamin: The electrokymograph, Studies in recording fidelity. Circulartion **2**, 197 (1950).

Namenverzeichnis

Sachverzeichnis